utb 6483

Eine Arbeitsgemeinschaft der Verlage

Brill | Schöningh – Fink · Paderborn –
Vandenhoeck & Ruprecht · Göttingen – Böhlau · Wien · Köln
Verlag Barbara Budrich · Opladen · Toronto
facultas · Wien
Walter de Gruyter · Berlin · Boston
Haupt Verlag · Bern
Verlag Julius Klinkhardt · Bad Heilbrunn
Mohr Siebeck · Tübingen
Narr Francke Attempto Verlag – expert verlag · Tübingen
Psychiatrie Verlag · Köln
Psychosozial-Verlag · Gießen
Ernst Reinhardt Verlag · München
transcript Verlag · Bielefeld
Verlag Eugen Ulmer · Stuttgart
UVK Verlag · München
Waxmann · Münster · New York
wbv Publikation · Bielefeld
Wochenschau Verlag · Frankfurt am Main

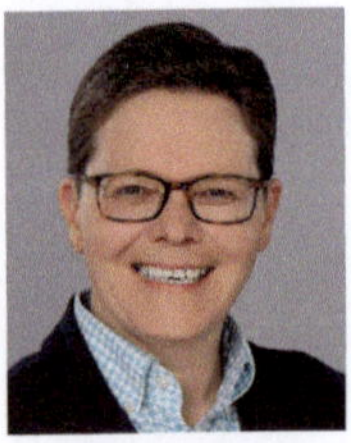

Prof. Dr. Viviane Scherenberg ist Dekanin des Fachbereichs Public Health und Umweltgesundheit an der APOLLON Hochschule.

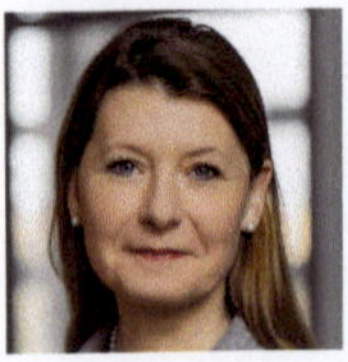

Prof. Dr. Nadine Berling ist Professorin für Ernährungswissenschaften an der APOLLON Hochschule.

Viviane Scherenberg / Nadine Berling (Hg.)

Public Health Nutrition: Ernährung und öffentliche Gesundheit

mit Beiträgen von Nadine Berling, Gabriele Börries, Karin Buchart, Tobias Effertz, Solmaz Golsabahi-Broclawski, Ronny Heldt-Döpel, Silke Lichtenstein, Melanie Preuß, Viviane Scherenberg, Lisa-Marie Schütz, Anna Umnig, Michael Wurm, Juliane Yildiz

UVK

Umschlagabbildung: © Chinnapong · iStock
Bild Scherenberg: © APOLLON Hochschule
Bild Berling: © APOLLON Hochschule

Bibliografische Information der Deutschen Nationalbibliothek
Die Deutsche Nationalbibliothek verzeichnet diese Publikation in der Deutschen Nationalbibliografie; detaillierte bibliografische Daten sind im Internet über http://dnb.dnb.de abrufbar.

DOI: https://doi.org/10.36198/9783838564838

Internet: www.narr.de
eMail: info@narr.de

Einbandgestaltung: siegel konzeption | gestaltung
Druck: Elanders Waiblingen GmbH

utb-Nr. 6483
ISBN 978-3-8252-6483-3 (Print)
ISBN 978-3-8385-6483-8 (ePDF)
ISBN 978-3-8463-6483-3 (ePub)

MIX
Papier | Fördert gute Waldnutzung
FSC
www.fsc.org
FSC® C016368

Inhalt

Vorwort · Herausgeberinnen

Die Ernährung des Menschen beeinflusst maßgeblich die Gesundheit, das Wohlbefinden und die Lebensqualität der Bevölkerung. Gleichzeitig wird sie von komplexen gesellschaftlichen, politischen und ökonomischen Rahmenbedingungen geprägt. Hier setzt das interdisziplinäre Fachgebiet der **Public Health Nutrition** (PHN) an, das sich an der Schnittstelle von Ernährungswissenschaft und Public Health bewegt. Es zielt darauf ab, durch präventive und gesundheitsfördernde Maßnahmen sowohl individuelles Verhalten als auch gesellschaftliche Strukturen zu verändern – hin zu einer nachhaltigeren und gesundheitsfördernden Ernährungsumgebung. Angesichts globaler Herausforderungen wie steigende ernährungsmitbedingte Erkrankungen, soziale Ungleichheiten im Gesundheitswesen und ökologische Belastungen gewinnt die PHN zunehmend an Bedeutung. Sie schafft wissenschaftlich fundierte Grundlagen, um politische Entscheidungen, Bildungskampagnen und infrastrukturelle Maßnahmen zu gestalten sowie eine gesunde Ernährung für alle Menschen leichter zugänglich zu machen. Damit leistet die PHN einen unverzichtbaren Beitrag zur Förderung der öffentlichen Gesundheit und zur Entwicklung zukunftsfähiger Ernährungssysteme – auf individueller, gesellschaftlicher und politischer Ebene. Entsprechend handelt es sich bei diesem Buch um ein interdisziplinär ausgerichtetes Projekt, das von Expert:innen aus Ernährungswissenschaften, Public Health, Medizin und Gesundheitswissenschaften geschaffen wurde. Es umfasst insgesamt fünf Kapitel mit zwei bis vier Themenschwerpunkten, die als Kapitel jeweils ausgeführt werden.

Gliederung

Der **erste Teil** ***„Grundlagen und Konzeptualisierung von Public Health Nutrition"*** führt in die komplexe Thematik ein und beinhaltet zwei Beiträge. Der erste Beitrag „Ernährung und Gesundheit im öffentlichen Sektor: Grundlagen der Public Health Nutrition" von **Viviane Scherenberg** und **Melanie Preuß** konzentriert sich auf die Entwicklung und Bedeutung der Public Health Nutrition als Teil der modernen Prävention. Neben individueller Ernährung berücksichtigt der Beitrag auch gesellschaftliche und strukturelle Faktoren und zeigt auf, wie es gelingen kann, eine interdisziplinäre, lebensweltorientierte und chancengerechte Public Health Nutrition zu fördern, die gesundheitliche Ungleichheiten abbaut und kulturelle Vielfalt integriert. In dem zweiten Beitrag „Herausforderung Fehl- und Mangelernährung auf nationaler und internationaler Ebene" von **Nadine Berling** und **Gabriele Börries** wird die Notwendigkeit ganzheitlicher, struktureller Maßnahmen zur Verbesserung der Ernährungssituation betont. Der Beitrag zeigt, wie mittels Public Health Nutrition evidenzbasierte, interdisziplinäre und nachhaltige Strategien entwickelt und umgesetzt werden können, mit dem Ziel, die öffentliche Gesundheit langfristig zu stärken.

Der **zweite Teil** thematisiert ***„Ernährungsbezogene Herausforderungen und Gesundheitseinflüsse"*** und umfasst drei Beiträge. **Ronny Heldt-Döpel** befasst sich in seinem Beitrag „Ernährungsbedingte, nichtübertragbare Erkrankungen (NCD) – Einordnung der gegenwärtigen Situation" mit der hohen Krankheitslast auf globaler, europäischer und nationaler Ebene. Der Beitrag zeigt auf, wie verhaltens- und verhältnispräventive Maßnahmen im Bereich Ernährung sowie wirksame Public Health-Strategien zur Prävention von NCD entwickelt und umgesetzt werden können. Aufbauend beschreibt **Nadine Berling** in dem Beitrag „Ernährung und Immunsystem", wie die Ernährung und der Ernährungszustand das Immunsystem beeinflussen. Es werden Impulse offenbart, wie durch eine ausgewogene, pflanzenbasierte Ernährung mit guter Nährstoffqualität und gesundem Körpergewicht die Immunfunktion gestärkt und das Potenzial zur Gesundheitsförderung genutzt werden kann. In dem Beitrag „Mikrobiom und Ernährung" von **Karin Buchart** erläutert die Autorin, wie die Ernährung des Menschen das Mikrobiom im Darm beeinflusst. Der Beitrag zeigt auf, wie durch eine vielfältige pflanzenbasierte Ernährung die Mikrobiom-Diversität gefördert werden kann und welche Potenziale für die Gesundheit hiermit verbunden sind.

Der **dritte Teil** mit zwei Beiträgen ***„Soziale und kulturelle Einflüsse des Ernährungsverhaltens"*** ist Einflussfaktoren im Allgemeinen und im Kontext der Migration gewidmet. Der erste Beitrag „Ernährungsverhalten – eine Übersicht definitorischer Ansätze und Einflussfaktoren" hebt die zentrale Bedeutung des Ernährungsverhaltens für die Prävention ernährungsbedingter Erkrankungen hervor und beschreibt dessen komplexe, sozial-ökologisch geprägte Einflussfaktoren. Frau **Juliane Yildiz** verdeutlicht, wie das Ernährungsverhalten ganzheitlich zu verstehen ist und wie in Public Health-Strategien digitale und ökologische Aspekte einbezogen werden können. Im nächsten Beitrag „Migration und Ernährung: Hintergründe und

Ansätze diversitätssensibler Interventionen“ von **Solmaz Golsabahi-Broclawski** betont die Autorin, dass Migration tiefgreifende Auswirkungen auf Ernährungsgewohnheiten und Gesundheit ausübt, wobei kulturelle und soziale Aspekte eine bedeutende Rolle einnehmen. Der Beitrag liefert Einblicke, wie durch einen respektvollen Dialog zwischen Fachkräften und Betroffenen die Ernährungskultur besser verstanden und wie gesundheitsfördernde Maßnahmen kultursensibel gestaltet werden können.

Der **vierte Teil** mit vier Beiträgen thematisiert ***„Innovative und settingbezogene Ansätze der Ernährungsprävention“***. Im ersten Beitrag „Digitale Ernährungsprävention: Potenziale und Grenzen von Apps, Gamification, KI und smarter Technologie“ von **Viviane Scherenberg** geht es um die Chancen und Grenzen digitaler Interventionen in der Ernährungsprävention. Die Autorin leitet praxisrelevante Empfehlungen für die Entwicklung und Umsetzung wirksamer digitaler Strategien zur nachhaltigen Verhaltensveränderung ab. In dem Beitrag „Ernährungsprävention in Schulen“ von **Lisa-Marie Schütz** wird die hohe Prävalenz von Übergewicht und Adipositas bei Kindern und Jugendlichen sowie die gesundheitlichen und gesellschaftlichen Folgen thematisiert. Der Beitrag beschäftigt sich damit, wie frühe, praxisnahe Ernährungsbildung in Schulen präventiv wirken und die Public Health Nutrition als verbindendes Element zwischen Politik und pädagogischer Praxis unterstützen kann. Der Beitrag „Ernährungsprävention im betrieblichen Setting“ des Autors **Michael Wurm** beschreibt das große Potenzial von Betrieben für die Gesundheitsförderung, insbesondere durch Maßnahmen zur gesunden Ernährung am Arbeitsplatz. Es werden verhaltens- und verhältnispräventive Ansätze, moderne Programme und die Berücksichtigung von Trends wie Achtsamkeit fokussiert. Damit soll die betriebliche Ernährungsprävention gestärkt und gesundheitsfördernde Arbeitsumgebungen geschaffen werden. Der Abschnitt schließt mit dem Beitrag „Ernährungskommunikation im öffentlichen Gesundheitskontext: Strategien und Herausforderungen von Ernährungskampagnen“ von **Viviane Scherenberg,** der sich auf Ernährungskampagnen als zentrales Instrument der Public Health Nutrition zur Förderung eines gesundheitsbewussten Ernährungsverhaltens konzentriert. Der Beitrag liefert Impulse, wie Kampagnen evidenzbasiert und zielgruppengerecht konzipiert werden können, insbesondere unter der Berücksichtigung aktueller Herausforderungen (z. B. Klimawandel) und geeigneter (digitaler) Kommunikationskanäle.

Der **fünfte Teil** mit drei Beiträgen ist im Bereich ***„Nachhaltigkeit und politische Strategien in der Ernährung“*** angesiedelt. Der erste Beitrag „Globale Einflüsse: Nachhaltigkeit, Globalisierung und Klimawandel im Ernährungssystem“ der Autorinnen **Anna Umnig** und **Silke Lichtenstein** beleuchtet die Rolle nachhaltiger Ernährungssysteme für die globale Gesundheit und die Erreichung der Sustainable Development Goals. Er liefert Antworten auf die Frage auf welche Weise Konzepte wie One Health und Planetary Health sowie nationale und internationale Strategien die Umstellung auf eine ökologisch, ökonomisch und sozial nachhaltige Ernährung ermöglichen. Im Kapitel „Der überfällige Paradigmenwechsel der deutschen Ernährungspolitik“ zeigt Tobias Effertz auf, welche politische Maßnahmen entwickelt wurden, und welche umgesetzt werden sollten, um einen wirkungsvollen Einfluss zu nehmen. In dem Beitrag von **Nadine Berling** „Nachhaltige Lebensmittelproduktion und Maßnahmen zur Reduzierung von Lebensmittelverschwendung“ geht es um die Herausforderungen der globalen Lebensmittelproduktion zwischen wachsender Nachfrage, Umweltbelastung und sozialer Verantwortung. Der Text zeigt Potenziale auf, wie nachhaltige Landwirtschaft, Reduktion von Lebensmittelverschwendung und gezielte Bildungs- und Planungsmaßnahmen dazu beitragen können, ökologische und soziale Probleme zu lösen.

Wir danken allen Autor:innen, die ihre Expertise zu dieser zukunftsweisenden und bedeutsamen Fachrichtung eingebracht haben und natürlich Herrn **Hajo Zeeb** (Universität Bremen) und Frau **Andrea Lambeck** (Geschäftsführerin des BerufsVerband Oecotrophologie e. V. (VDOE)) für die Geleitwörter. Unser Dank gilt außerdem den studentischen Mitarbeiterinnen Paula Witten und Jette Daliah Dietz, die in der Gestaltung des Buches tatkräftig mitgewirkt haben. Dem Lektor dieses Buches, **Rainer Berger,** möchten wir für seine tatkräftige Unterstützung bei der Umsetzung dieses Werkes danken.

Bremen, im März 2026
Viviane Scherenberg und Nadine Berling

Geleitwort · Hajo Zeeb

Die Ernährung steht in sehr engem Bezug zur Gesundheit. Das trifft sowohl auf individueller Ebene als auch in Hinsicht auf die Gesamtbevölkerung zu. Auf globaler Ebene befinden wir uns derzeit in einer Situation, bei der selbst in vielen ärmeren Ländern ein Ernährungsprofil in der Bevölkerung vorzufinden ist, das nicht mit Hunger und Unterernährung, sondern vielmehr mit Überernährung assoziiert ist: auch global wird Übergewicht mit all seinen negativen gesundheitlichen Folgen immer wichtiger. Daneben bleiben aber globale Themen wie Ernährungsunsicherheit und Mangelernährung von hoher Relevanz.

Der vorliegende Band widmet sich vielen Aspekten der ernährungsbezogenen Gesundheit auf Bevölkerungsebene eben kurz: Public Health Nutrition. Diese Thematik wird klar der Prävention und Gesundheitsförderung zugeordnet und in vielen Facetten und aus diversen wissenschaftlichen Perspektiven vorgestellt und analysiert. Es kommen Aspekte wie das Immunsystem und das Mikrobiom ebenso zur Sprache wie soziale und andere Determinanten des Ernährungsverhaltens und sich daran anschließende Interventionsansätze. Und natürlich geht es bei dem Thema auch um Politik und dabei insbesondere um das Thema Nachhaltigkeit.

Unsere Erde ist durchaus in der Lage, die Gesamtbevölkerung mit für alle reichenden und qualitativ guten Nahrungsmitteln zu versorgen. Allerdings bestehen sehr große Ungleichgewichte, etwa beim Technisierungsgrad der Landwirtschaft, den logistischen Systemen, der Finanzierung und nicht zuletzt auch bei der Frage, welche Art der Ernährung die Bevölkerung wünscht. Das muss nicht unbedingt identisch sein mit dem, was aus gesundheitlicher und „planetarischer" Sicht empfehlenswert erscheint. Auch hier muss Public Health Nutrition evidenzbasierte Argumente liefern können und auf die Weiterentwicklung eines gerechten und der Gesundheit förderlichen Ernährungssystems hinarbeiten.

Vieles, was wir über Ernährung und Gesundheit zu wissen meinen, muss in Zeiten des Klimawandels dafür erneut auf den Prüfstand gestellt werden. Dieses Buch wird die Reflexion hierzu anregen und für viele einen guten Einstieg bieten, sich mit diesem interessanten und hochaktuellen Themengebiet zu beschäftigen.

Bremen, im März 2026

Prof. Dr. Hajo Zeeb
Leibniz-Institut für Präventionsforschung und Epidemiologie (BIPS)
Universität Bremen

Geleitwort · Andrea Lambeck

Im Jahr, in dem die Ottawa-Charta ihr 40. Jubiläum feiert, bekommen Gesundheitsförderung und Prävention eine Chance auf eine Extraportion Aufmerksamkeit. Diese sollte unbedingt auch für das Thema Public Health Nutrition die Aspekte Gesundheitsförderung und Prävention durch Ernährung umfassen. Ja, die Ernährung spielt eine ganz wesentliche Rolle in der Gesundheitsförderung und Prävention! Es ist evident, dass eine adäquate und gesunde Ernährung eine wesentliche Zutat für eine lebenslange gute Gesundheit ist.

In den Händen halten Sie ein Fachbuch, welches dem hohen Anspruch gerecht wird, das derzeitige Wissen zum Thema Gesundheitsförderung und Prävention durch Ernährung in einem aktuellen Werk zusammenzufassen und nutzbar zu machen. Das jetzt vorliegende Buch schließt eine Lücke in der Literatur, nicht nur für Ernährungsfachkräfte, Oecotropholog:innen bzw. Ernährungswissenschaftler:innen, sondern auch für Gesundheitswissenschaftler:innen bzw. Public-Healthler:innen oder Mediziner:innen. In gelungener Aufmachung ist es auf über 300 Seiten mit 14 Beiträgen, zahlreichen Abbildungen und Tabellen, gelungen, einen umfassenden Abriss über aktuelles Fachwissen hinsichtlich Public Health Nutrition zu geben.

Gut ausgebildete Präventionsexpert:innen und Ernährungsfachkräfte werden von Krankenkassen, Unternehmen oder anderen Interessenten nachgefragt, um Maßnahmen zur Gesundheitsförderung und Prävention aufzusetzen oder aktiv zu begleiten. Allerdings kommt es leider immer noch zu häufig vor, dass Referent:innen ohne ausreichende Qualifikation angefragt werden und die notwendige Public-Health-Perspektive fehlt.

Wir sind überzeugt davon, dass dieses Arbeitsfeld durch das Buch einen Schub in Richtung Professionalisierung erfährt und die handelnden Personen up-to-date sind. Mögen noch mehr Kolleg:innen ermutigt werden, sich im Bereich Public Health Nutrition zu engagieren und in diesem sehr vielfältigen Tätigkeitsfeld aktiv zu werden. Dieses Werk wird sie bei ihrer eigenen Arbeit im wichtigen Handlungsfeld Ernährung inspirieren.

Als BerufsVerband Oecotrophologie laden wir u. a. natürlich unsere Mitglieder dazu ein, dieses fundierte Fachbuch als Praxishilfe und Unterstützung in ihrem täglichen Berufsalltag zu nutzen und von den aufgearbeiteten Grundlagen zu profitieren. Es ist unerlässlich, durch lebenslanges Lernen das eigene Wissen immer wieder auf den aktuellen Stand zu bringen und sich stets weiterzubilden. Qualität, Patientensicherheit und Nachhaltigkeit müssen in der Ernährungspraxis oberste Priorität haben – dies ist uns allen ein großes Anliegen.

Wir wünschen allen Leser:innen viel Erfolg bei der Umsetzung dieses gesammelten Wissens in ihrem Arbeitsalltag und danken dem interdisziplinären Autorenteam für die Beiträge sowie den Herausgeberinnen Prof. Dr. Viviane Scherenberg und Prof. Dr. Nadine Berling für die Initiative zu diesem Werk, das wir als echte Bereicherung in unserem Regal ansehen!

Berlin, im März 2026
Dr. Andrea Lambeck
VDOE[1]-Geschäftsführerin

1 Der BerufsVerband Oecotrophologie e. V. (VDOE, www.vdoe.de) setzt sich seit über 50 Jahren als berufspolitische Vertretung für alle ein, die Oecotrophologie, Ernährungs-, Haushalts-, Lebensmittelwissenschaften oder ein vergleichbares Studium abgeschlossen haben oder eines dieser Fächer studieren.

Teil 1 · Grundlagen und Konzeptualisierung von Public Health Nutrition

Kapitel 1 | Ernährung und Gesundheit im öffentlichen Sektor: Grundlagen der Public Health Nutrition

Viviane Scherenberg und Melanie Preuß

Zusammenfassung | Public Health Nutrition (PHN) ist ein wichtiger Bestandteil moderner Prävention. Ursprünglich aus der Mangelversorgung des 20. Jahrhunderts entstanden, konzentriert sich die PHN heute auf die Ernährungsgesundheit im umfassenden Sinne. Dabei sind sowohl individuelle Verhaltensweisen als auch gesellschaftliche, soziale, ökologische und politische Faktoren relevant. Dieser Wandel von einem reaktiven zu einem präventiv-strukturellen Ansatz muss dabei zentrale Herausforderungen (z. B. gesundheitliche Ungleichheiten, strukturelle Barrieren, kulturelle Vielfalt) berücksichtigen. Es gilt, Ernährungsbildung, politische Regulierung und strukturelle Maßnahmen miteinander zu verbinden. Hierbei sind unter anderem kommunale Netzwerke, kultursensible Programme sowie verbindliche Qualitätsstandards in sozialen Settings von Bedeutung. Der Artikel leitet fünf praxisorientierte Handlungsfelder ab, die den Aufbau einer interdisziplinären, lebensweltorientierten und chancengerechten PHN unterstützen.

Schlüsselwörter | Public Health Nutrition, gesundheitliche Ungleichheiten, Phasen der Public Health Nutrition, Ernährungsgesundheit

1 Einleitung: Begriffsklärung und thematische Einordnung

„Public Health Nutrition“ (kurz PHN) ist ein Teilbereich der Public Health, der sich mit dem Schutz und der Förderung der ernährungsbezogenen Gesundheit der ganzen Bevölkerung bzw. spezifischer Bevölkerungsgruppen (z. B. ältere Menschen) befasst (Elmadfa, 2024, S. 260). PHN ist eine **multidisziplinäre Disziplin** und verbindet unterschiedliche Bereiche (z. B. Ernährungswissenschaft, Public Health, Epidemiologie, Psychologie, Gesundheitspolitik, Lebensmittelsicherheit, Lebensmittelsicherung und Umweltwissenschaften) (Elmadfa, 2024, S. 260; Lafranconi et al., 2019, S. 1). Präventive Maßnahmen **ernährungsassoziierter Gesundheitsstörungen** (Karies, Übergewicht, Bluthochdruck, Diabetes mellitus etc.) und **Ernährungsstörungen** (z. B. Bulimie, Anorexie bzw. Magersucht) – direkt (z. B. Jugendliche) oder indirekt (z. B. Eltern, Lehrer:innen) – sind darauf ausgerichtet, die Gesundheit zu erhalten, das Wohlbefinden zu fördern und gesellschaftliche sowie ökologische Herausforderungen im Zusammenhang mit Ernährung anzugehen (Ridgway et al., 2019, S. 1; Wiseman, 2017, S. 3). Solche Maßnahmen können sowohl **verhaltensbezogen** (z. B. Ernährungsschulungen, Förderung eines positiven Körperbildes, Medienkompetenztraining) als auch **verhältnisbezogen** (z. B. gesunde Schulverpflegung, Verfügbarkeit gesundheitsförderlicher Lebensmittel, bewegungsfreundliche Lebensräume) angelegt sein. Der Begriff „Public Health Nutrition“ lässt sich keinem festen Zeitpunkt zuordnen, sondern hat sich vielmehr seit den 1950er Jahren schrittweise aus unterschiedlichen Maßnahmen im Bereich der öffentlichen Gesundheit (insbesondere in den Vereinigten Staaten) entwickelt. Erste wissenschaftliche Artikel zu diesem Thema lassen sich in der wissenschaftlichen Datenbank PubMed ab dem Jahr 1949 identifizieren (z. B. Stare, 1949). Wichtige institutionelle Meilensteine waren die Gründung der *„Association of Faculties of Graduate Programs in Public Health Nutrition“* (heute: *„Association of Graduate Programs in Public Health Nutrition“*) im Jahr 1950 sowie der *„Association of State and Territorial Public Health Nutrition Directors“* (heute: *„Association of State Public Health Nutritionists“*) im Jahr 1952 (Spence & Schand, 2020, S. 4). In Abgrenzung zur klinischen Ernährung und der Ernährungstherapie, bei der die individuelle Behandlung einzelner Patient:innen im Vordergrund steht, kann die PHN mit ihrem bevölkerungsbezogenen Ansatz wie folgt abgegrenzt werden.

	Public Health Nutrition	**Klinische Ernährung/ Diätetik**
Zielgruppe	Bevölkerung, Bevölkerungsgruppen	Einzelperson (Patient:innen)
Zielsetzung	Gesundheitsförderung und Prävention auf Bevölkerungsebene	Behandlung ernährungsbedingter Erkrankungen
Maßnahmen-ebene	Makroebene (Politik, Gesellschaft, Umwelt)	Mikroebene (individuell, medizinisch)
Beispiele	Ernährungspolitik, Steuer auf zuckerhaltige Getränke, Schulverpflegung etc.	Ernährungspläne bei Diabetes mellitus, Mangelernährungstherapie
primäre Bezugswissenschaften	Ernährungswissenschaft, Epidemiologie, Sozialwissenschaften, Public Health etc.	Medizin, Ernährungsmedizin, Diätetik etc.

Tab. 1.1: Abgrenzung Public Health Nutrition vs. klinische Ernährung (in Anlehnung an Hughes, 2003, S. 616)

Um die aktuellen Herausforderungen der PHN besser einordnen zu können, lohnt es sich einen Blick auf ihre Geschichte und Entwicklung zu werfen. So ist es möglich nachzuvollziehen, warum bestimmte Strategien auch heute noch von Bedeutung sind.

2 Historische Entwicklung: Meilensteine und Paradigmenwechsel

Die Ernährungspolitik hat sich in den letzten 500 Jahren aufgrund unterschiedlicher Herausforderungen grundlegend gewandelt: vom Kampf gegen Mangelernährung über den Umgang mit Überfluss und ernährungsbedingten Krankheiten bis hin zur Auseinandersetzung mit Nachhaltigkeitsfragen. Im Folgenden werden die vier wichtigsten Entwicklungsphasen inkl. deren Herausforderungen – angefangen von der Krisenbewältigung in Kriegszeiten bis hin zur personalisierten Ernährung der Gegenwart – vorgestellt (Ridgway et al., 2019, S. 4):

1. **Gründungszeitalter (Phase 1, ca. 1700–1930):** Die industrielle Revolution fungierte als konstitutiv für die Etablierung der Ernährungswissenschaft. Im Zuge der industriellen Revolution kam es in urbanen Räumen zu einer Zunahme von Krankheiten wie Typhus, Cholera und Tuberkulose. Die Ausbreitung dieser Erkrankungen wurde maßgeblich durch unzureichend pasteurisierte Milch begünstigt, welche als Vehikel für Krankheitserreger fungierte. Zudem trugen kontaminiertes Fleisch und verunreinigtes Wasser zur Verbreitung der Erkrankungen bei (Institute of Medicine, 1988, S. 63–64). Die wiederkehrenden Ausbrüche verdeutlichten die Dringlichkeit von Maßnahmen zum Schutz der öffentlichen Gesundheit (z. B. Pasteurisierung, sanitäre Verbesserung, systematische Hygienekontrolle).
2. **Ära des Nährstoffmangels (Phase 2, ca. 1910–heute):** In dieser Epoche wurden Vitamine als Nährstoffe identifiziert, die für die Entstehung von Krankheiten (z. B. Skorbut, Rachitis) verantwortlich sind. Es erfolgte die Identifizierung sowie Synthese signifikanter Vitamine, daher wird diese Zeit auch als Ära der Vitaminentdeckung bezeichnet (Mozaffarian et al., 2018, S. 1). Die während der Weltkriege und der Weltwirtschaftskrise aufgrund von Hunger und Nahrungsmangel entwickelten Referenzwerte für Energie und bestimmte Nährstoffe sind auf einem reduktionistischen Denkansatz begründet, bei dem der Körper in einzelne Bestandteile wie Kalorien, Vitamine und Eiweiße zerlegt wird.

3. **Ära des Überschusses und Ungleichgewichts in der Ernährung (Phase 3, ca. 1940–heute):** In dieser Epoche wurde die Entstehung chronischer Erkrankungen zunehmend auf eine übermäßige (z. B. zu viel Zucker, Fett, Salz) oder unausgewogene Ernährung (z. B. Mangel an Ballaststoffen, Vitaminen) zurückgeführt. Zucker und Fett wurden als Risikofaktoren identifiziert (Mozaffarian et al., 2018, S. 1–2). Die Konsequenzen waren quantitative Nährstoffvorgaben sowie die Bekämpfung von Mikronährstoffmangel und chronischen Erkrankungen. Etablierte Ernährungsrichtlinien, die den Fokus auf Nährstoffe legen, führten zu einem ernährungswissenschaftlichen Fortschritt und belegten, dass Ernährungsmuster für die Entstehung chronischer Erkrankungen bedeutend sind. Die Zunahme von Übergewicht und chronischen Erkrankungen offenbarte, dass das bisherige Wissen nicht ausreichte und ein integrierter Ansatz bzw. ein umfassenderes Verständnis von Ernährung und Gesundheit notwendig ist.
4. **Nachhaltigkeitszeit des Lebensmittelsystems (Phase 4, ca. 1970–heute):** Die zunehmende Umweltbelastung und wenig Erfolg bei der Eindämmung von Übergewicht und chronischen Krankheiten führten zur Entstehung der *„Neuen Ernährungswissenschaft"* als Alternative zur traditionellen biomedizinischen Ernährungswissenschaft und -beratung, die Ernährung als komplexes Zusammenspiel biologischer, sozialer und ökologischer Faktoren versteht (Leitzmann & Cannon, 2006, S. 41). Unterstützt wurde dies durch eine Agenda für nachhaltige Entwicklung der Vereinten Nationen. Die definierten Millennium-Entwicklungsziele (Millennium Development Goals, kurz MSGs) und Nachfolgeziele für nachhaltige Entwicklung (Sustainable Development Goals, kurz SDGs) (Vereinte Nationen (United Nations), 2015) führten dazu, dass die Deutsche Gesellschaft für Ernährung e. V. (DGE) auch Umweltaspekte in ihre lebensmittelbezogenen Ernährungsempfehlungen *„Gut essen und trinken"* (DGE, 2024, o. S.) einbezogen hat, die laut Modellrechnung einen wirksamen Beitrag zur Umweltentlastung (Treibhausgasemissionen, Biodiversitätsfußabdruck, Flächennutzung etc.) leisten kann (UBA, 2024, S. 6).

Die beschriebenen Ernährungsepochen führten dazu, dass strukturierte Instrumente entwickelt wurden, die darauf abzielten, ernährungsbezogene Informationen bereitzustellen. Gesundheitspolitische Ziele werden erreicht, indem Nährstoffreferenzwerte zur Deckung des täglichen Bedarfs festgelegt, ernährungsassoziierte Erkrankungen gezielt präventiv angegangen und Maßnahmen zur Beeinflussung des Ernährungsverhaltens der Bevölkerung umgesetzt werden – etwa durch lebensmittelbasierte Empfehlungen wie Ernährungspyramiden oder nationale Ernährungsleitlinien (Ridgway et al., 2019, S. 5). Anzumerken ist, dass Ernährungsepochen einem ständigen Wandel unterliegen. Aktuelle Entwicklungen (z. B. gestiegene Präsenz hochverarbeiteter Lebensmittel und Fast Food, personalisierte Ernährung, fortschreitende Digitalisierung sowie der zunehmende Einsatz künstlicher Intelligenz im Ernährungskontext) erfordern eine sorgfältige Beobachtung und bedingen eine kontinuierliche Weiterentwicklung (präventiver) Maßnahmen, um deren Wirkung und Wirksamkeit sicherzustellen, sie zielgruppenspezifisch anzupassen und so gesundheitliche Risiken nachhaltig zu reduzieren. Trotz der zahlreichen Fortschritte in der ernährungsbezogenen Gesundheitsförderung auf Bevölkerungsebene bestehen weiterhin erhebliche Herausforderungen (z. B. gesundheitliche Ungleichheiten).

3 Aktuelle Herausforderungen: Gesundheitliche Ungleichheiten und hemmende Faktoren

Im Hinblick auf die vier wichtigsten nicht übertragbaren Erkrankungen (Diabetes mellitus, chronische Atemwegserkrankungen, Krebs, Herz-Kreislauf-Erkrankungen) hebt die Weltgesundheitsorganisation (WHO) vier bedeutsame Risikofaktoren hervor, die mit dem Verhalten in Verbindung stehen. Neben Bewegungsmangel, Alkohol- und Tabakkonsum gehört hierzu auch die unausgewogene Ernährung (WHO, 2018, S. 14). Die westliche Ernährung („westernized diet") ist durch einen hohen Konsum von rotem Fleisch, raffiniertem Zucker sowie fett- und proteinreichen Lebensmitteln charakterisiert. Eine solche Ernährungsweise ist ballaststoffarm, hochkalorisch und kann sich negativ auf die Darmflora auswirken sowie Entzündungsprozesse im Darm auslösen (Kövilein & Haller, 2024, S. 119). In Kombination mit geringer körperlicher Aktivität begünstigt dieses Verhalten Übergewicht und geht mit negativen gesundheitlichen Folgen (z. B. Bluthochdruck, Diabetes mellitus, Schlaganfall, Krebs, koronaren Herzerkrankungen, Arthrose) (WHO, 2018, S. 17) und mitunter Multimorbidität einher (Kivimäki et al., 2022, S. 262). Dabei zeigen sich **verhaltens- und krankheitsbezogene Unterschiede**, die mit gesundheitlichen Ungleichheiten assoziiert sind und daher für die PHN von großer Bedeutung sind.

Eine Auswertung der deutschen Daten aus der internationalen HBSC-Studie (Health Behaviour in School-aged Children) belegte: Je höher der familiäre Wohlstand (gemessen am Family Affluence Scale, FAS) ist, desto höher ist der Konsum von Obst und Gemüse bei **Mädchen** im Alter von 11 bis 15 Jahren (Moor et al., 2024, S. 93). 34,2 % der Mädchen aus Familien mit hohem Wohlstand halten sich an die Empfehlung zum täglichen Obst- und Gemüseverzehr, bei Mädchen aus Familien mit mittlerem und niedrigem Wohlstand fällt dieser Wert deutlich geringer aus (26,0 %; 21,6 %) (Moor et al., 2024, S. 93). Bei **Jungen** zeigt sich das folgende Bild: Hier sind es in Abhängigkeit des familiären Wohlstands 25,3 % der Jungen mit hoher FAS, 19,8 % der Jungen mit mittlerer FAS und 22,0 % der Jungen mit niedriger FAS (Moor et al., 2024, S. 93). Auch bei der Bewegungsempfehlung der WHO von täglich 60 Minuten spielt die Höhe des familiären Wohlstands eine Rolle (Moor et al., 2024, S. 91–93). So halten nur 8,0 % der Mädchen mit niedriger FAS, 9,9 % der Mädchen mit mittlerer FAS und 16,5 % der Mädchen mit hoher FAS diese Empfehlung ein. Bei Jungen belief sich der Anteil derjenigen, die der Empfehlung nachkamen, auf 28,9 % mit hoher FAS, 19,3 % mit mittlerer FAS und 20,6 % mit niedriger FAS (Moor et al., 2024, S. 93). Der Einfluss des sozioökonomischen Status (SES) wird anhand der Prävalenz ernährungsbedingter Erkrankungen deutlich. 2014 bis 2017 lag die Prävalenz von Übergewicht und Adipositas bei Kindern und Jugendlichen (3 bis 17 Jahre) in Deutschland bei rund 15,4 %. Sie war bei Kindern und Jugendlichen mit niedrigem SES höher als bei denen mit einem mittleren und hohen SES (Schienkiewitz et al., 2018, S. 18). 8,1 % der Mädchen und 11,4 % der Jungen mit niedrigem SES haben Adipositas. Bei Kindern und Jugendlichen mit mittlerem SES sind 4,7 % der Mädchen und 5,2 % der Jungen und bei hohem SES nur 2,0 % der Mädchen und 2,6 % der Jungen betroffen (Schienkiewitz et al., 2018, S. 19).

Vergleichbare Ergebnisse offenbart die Studie „Gesundheit in Deutschland aktuell" (GEDA 2019/2020-EHIS) für **Erwachsene**. Laut Selbstangaben sind 53,5 % der deutschen Bevölkerung übergewichtig (Adipositas inbegriffen) (Schienkiewitz et al., 2022, S. 25). Adipositas kommt hierbei in der unteren Bildungsgruppe häufiger vor als in der oberen (Schienkiewitz et al., 2022, S. 26). In Bezug auf das Geschlecht zeigt sich, dass 27,6 % der weiblichen und 41,3 % der männlichen Personen übergewichtig sind (Schienkiewitz et al., 2022, S. 27). 19,0 % der Teilnehmenden sind adipös, jedoch gab es keine relevanten Unterschiede hinsichtlich des Geschlechts (Schienkiewitz et al., 2022, S. 25). Mit zunehmendem Alter nimmt die Prävalenz von Übergewicht und Adipositas zu. So zeigt sich beispielsweise, dass ca. 10 % der 18- bis 29-Jährigen und ca. 20 % der 45- bis 64-Jährigen adipös sind (Schienkiewitz et al., 2022, S. 26). Eine Analyse des Ernährungsverhaltens von Erwachsenen offenbarte auch hier Unterschiede in Abhängigkeit von Geschlecht, Alter und Bildungsniveau. Gemäß der GEDA 2019/2020-EHIS-Studie konsumieren 34,8 % der Erwachsenen täglich Obst und Gemüse. Dabei fällt der Anteil männlicher Personen (24,1 %) geringer aus als der Anteil weiblicher Personen (45,1 %). Während der Anteil der Personen, die täglich Obst und Gemüse konsumieren, in jüngeren Altersgruppen vergleichbar ist (18- bis 29-Jährige: 31,6 %, 30- bis 44-Jährige: 34,2 %, 45- bis 64-Jährige: 32,8 %), ist der Anteil in höheren Altersgruppen deutlich höher (65- bis 79-Jährige: 39,2 %; ab 80 Jahren: 42,3 %). Mit zunehmendem Bildungsniveau steigt der Anteil der Personen, die täglich Obst und Gemüse konsumieren, an. Innerhalb der niedrigen Bildungsgruppe wurde ein Anteil von 30,1 % verzeichnet, in der mittleren Gruppe 34,9 % und in der hohen Gruppe 42,6 % (Robert Koch-Institut, 2024, o. S.).

Zusammenfassend lässt sich konstatieren, dass Ungleichheiten im Ernährungsverhalten und die damit assoziierten gesundheitlichen Implikationen je nach Alter, Geschlecht, SES, FAS und Bildungsniveau differieren. Die Gründe für diese Entwicklung sind vielschichtig und von vielfältigen Einflussfaktoren (soziale Medien, Sozialisation, Werbemaßnahmen, Zugang zu gesunden Nahrungsmitteln, erreichtes Bildungsniveau, kulturelle Prägungen, finanzielle Ressourcen, Zeitmangel, familiäres Umfeld etc.) abhängig, wie die → Tab. 1.2 exemplarisch zeigt.

Ernährungsverhalten	
hemmende Faktoren	**förderliche Faktoren**
individuelle Ebene: ungesunde Essgewohnheiten, Zeitdruck, Stress, Verfügbarkeit von Junk-Food, niedriges Bildungsniveau, Zeitmangel, Einsamkeit, begrenzte finanzielle Ressourcen/hohe Preise, geringe Gesundheitskompetenz	**individuelle Ebene:** gesunde Essgewohnheiten, Lebensmittelwissen/-aufklärung, Essensplanung, Beteiligung an der Zubereitung, körperliche Aktivität, Portionsbewusstsein, hohes Bildungsniveau, Motivation zur Verhaltensänderung
soziale Ebene: ungesundes elterliches Essverhalten, negativer Einfluss Gleichaltriger (Peer-Groups), gering ausgeprägte Esskultur, familiäre Normen, Sozialisation, Nutzungsverhalten sozialer Medien mit ungesundem Vorbildcharakter	**soziale Ebene:** positive elterliche Vorbilder, positiver Einfluss Gleichaltriger (Peer-Groups), soziale Unterstützung, positive gesundheitsbezogene Vorbilder in sozialen Medien
Umweltebene: Verfügbarkeit von kalorienreichen Lebensmitteln (in Settings), Fast Food, Werbemaßnahmen für ungesunde Produkte (soziale Medien), erschwerter Zugang zu gesunden Lebensmitteln	**Umweltebene:** gute Verfügbarkeit gesunder Optionen (in Settings), gesundheitsförderliche Werbung, unterstützende Infrastruktur (z. B. Supermärkte mit Bio-Angeboten), Lebensmittelkennzeichnungen

Tab. 1.2: Beispiele für hemmende und förderliche Faktoren für ein gesundes Ernährungsverhalten (in Anlehnung an Almoraie et al., 2025, S. 57; Sogari et al., 2018, S. 11; Street et al., 2024, S. 4)

Insbesondere die aufgezeigten hemmenden Faktoren legen nahe, dass PHN-Maßnahmen auf die jeweiligen zielgruppenspezifischen Bedürfnisse abgestimmt werden sollten. Wie die weiteren Ausführungen zeigen, sind zur

Erreichung vulnerabler Bevölkerungsgruppen insbesondere Maßnahmen im Bereich der Ernährungsbildung und der politischen Steuerung bedeutend.

4 Strategien und Lösungsansätze: Bildung und Politik als Schlüsselbereiche

In Bezug auf die Gesundheitskompetenz im Bereich der Ernährung lassen sich verschiedene Bereiche identifizieren. Der Terminus „**Nutrition Literacy**", zu Deutsch „funktionelle ernährungsbezogene Gesundheitskompetenz", umfasst den Bereich des Verstehens von Ernährungs- und Lebensmittelinformationen. Praxisbezogene Fertigkeiten (z. B. Essensplanung, Auswahl und Zubereitung von Nahrungsmitteln) fallen hingegen unter den Begriff der ernährungsbezogenen Gesundheitskompetenz („**Food Literacy**") bzw. Ernährungskompetenz. Die Ernährungskompetenz ist ein wichtiges Handlungsfeld der PHN, da sie ernährungsbezogene Ungleichheiten mindern kann (Jordan et al., 2025, S. 258). Das Potenzial zielgruppenspezifischer PHN-Strategien wird anhand repräsentativer Studienergebnisse deutlich: So zeigt sich, dass hierzulande die Ernährungskompetenz bei 53,7 % problematisch (51,6 %) bis inadäquat (2,1 %) ist. Dabei weisen Frauen eine höhere Ernährungskompetenz als Männer auf. 53,0 % der Frauen verfügen über eine ausreichende Ernährungskompetenz, aber 0 % von ihnen über eine exzellente Kompetenz. Demgegenüber weisen 38,0 % der männlichen Befragten eine als ausreichend eingestufte und 1,0 % eine exzellente Ernährungskompetenz auf. Mit zunehmendem Alter steigt die Ernährungskompetenz an. In der Alterskohorte der 18- bis 24-Jährigen weisen 37,1 % eine ausreichende Ernährungskompetenz auf, während dieser Wert in der Gruppe der 60- bis 69-Jährigen bei 56,7 % liegt. Die Ernährungskompetenz steigt auch hier mit der Bildung und dem Einkommen an (Kolpatzik & Zaunbrecher, 2020, S. 13). Gemäß Kolpatzik und Zaunbrecher (2020, S. 13) konnten keine signifikanten Unterschiede aufgrund des Migrationshintergrunds festgestellt werden. Die Aspekte der Mahlzeitenplanung und des Lebensmittelvergleichs erweisen sich als die größten Herausforderungen (Kolpatzik & Zaunbrecher, 2020, S. 16). Poelman et al. (2018, S. 6–7) konnten nachweisen, dass eine gesteigerte Ernährungskompetenz mit einem vermehrten Konsum von Obst und Gemüse korreliert. In Bezug auf Maßnahmen zur Verbesserung der Ernährungskompetenz auf Bevölkerungsebene lassen sich verhältnispräventive Vorgehensweisen anführen, wie beispielsweise die Gemeinschaftsverpflegung oder die Kennzeichnung von Nährwerten, wie sie der Nutri-Score vorsieht (Jordan et al., 2025, S. 259).

5 Fazit und Implikationen für die Praxis

Es lässt sich konstatieren, dass Interventionen im Ernährungssektor zumeist von Bevölkerungsgruppen implementiert werden, die bereits ein signifikantes Gesundheitsbewusstsein und adäquate Ressourcen aufweisen (**Präventionsdilemma**). Der damit einhergehende **Healthy-User-Effekt** ist ein Indikator dafür, dass vulnerable Gruppen seltener von PHN-Interventionen profitieren. Dies unterstreicht die Dringlichkeit, dass verhaltens- und verhältnisbezogene Strategien noch stärker auf sozial benachteiligte Bevölkerungsgruppen abzielen sollten:

- **Stärkung der ernährungsbezogenen Gesundheitskompetenz:** Eine (frühe) gezielte Förderung von Ernährungswissen, eines kritischen Umgangs mit ernährungsbezogenen Informationen (Stichwort: soziale Medien) sowie von praktischen Fähigkeiten zur Essensplanung und -zubereitung sind bedeutend, um Ernährungskompetenzen zu stärken, insbesondere bei vulnerablen Bevölkerungsgruppen (z. B. Schulen in Quartieren mit erhöhtem Förderbedarf).
- **Förderung motivationaler Zugänge zur Ernährung**: Partizipative Maßnahmen (z. B. gemeinsames Kochen, Beteiligung an Essenszubereitung) stärken die persönliche Bindung an ein gesundes Essverhalten. Auf diese Weise kann nicht nur die Motivation und Selbstwirksamkeit gesteigert, sondern auch das Ernährungsverhalten positiv beeinflusst werden (French et al., 2024, S. 10; Moran et al., 2021, S. 9–10).
- **Förderung familiärer und sozialer Einflussfaktoren als Ressource**: Da Eltern, Peer-Groups und soziale Netzwerke prägende Sozialisationsinstanzen darstellen, sollten sie gezielt in präventive Strategien einbezogen werden. Die Stärkung positiver Vorbilder, sowohl im unmittelbaren sozialen Umfeld als auch im digitalen Raum, können soziales Lernen fördern und ein gesundheitsbewusstes Ernährungsverhalten begünstigen (Chung et al., 2021, o. S.; Ho et al., 2022, S. 10).
- **Schaffung gesundheitsförderlicher Ernährungsumgebungen:** Der erleichterte Zugang zu ausgewogenen Lebensmitteln in Settings ist ein zentraler struktureller Ansatzpunkt. Exemplarisch sei hier die verpflichtende Umsetzung von Verpflegungsstandards genannt, wie sie die Ernährungsstrategie der Bundesregierung mit den DGE-Qualitätsstandards ab 2030 für die Gemeinschaftsverpflegung an Kitas, Schulen,

Betrieben und Senioreneinrichtungen vorsieht (siehe auch DGE, 2023, o. S.). Auch die Online-Werbung für ungesunde Lebensmittel (in sozialen Medien) sollte reguliert werden, da sie oft auf junge Menschen ausgerichtet ist (Northcott et al., 2024, S. 5) und vulnerable Schichten besonders empfänglich sind (Coleman et al., 2022, S. 3–4).

- **Reduktion alltagsbezogener Belastungen und Barrieren**: Zeitmangel, Stress und finanzielle Einschränkungen gelten als häufige Barrieren für gesundes Ernährungsverhalten. Entlastende Maßnahmen (z. B. Abschaffung bzw. Reduzierung der Mehrwertsteuer auf Obst, Gemüse und Hülsenfrüchte, kostenlose Trinkwasserangebote, niedrigschwellige Ernährungshilfen, Nutri-Score) können vulnerable Bevölkerungsgruppen besonders erreichen (Preißer & Schäfer, 2025, S. 46, 59, 66).

Autorinnen

Prof. Dr. Viviane Scherenberg
Fachbereich Public Health und Umweltgesundheit,
APOLLON Hochschule der Gesundheitswirtschaft, Bremen, Deutschland
E-Mail: viviane.scherenberg@apollon-hochschule.de

Melanie Preuß (MPH)
Fachbereich Public Health und Umweltgesundheit,
APOLLON Hochschule der Gesundheitswirtschaft, Bremen, Deutschland
E-Mail: melanie.preuss@apollon-hochschule.de

Literatur

Almoraie, N. M., Alothmani, N. M., Alomari, W. D., & Al-amoudi, A. H. (2025). Addressing nutritional issues and eating behaviours among university students: a narrative review. *Nutrition Research Reviews, 38*(1), 53–68. https://doi.org/10.1017/S0954422424000088

Chung, A., Vieira, D., Donley, T., Tan, N., Jean-Louis, G., Kiely Gouley, K., & Seixas, A. (2021). Adolescent Peer Influence on Eating Behaviors via Social Media: Scoping Review. *Journal of medical Internet research, 23*(6), e19697. https://doi.org/10.2196/19697

Coleman, P. C., Hanson, P., van Rens, T., & Oyebode, O. (2022). A rapid review of the evidence for children's TV and online advertisement restrictions to fight obesity. *Preventive Medicine Reports, 26,* 101717. https://doi.org/10.1016/j.pmedr.2022.101717

Deutsche Gesellschaft für Ernährung (DGE) (2023). *Gemeinschaftsverpflegung: DGE-Qualitätskriterien.* https://www.dge.de/gemeinschaftsgastronomie/dge-qualitaetsstandards/

Deutsche Gesellschaft für Ernährung (DGE) (2024). *Gut essen und trinken – die DGE-Empfehlungen.* https://www.dge.de/gesunde-ernaehrung/gut-essen-und-trinken/dge-empfehlungen/

Elmadfa, I. (2024). *Ernährungslehre* (5. Auflage). Stuttgart: Ulmer. https://doi.org/10.36198/9783838561509

French, C. D., Gomez-Lara, A., Hee, A., Shankar, A., Song, N., Campos, M., McCoin, M., & Matias, S. L. (2024). Impact of a Food Skills Course with a Teaching Kitchen on Dietary and Cooking Self-Efficacy and Behaviors among College Students. *Nutrients, 16*(5), 585. https://doi.org/10.3390/nu16050585

Ho, Y. L., Mahirah, D., Ho, C. Z., & Thumboo, J. (2022). The role of the family in health promotion: a scoping review of models and mechanisms. *Health promotion international, 37*(6), daac119. https://doi.org/10.1093/heapro/daac119

Hughes, R. (2003). Definitions for public health nutrition: a developing consensus. *Public health nutrition, 6*(6), 615–620. https://doi.org/10.1079/phn2003487

Institute of Medicine (1988). The Future of Public Health. Washington, D.C.: National Academies Press (US). https://doi.org/10.17226/1091

Jordan, S., Buchmann, M., Loss, J., & Okan, O. (2025). Gesundheitskompetenz und Gesundheitsverhalten – Einblicke in ein sich ausdifferenzierendes Forschungs- und Handlungsfeld für Public Health. *Bundesgesundheitsblatt, 68*(3), 255–263. https://doi.org/10.1007/s00103-025-04016-6

Kivimäki, M., Strandberg, T., Pentti, J., Nyberg, S. T., Frank, P., Jokela, M., Ervasti, J., Suominen, S. B., Vahtera, J., Sipilä, P. N., Lindbohm, J. V., & Ferrie, J. E. (2022). Body-mass index and risk of obesity-related complex multimorbidity: an observational multicohort study. *Lancet Diabetes Endocrinology, 10,* 253–263. https://doi.org/10.1016/S2213-8587(22)00033-X

Kolpatzik, K., & Zaunbrecher, R. (Hrsg.) (2020). *Ernährungskompetenz in Deutschland.* Berlin: KomPart.

Kövilein, J., & Haller, D. (2024). Intestinale Mikrobiota. In H. Hauner & A. Wirth (Hrsg.), *Adipositas* (5. vollständig überarbeitete und aktualisierte Auflage) (S. 115–122). Berlin, Heidelberg: Springer. https://doi.org/10.1007/978-3-662-58895-6_10

Lafranconi, A., Ray, S., & Grosso, G. (2019). Editorial: Public Health Nutrition: Assessing Evidence to Determine Policy and Practice. *Frontiers in public health, 7*(21). https://doi.org/10.3389/fpubh.2019.00021

Leitzmann, C., & Cannon, G. (2006). Die Gießener Erklärung zum Projekt „Die Neue Ernährungswissenschaft“. *Ernährungs Umschau, 53*(2), 40–43.

Moor, I., Herke, M., Markert, J., Böhm, M., Reiß, F., Bilz, L., Sudeck, G., & Winter, K. (2024). Die zeitliche Entwicklung gesundheitlicher Ungleichheit im Kindes- und Jugendalter in Deutschland: Ergebnisse der HBSC-Studie 2009/10 – 2022. *Journal of Health Monitoring, 9*(1), 86–107. https://doi.org/10.25646/11865

Moran, N. P., Sánchez-Tójar, A., Schielzeth, H., & Reinhold, K. (2021). Poor nutritional condition promotes high-risk behaviours: a systematic review and meta-analysis. *Biological reviews of the Cambridge Philosophical Society, 96*(1), 269–288. https://doi.org/10.1111/brv.12655

Mozaffarian, D., Rosenberg, I., & Uauy, R. (2018). History of modern nutrition science-implications for current research, dietary guidelines, and food policy. *BMJ, 361*, k2392. https://doi.org/10.1136/bmj.k2392

Northcott, T. R., Sievert, K., Russell, C., Obeid, A. K., Parker, C., & Angus, D. (2024). *Unhealthy food advertising on social media: Policy lessons from the Australian Ad Observatory (Version 2).* The University of Melbourne. https://doi.org/10.26188/26089525.v2

Poelman, M. P., Dijkstra, C., Sponselee, H., Kamphuis, C. B. M., Battjes-Fries, M. C. E., Gillebaart, M., & Seidell, J. C. (2018). Towards the measurement of food literacy with respect to healthy eating: the development and validation of the self perceived food literacy scale among an adult sample in the Netherlands. *International Journal of Behavioral Nutrition and Physical Activity, 15*(54). https://doi.org/10.1186/s12966-018-0687-z

Preißer, M., & Schäfer, S. (2025). *Ernährungspolitische Einstellungen und Verhaltensweisen: Ergebnisse und gutachterliche Einordnung einer internetrepräsentativen Verbraucherbefragung.* https://www.vzbv.de/sites/default/files/2025-06/25-06-10_IFH_KOELN_Bericht_Ernährungspolitische-Einstellungen-und-Verhaltensweisen_1.pdf

Ridgway, E., Baker, P., Woods, J., & Lawrence, M. (2019). Historical Developments and Paradigm Shifts in Public Health Nutrition Science, Guidance and Policy Actions: A Narrative Review. *Nutrients, 11*(3), 531. https://doi.org/10.3390/nu11030531

Robert Koch-Institut (2024). Obst- und Gemüsekonsum (ab 18 Jahre): Gesundheitsberichterstattung des Bundes. https://www.gbe.rki.de/DE/Themen/EinflussfaktorenAufDieGesundheit/GesundheitsUndRisikoverhalten/Ernaehrungsverhalten/ObstUndGemuesekonsum/obstUndGemuesekonsum_node.html?darstellung=0&kennzahl=1&zeit=2019&geschlecht=0&standardisierung=0#_6gr0blqmy

Schienkiewitz, A., Brettschneider, A.-K., Damerow, S., & Schaffrath Rosario, A. (2018). Übergewicht und Adipositas im Kindes- und Jugendalter in Deutschland – Querschnittergebnisse aus KiGGS Welle 2 und Trends. *Journal of Health Monitoring, 3*(1), 16–23. https://doi.org/10.17886/RKI-GBE-2018-005.2

Schienkiewitz, A., Kuhnert, R., Blume, M., & Mensink, G. B. M. (2022). Übergewicht und Adipositas bei Erwachsenen in Deutschland – Ergebnisse der Studie GEDA 2019/2020-EHIS. *Journal of Health Monitoring, 7*(3), 23–31. https://doi.org/10.25646/10292

Sogari, G., Velez-Argumedo, C., Gómez, M. I., & Mora, C. (2018). College Students and Eating Habits: A Study Using An Ecological Model for Healthy Behavior. *Nutrients, 10*(12), 1823. https://doi.org/10.3390/nu10121823

Spence, M., & Schand, C. (2020). Introduction to Public Health Nutrition. In M. M. Barth, R. A. Bell, & K. Grimmer (Hrsg.), *Public Health Nutrition Rural, Urban, and Global Community-Based Practice* (S. 3–21). Springer Publishing Company. https://doi.org/10.1891/9780826146854

Stare, F. J. (1949). Training physicians in public health nutrition. *American journal of public health and the nations health, 39*(5 Pt 1), 624–628. https://doi.org/10.2105/ajph.39.5_pt_1.624

Street, S., Simoncini, K., & Byrne, R. (2024). Peer influence on eating behaviour in early childhood: A scoping review. *Appetite, 203,* 107708. https://doi.org/10.1016/j.appet.2024.107708

Umweltbundesamt (UBA) (2024). *Nachhaltige Ernährung konkret: Mit den neuen Empfehlungen der DGE auf für die „planetare Gesundheit" sorgen.* https://www.umweltbundesamt.de/sites/default/files/medien/421/publikationen/2024-05-16_fact_sheet_neue-fbdg-der-dge_finalkorr.pdf

United Nations (2015). *Transforming our world: the 2030 Agenda for Sustainable Development.* https://sdgs.un.org/2030agenda

Wiseman, M. (2017). Introduction in Public Health Nutrition. In J. L. Buttriss, A. A. Welch, J. M. Kearney, & S. A. Lanham-New (Hrsg.), *Public Health Nutrition* (2. Auflage) (S. 3–8). Wiley-Blackwell.

World Health Organization (WHO) (2018). *Noncommunicable diseases: country profiles 2018.* World Health Organization.

[illegible] (2016) [illegible]
[illegible] Kompetenzen im Erklären und [illegible]
[illegible]
[illegible] (2019) [illegible] Journal of [illegible]
[illegible] (2018) [illegible]
[illegible] (2009) [illegible]
[illegible] (2018) [illegible]
[illegible] (2021) [illegible]
[illegible]
[illegible] World Health Organization [illegible]

Kapitel 2 | Herausforderung Fehl- und Mangelernährung auf nationaler und internationaler Ebene

Nadine Berling und Gabriele Börries

Zusammenfassung | Fehl- und Mangelernährung stellen auf nationaler und internationaler Ebene zentrale Herausforderungen für die öffentliche Gesundheit dar. Die Ursachen von Fehl- und Mangelernährung sind vielschichtig und u. a. sozioökonomisch und strukturell bedingt. Politische, institutionelle und gesellschaftliche Interventionen zielen ebenso wie nationale und internationale Programme, wie z. B. das der gesetzlichen Krankenkassen und die *Scaling Up Nutrition* (SUN) Initiative, darauf ab, diese Problematik durch ganzheitliche strukturelle Maßnahmen zu bewältigen. Trotz erfolgversprechender Ansätze bestehen Herausforderungen in der Umsetzung. Effektive Strategien erfordern interdisziplinäre Zusammenarbeit, evidenzbasierte Maßnahmen und nachhaltige Unterstützung. Public Health Nutrition (PHN) spielt hierbei eine Schlüsselrolle, indem sie wissenschaftliche Erkenntnisse in praxisnahe Lösungen überführt. Präventive Maßnahmen, Bildung und strukturelle Veränderungen zielen im Rahmen der PHN darauf ab, die globale Ernährungssituation nachhaltig zu verbessern.

Schlüsselwörter | Fehlernährung, Überernährung, Mangelernährung, Unterernährung, Double Burden of Malnutrition

1 Fehl- und Mangelernährung: Einführung und Bedeutung für die öffentliche Gesundheit

Fehl- und Mangelernährung sind dadurch gekennzeichnet, dass der Ernährungs- und Versorgungszustand vom Normalzustand abweicht, sodass es zu Störungen der Homöostase sowie der physiologischen Vorgänge im Organismus kommen kann, so z. B. bei Überernährung oder Proteinmangel (Bilotta et al., 2021, S. M279; Kaegi-Braun et al., 2023, S. 515). Eine international einheitliche Definition von Fehl- und Mangelernährung liegt bisher nicht vor (Bilotta et al., 2021, S. M279; DGEM, 2020a, o. S.). Der normale Ernährungszustand ist definiert durch einen physiologischen Zustand, in dem der Energie- und Nährstoffbedarf vollständig gedeckt ist, sodass alle Körperfunktionen, Wachstums- und Regenerationsprozesse sowie das Immunsystem optimal funktionieren. Der menschliche Organismus ist in diesem Zustand mit allen essenziellen Nährstoffen versorgt, um seine Funktionen ohne Anzeichen von Überversorgung oder Mangel aufrechtzuerhalten (Mensink et al., 2020, S. 54). Er ist gekennzeichnet durch ein alters- und geschlechtsspezifisch angemessenes Körpergewicht, eine normale Körperzusammensetzung, z. B. beim Verhältnis von Fett- zu Muskelmasse, sowie unauffällige biochemische und klinische Parameter, z. B. beim Ferritinwert (Ellinger, 2015, S. M518). Eine Einschätzung des Ernährungszustands erfolgt mittels Screening-Instrumenten, z. B. dem Mini Nutritional Assessment (MNA) oder dem Malnutrition Universal Screening Tool (MUST) (DGEM, 2020b, o. S.).

Fehlernährung ist mit allen unphysiologischen Ernährungs- und Versorgungszuständen assoziiert und kann als ein Überbegriff verwendet werden. Mangelernährung ist folglich als ein Teilbereich der Fehlernährung zu betrachten. Aus diesem Grund werden Fehl- und Mangelernährung in der englischen Sprache mit dem Wort „*malnutrition*" zusammengefasst (WHO, 2024, o. S.). In der deutschsprachigen Fachliteratur wird die Fehlernährung zumeist im Kontext der dauerhaften **Überversorgung** respektive einer **Überernährung**, z. B. beim Übergewicht oder der zu hohen Aufnahme bestimmter Nährstoffe, thematisiert. Die Mangelernährung wird dahingegen mit einer **Unterversorgung** und einem **Mangel** an Makro- und Mikronährstoffen assoziiert, beispielsweise in Bezug auf Nahrungsenergie, Protein, Natrium, Calcium und Vitamin E (Bilotta et al., 2021, S. M280;

Ellinger, 2015, S. M518; Mettlach et al., 2022, S. 52). Daher soll in diesem Beitrag diese Einteilung fortgeführt werden.

Die Bedeutung von Maßnahmen einer Public Health Nutrition ergibt sich aus den Folgen von Fehl- und Mangelernährung. Denn beide Ernährungszustände können die Gesundheit beeinträchtigen oder ihr schaden. Durch gezielte Maßnahmen für verschiedenste Akteure (z. B. im Gesundheitswesen) und die Bevölkerung in verschiedensten Settings (z. B. in geriatrischen Einrichtungen) kann einer Fehl- und Mangelernährung vorgebeugt werden.

2 Formen und Prävalenz von Fehl- und Mangelernährung

2.1 Fehlernährung

Eine Fehlernährung wird in Deutschland zumeist mit einer einseitigen, unausgewogenen Ernährungsweise sowie einer langfristigen oder dauerhaften Überversorgung an einem oder mehreren Nährstoffen assoziiert (Bilotta et al., 2021, S. M279) und häufig als Synonym für Überernährung verwendet (Linsmayer et al., 2024, S. 668). Beispiele für Folgen einer Fehlernährung bzw. Überernährung sind Übergewicht und Adipositas durch einen dauerhaften Überschuss an Nahrungsenergie (Linsmayer et al., 2024, S. 668). Übergewicht und Adipositas sind als abnorme respektive exzessive Akkumulation von Körperfett definiert. Personen mit einem Body-Mass-Index (BMI) von ≥25 kg/m² gelten als übergewichtig und bei einem BMI ≥30 kg/m² als adipös. Normalgewicht ist hingegen als BMI von 18,5–24,9 kg/m² definiert (WHO, 2025a, o. S.). Aus einer Adipositas resultieren über die Zeit oft weitere Erkrankungen (siehe Kapitel 3.1). Auch Herz-Kreislauferkrankungen wie Bluthochdruck durch den regelhaften Verzehr von zu viel Kochsalz (Na^+/Cl^-) (≥5–6g/Tag), werden den Folgen einer Fehlernährung zugeordnet (DGE, 2020, S. 3; Pörschmann et al., 2024, S. 3). Da der tägliche Kochsalzverzehr mit dem Auftreten von Herz-Kreislauferkrankungen assoziiert ist, sind die Definitionen von Normwerten und die Erhebung von Verzehrmengen im Kontext von Fehlernährung für die Public Health Nutrition von Interesse. In dem systematischen Review und der Metaanalyse von Farapti et al. (2025) wurde gezeigt, dass die tägliche Kochsalzzufuhr der Weltbevölkerung im Durchschnitt 9,17 g beträgt (Farapti et al., 2025, S. 9). Über alle Kontinente hinweg ist die tägliche Kochsalzzufuhr als durchschnittlich zu hoch einzustufen (Farapti et al., 2025, S. 6). Einer Fehlernährung, die durch Überversorgung mit einem oder mehreren Nährstoffen gekennzeichnet ist, steht die Mangelernährung gegenüber.

2.2 Mangelernährung

Eine Mangelernährung ist durch eine langfristige **Unterversorgung** mit einem oder mehreren Nährstoffen gekennzeichnet, die in einen **Mangel** übergeht (Schütz, o. J., o. S.), z. B. in Bezug auf Nahrungsenergie, Protein, Eisen oder Vitamin B_{12}. Eine Mangelernährung kann den Mangel an einem einzelnen Nährstoff nach sich ziehen, so z. B. beim Eisenmangel, oder in Kombination mit anderen Nährstoffen auftreten, sodass z. B. ein Protein-Energienährstoffmangel entsteht. Eine Mangelernährung verändert die Körperzusammensetzung und beeinträchtigt oder schadet der Gesundheit (Schütz, o. J., o. S.). Sie lässt sich weiter unterteilen in:

- Quantitative Mangelernährung (Unterernährung) (Bilotta et al., 2021, S. M279; Meier-Bosshard, 2023, S. 7)
- Qualitative Mangelernährung (Meier-Bosshard, 2023, S. 7)
- Globale Mangelernährung (Elmadfa & Leitzmann, 2023, S. 690)

Bei der **quantitativen Mangelernährung** handelt es sich um einen Mangel an Makronährstoffen (Protein, Lipide, Kohlenhydrate). Führt ein Mensch beispielsweise zu wenig Protein zu sich, kann es zu einem Muskelabbau (Muskelatrophie) kommen. Wie schnell die atrophischen Prozesse einsetzen, ist von verschiedenen Faktoren wie z. B. der quantitativen Zufuhr von Protein und dem Alter abhängig. Diese Form der Mangelernährung kommt in Deutschland gehäuft bei Senior:innen vor, etwa weil Probleme beim Kauen auftreten und diese den ausreichenden Verzehr von wichtigen Proteinquellen wie Fleisch verhindern. In Ländern des globalen Südens resultiert der Mangel eher aus einer mangelnden Verfügbarkeit proteinhaltiger Lebensmittel. Oft wird die quantitative Mangelernährung auch als **Unterernährung** bezeichnet, weil sie durch den Mangel an Makronährstoffen regelhaft mit einem Gewichtsverlust einhergeht (Bilotta et al., 2021, S. M279).

Die **qualitative Mangelernährung** ist durch einen Mangel an Mikronährstoffen wie den Vitaminen, Mineralstoffen und Spurenelementen gekennzeichnet (Meier-Bosshard, 2023, S. 7). Nimmt ein Mensch langfristig, also über drei Jahre oder länger oder dauerhaft keine tierischen Lebensmittel zu sich, kann es zu einem Vitamin B_{12}-Mangel kommen. Das Risiko eines Mangels steigt zudem, wenn angereicherte Lebensmittel und Nahrungsergänzungsmittel gemieden werden oder nicht verfügbar sind. Risikogruppen für einen Vitamin B_{12}-Mangel sind in Deutschland vorrangig Veganer:innen. Zudem gehören Senior:innen ab dem 65. Lebensjahr und Menschen mit bestimmten Erkrankungen, z. B. einer Zöliakie, zu den Risikogruppen. Auch die Einnahme bestimmter Arzneimittel, wie z. B. Protonenpumpenhemmern, kann das Risiko einer qualitativen Mangelernährung erhöhen (Volkert et al., 2020, S. M532–533).

Eine **globale Mangelernährung** ist ein Krankheitsbild, das aus einer Kombination von quantitativer und qualitativer Mangelernährung resultiert (Makro- und Mikronährstoffe) (Elmadfa & Leitzmann, 2023, S. 690). Bei Menschen, die dauerhaft zu wenige Nährstoffe zuführen, z. B. als Folge der psychischen Erkrankung Anorexia nervosa oder aufgrund von Nahrungsknappheit, kommt es zu einer globalen Mangelsituation. Die schwerste Form der globalen Mangelernährung ist die lebensgefährdende Energie-Protein-unterversorgung (PEU). Neben diesen Risikogruppen gehören Menschen mit schweren Erkrankungen, z. B. Krebserkrankte, und Menschen mit Erkrankungen, die eine enterale Ernährung mit Magensonde und/oder eine parenterale Ernährung über die Vene erfordern, sowie geriatrische Patient:innen zu häufigen Risikogruppen (Bilotta et al., 2021, S. M279; Graeb et al., 2021, S. M263).

2.3 Kombinierte Fehl- und Mangelernährung

Fehl- und Mangelernährung treten zudem in kombinierter Form auf. In diesem Kontext ist häufig von dem Begriff der *double burden of malnutrition (zu Deutsch: Doppelbelastung der Fehl- und Mangelernährung)* (DBM) die Rede (WHO, 2025b, 2). Gemeint ist das Vorliegen von Übergewicht oder Adipositas z. B. in Kombination mit einer Eisenmangelanämie oder einem anderen Mangelzustand. Wichtig ist, dass der Begriff stets im Zusammenhang mit vulnerablen Bevölkerungsgruppen und zumeist im Kontext mit der Ernährungssituation im globalen Süden gebraucht wird, z. B. in Ländern wie Nepal, Mexiko oder Äthiopien. In Ländern des globalen Nordens (z. B. Deutschland, Japan, USA, Australien) wird der Begriff DBM eher nicht verwendet, weil zumindest theoretisch die strukturellen und monetären Voraussetzungen vorliegen, um die Bevölkerung ausreichend mit essenziellen Nährstoffen zu versorgen (Min et al., 2018, S. 57; Viana et al., 2025, S. 159). Dennoch können auch in Ländern des globalen Nordens Fehl- und Mangelernährung gleichzeitig auftreten. Ein Beispiel, das in Deutschland zu beobachten ist, ist das gemeinsame Vorliegen einer Adipositas zusammen mit einem Vitamin D-Mangel ab dem Kindes- und Jugendalter (Fiamenghi & Mello, 2021, S. 277). Adipöse Menschen haben ein erhöhtes Vitamin-D-Mangelrisiko, da Vitamin D fettlöslich ist, vermehrt im erhöhten Körperfettanteil gespeichert und so dem Blut entzogen wird (Huang et al., 2023, S. 1–2; Vimaleswaran et al., 2013, S. 6).

2.4 Prävalenzen

Den Folgen einer Fehlernährung im Sinne von Übergewicht und Adipositas unterliegen in Deutschland laut Ergebnissen der KiGGS-Studie, die vom Robert Koch-Institut (RKI) durchgeführt wurde, etwa 25 % der Kinder und Jugendlichen im Alter von 3 bis 17 Jahren (Schienkiewitz et al., 2018, S. 67). Von Übergewicht (inkl. Adipositas) sind laut Selbstauskünften im Rahmen der GEDA-Studie 53,5 % der erwachsenen Bevölkerung betroffen (Schienkiewitz et al., 2022, S. 27). Die GEDA-Studie wurde ebenfalls vom RKI durchgeführt. Prävalenzzahlen für Mangelernährung liegen im Bevölkerungsdurchschnitt in Deutschland nicht vor, sondern nur für bestimmte Zielgruppen und für Untergewicht. Untergewicht ist jedoch nicht mit Mangelernährung gleichzusetzen, obgleich das Risiko für Mangelernährung mit sinkendem Body-Mass-Index steigt. 10 % der Kinder und Jugendlichen im Alter von 3–17 sind laut Ergebnissen der KiGGS-Studie untergewichtig, 1,5 % sind stark untergewichtig (Schienkiewitz et al., 2018, S. 67). 2,3 % der erwachsenen Bevölkerung in Deutschland ist laut Ergebnissen der GEDA-Studie untergewichtig (Schienkiewitz et al., 2022, S. 27).

Weltweit betrachtet sind laut Daten der WHO nahezu 1 von 3 Menschen vom Phänomen Fehl- und Mangelernährung betroffen (WHO, 2025b, S. 1), wobei zu beachten ist, dass es starke regionale Unterschiede in den Prävalenzen gibt und Faktoren wie Einkommens- und Umweltverhältnisse eine wichtige Rolle spielen. Ausgehend von dem Schätzwert, dass derzeit ca. 8 Mrd. Menschen auf der Erde leben, sind laut WHO rund 0,5 % aller Kinder weltweit im Alter von unter 5 Jahren übergewichtig oder adipös (WHO, 2025b, S. 2). Unter den Erwachsenen im Alter von 18 Jahren oder älter sind es laut WHO 23,8 % (WHO, 2025b, S. 2). Direkt von Mangelernährung betroffen sind laut WHO 2,6 % aller Kinder im Alter von unter 18 Jahren. Sie sind infolge der Mangelernährung zu klein für ihr Alter oder zu dünn für ihre Körpergröße (WHO, 2025b, S. 2). 5,8 % aller Erwachsenen weltweit sind nach Angaben der WHO aufgrund von Mangelernährung untergewichtig und 3,3 % aller Frauen im gebärfähigen Alter leiden unter einer Eisenmangelanämie (WHO, 2025b, S. 2).

3 Risikofaktoren und Ursachen von Fehl- und Mangelernährung

Die Risiken und Ursachen für Fehl- und Mangelernährung sind multifaktoriell bedingt, wobei sie sich wie in → Abb. 2.1 in Dimensionen kategorisieren lassen:

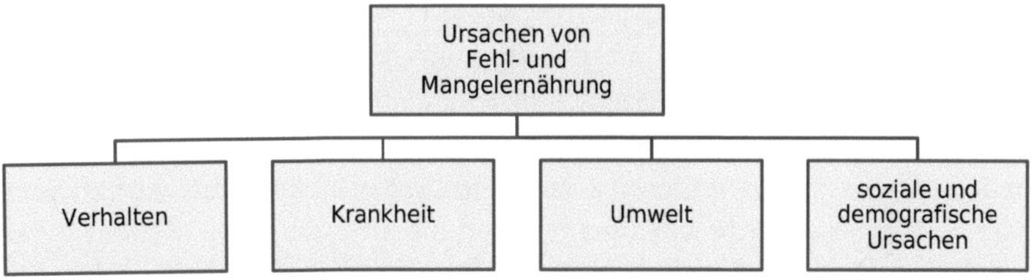

Abb. 2.1: Ursachen von Fehl- und Mangelernährung (eigene Darstellung, in Anlehnung an Hirschfelder & Thanner, 2020, S. 95; Schütz, o. J., o. S.; WHO, 2025b, S. 4)

Das menschliche **Verhalten** stellt eine mögliche Ursache in der Entstehung von Fehl- und Mangelernährung dar. Ein Beispiel ist ein ungesunder Lebens- bzw. Ernährungsstil, der durch psychische Faktoren (z. B. Stress) verursacht wird (Bogl et al., 2018, S. M540). Psychische Faktoren können das Essverhalten verändern, indem sie das Hunger- und Sättigungsgefühl, die Lebensmittelauswahl und die Essmenge beeinflussen (Letzner, 2024, S. 28–29). Bestimmte **Krankheiten** sind zwar nicht ursächlich an der Entstehung von Fehl- und Mangelernährung beteiligt. Sie können jedoch das Risiko für deren Entstehung steigern. Im Kontext der Überernährung sind z. B. die psychische Erkrankung Binge-Eating oder die genetische Erkrankung Prader-Willi-Syndrom zu nennen (Brownley et al., 2016, S. 411; Wolfe et al., 2023, S. 907–908). Zudem können biologische Faktoren den Metabolismus verlangsamen, hormonelle Störungen wie eine Hypothyreose den Energieverbrauch senken oder ein dauerhaft erhöhter Appetit durch Leptin- oder Insulinresistenz ausgelöst werden (Dehdari Ebrahimi et al., 2023, S. 3; Huynh et al., 2021, S. 284). Die Entstehung von Mangelernährung kann durch zahlreiche Erkrankungen begünstigt werden, insbesondere in Assoziation mit Entzündungsreaktionen, z. B. bei chronisch entzündlichen Darmerkrankungen und Tumorkachexie (Arends & Weimann, 2021, S. 123–

124). Erkrankungen ohne Entzündungsreaktionen, bei denen ein hohes Risiko für Mangelernährung besteht, sind z. B. demenzielle Erkrankungen und Dysphagie (Schütz, o. J., o. S.). Mangelernährung kann auch durch genetische Stoffwechseldefekte begünstigt werden, z. B. durch die zystische Fibrose und Phenylketonurie (Och et al., 2020, S. M603–M604). Zudem stellen ein höheres Alter zusammen mit Erkrankungen und einer Arzneimitteleinnahme Risikofaktoren dar, weil die Anforderungen an eine gesund erhaltende Ernährung durch diese Faktoren steigen können. Zu besonders gravierenden Fehleinschätzungen, ob eine Mangelernährung vorliegt, kann die bloße Beachtung des Körpergewichts bei pflegebedürftigen, erkrankten Senior:innen und bei anderen schwerkranken Patient:innen wie Krebspatient:innen führen. Das Körpergewicht ist als alleiniger Faktor nicht aussagekräftig, weil es u. a. nichts über die Mikronährstoffversorgung aussagt. Im Krankheitsverlauf verlieren diese Menschen oftmals schnell an Gewicht, was aber insbesondere bei übergewichtigen und adipösen Patient:innen z. B. in Kliniken zu wenig Beachtung findet. Grund ist, dass die (falsche) Annahme besteht, dass die Patientengruppe über „Nährstoffreserven" verfügt, was für Protein und viele Mikronährstoffe nur für ein kurzes Zeitfenster und keinesfalls für einen Zustand über mehrere Monate zutrifft (Arends & Weimann, 2021, S. 122–126). In Deutschland wird eine krankheitsbedingte Mangelernährung diagnostiziert, wenn der BMI $\leq$18,5kg/m^2 ist, oder ein unbeabsichtigter Gewichtsverlust von $\geq$ 10 % in den vergangenen 3 bis 6 Monaten erfolgte oder wenn der BMI $\leq$ 20 kg/m^2 ist und ein ungewollter Gewichtsverlust von $\geq$5 % in den vergangenen 3 Monaten erfolgte (Valentini et al., 2013, S. 101). In Deutschland sind ca. 38 % aller Krebspatient:innen von Mangelernährung betroffen (Ludolph et al., 2020, S. M536).

Faktoren der **Umwelt**, also aus dem Lebensumfeld, können die Entstehung von Fehl- und Mangelernährung begünstigen. Diese Faktoren können z. B. Portionsgrößen von angebotenen Lebensmitteln und deren Kosten sowie die Lebensmittelversorgung allgemein betreffen. Bei Menschen, die überwiegend Zugang zu nährstoffarmen Lebensmitteln wie hellem Weizenmehl, Maismehl und Zucker haben aber kaum zu protein-, fett- und mikronährstoffhaltigen Lebensmitteln, kann dieses umweltbedingte Angebot ursächlich an der Fehl- und Mangelernährung beteiligt sein, einschließlich einer gleichzeitigen Über- und Unterversorgung oder dem DBM (WHO, 2025b, S. 4). Umweltfaktoren sind eng mit sozialen und demografischen Determinanten verwoben.

Weiterhin sind Fehl- und Mangelernährung eng mit **sozialen und demografischen Determinanten** verknüpft. In prekären Lebenslagen, z. B. in Haushalten, die auf Grundsicherung angewiesen sind, ist eine gesundheitsfördernde Ernährung nicht realisierbar (WBAE, 2023, S. 108). In diesem Kontext ist von materieller Ernährungsarmut die Rede.

Von materieller Ernährungsarmut betroffen sind Menschen, denen es aufgrund fehlender finanzieller Mittel nicht möglich ist, sich gesundheitsfördernd zu ernähren. Damit einher geht oft soziale Ernährungsarmut, die Menschen von der sozialen Teilhabe ausschließt, die z. B. durch gemeinsame Mahlzeiten mit anderen Menschen, auch außer Haus, ermöglicht wird (WBAE, 2023, S. 1). Materielle Ernährungsarmut betrifft in Deutschland nach Berechnungen der *Food and Agriculture Organization of the United Nations* (Deutsch: Ernährungs- und Landwirtschaftsorganisation der Vereinten Nationen, FAO) etwa 3,5 % der Bevölkerung, d. h. rund drei Millionen Menschen (WBAE, 2023, S. 8). Laut Erhebungen durch das Statistische Amt der Europäischen Union (EUROSTAT) war es im Jahr 2024 11,2 % der deutschen Bevölkerung laut Eigenaussage nicht möglich, jeden zweiten Tag eine ausgewogene vegetarische Mahlzeit oder eine Mahlzeit mit Fisch oder Fleisch aus eigenen finanziellen Mitteln zu realisieren (Eurostat, o. J., o. S.).

Länder des globalen Südens unterliegen denselben Risikofaktoren und Ursachen für die Entstehung von Fehl- und Mangelernährung. Allerdings hat die Bevölkerung in manchen Ländern des globalen Südens anders als in Ländern des globalen Nordens aufgrund des sozioökonomischen Status, der Politik, ggf. Kriegssituationen, unzureichender Gesundheitsinfrastruktur und der Klimakrise einen beschränkteren Zugang zu Lebensmitteln. Die Ernährungssicherung, definiert als der physische, soziale und ökonomische Zugang zu ausreichenden, sicheren und nahrhaften Lebensmitteln, die den Nahrungsbedarf und die Nahrungspräferenzen der Menschen für ein aktives und gesundes Leben sichern, ist in diesen Ländern oftmals nicht und vor allem nicht für alle Menschen und zu jeder Zeit gewährleistet (FAO, 2006, S. 1; Viana et al., 2025, S. 164).

Das Phänomen des gemeinsamen Auftretens von Übergewicht oder Adipositas in Kombination mit Nährstoffmängeln wurde bereits in Kapitel 1 eingeführt (*double burden of malnutrition*, DBM). Der DBM betrifft folglich Menschen weltweit und tritt überdies in Ländern des globalen Südens verstärkt auf. Neben den eingangs erwähnten Gründen werden als weitere Ursachen der Zugang zu und Verzehr von hochverarbeiteten respektive energiedichten, nährstoffarmen Lebensmitteln, urbanisierungsbedingte Veränderungen in der Lebensweise sowie der Verlust traditioneller Ernährungskulturen genannt (Min et al., 2018, S. 57). In der Folge sind Betroffene übergewichtig oder adipös bei gleichzeitiger chronischer Unterernährung oder Anämie oder bestimmten Mikronährstoffmängeln, hier vor allem Vitamin A, Vitamin B_{12} und Zink (Davis et al., 2020, S. 4).

4 Exemplarische Lösungsansätze und Strategien zur Prävention und Gegensteuerung von Fehl- und Mangelernährung

4.1 Lösungsansätze und Strategien in Deutschland

In Deutschland gibt es zahlreiche staatliche, staatlich geförderte und institutionelle Programme und Initiativen, um Fehl- und Mangelernährung durch präventive und kurative Maßnahmen vorzubeugen oder zu beheben.

Das **Bundesministerium für Landwirtschaft, Ernährung und Heimat (BMLEH)** verantwortet die Nationale Reduktions- und Innovationsstrategie, deren Ziel es ist, Menschen in Deutschland dabei zu unterstützen, sich gesund zu ernähren und mehr zu bewegen. Es soll leichter werden, weniger Zucker, Fette und Salz in Fertigprodukten zu verzehren und sich für gesündere Varianten zu entscheiden (BMLEH, o. J., o. S.). Eine weitere nationale Initiative der Bundesanstalt für Landwirtschaft und Ernährung (BLE) ist der seit 2008 bestehende Nationale Aktionsplan der Bundesregierung IN FORM. IN FORM zielt darauf ab, das Ernährungs- und Bewegungsverhalten in Deutschland nachhaltig zu verbessern. Der Aktionsplan setzt dabei eine Vielzahl von Maßnahmen und Methoden ein, mit denen sie alle Bevölkerungsgruppen erreichen wollen (BMEL, 2024, S. 6). Speziell für die Zielgruppe „Kinder" wurde das EU-Schulprogramm entwickelt und eingeführt. Bei dem EU-Schulprogramm handelt es sich um eine Initiative der Europäischen Union (EU), die darauf abzielt, dass Kinder in der Kita und Schule (meist bis Klasse 6) kostenfreien Zugang zu Obst, Gemüse, Milch und Milchprodukten erhalten, um gesundheitsfördernde Ernährungsgewohnheiten ausbilden und lernen, Lebensmitteln Wertschätzung entgegenzubringen. Das EU-Schulprogramm wird auch in Deutschland umgesetzt. In diesem Rahmen werden die EU-Fördergelder durch die Bundesländer an teilnehmende Kitas und Schulen verteilt (Hoffmann, 2025, o. S.). Die **Deutsche Gesellschaft für Ernährung (DGE)** gibt u. a. wissenschaftlich fundierte Ernährungsempfehlungen heraus und zertifiziert Einrichtungen der Gemeinschaftsverpflegung nach festgelegten Qualitätsstandards. Diese Qualitätsstandards gibt es abgestimmt auf die aus den verschiedenen Lebenswelten resultierenden Bedürfnisse, für verschiedene Einrichtungen (z. B. Kitas, Schulen, Seniorenheime). Außerdem bietet die DGE neben den Berufsverbänden für Ernährungsfachkräfte, z. B. dem Berufsverband Oecotrophologie (VDOE) und dem Verband für Ernährung und Diätetik (VFED), Qualifizierungs- und Weiterbildungsmaßnahmen für Ernährungsfachkräfte und angrenzende Berufsgruppen an, die ihrerseits im Kontext von Fehl- und Mangelernährung Präventions- und Therapiemaßnahmen planen, durchführen und evaluieren (Koordinierungskreis zur Qualitätssicherung in der Ernährungsberatung/-therapie und Ernährungsbildung, 2024, S. 5–7). Das Präventionsgesetz (PrävG) fördert über die Krankenkassen die Umsetzung von Ernährungspräventionsmaßnahmen in verschiedenen Lebenswelten. Die Umsetzung erfolgt durch qualifizierte, zertifizierte Ernährungsberater:innen und -therapeut:innen, indem z. B. Gruppenkurse zur Vermeidung von Mangel- und Fehlernährung und zur Vermeidung und Reduktion von Übergewicht gefördert werden (GKV-Spitzenverband, 2024, S. 52). Speziell für den klinischen und pflegerischen Bereich stellt die **Deutsche Gesellschaft für Ernährungsmedizin (DGEM)** Leitlinien zu Screening, Diagnostik und Therapie von Mangelernährung bereit. Hier spielen zusätzlich zu Ernährungsmediziner:innen, zertifizierte und qualifizierte Ernährungsberater:innen, und Ernährungstherapeut:innen eine zentrale Rolle: Sie übernehmen individuell angepasste Ernährungsberatung, entwickeln bedarfsgerechte Speisepläne und begleiten Betroffene im Rahmen von Prävention und Rehabilitation (Valentini et al., 2013, S. 105–106).

4.2 Internationale Ansätze und Strategien

Auf internationaler Ebene engagieren sich – neben kirchlichen und privaten Initiativen – insbesondere die Weltgesundheitsorganisation und die Vereinten Nationen mit zahlreichen Programmen für die Prävention und Bekämpfung von Fehl- und Mangelernährung.

- **Weltgesundheitsorganisation (WHO):** International verfolgt die WHO im Rahmen des *Global Action Plan for the Prevention and Control of Noncommunicable Diseases 2013–2030* (Deutsch: Globaler Aktionsplan zur Prävention und Kontrolle nichtübertragbarer Krankheiten 2013–2030) die Reduktion salz- und zuckerreicher Ernährung sowie die Förderung gesunder Ernährungsweisen (Banatvala et al., 2023, S. 234). Die *Global Nutrition Targets 2025* (Deutsch: Globale Ernährungsziele 2025) wurden ebenfalls von der WHO entwickelt und 2012 von der World

Health Assembly (Deutsch: Weltgesundheitsversammlung, WHA) verabschiedet. Sie dienen als internationaler Rahmen, um Fortschritte bei der Bekämpfung von Mangelernährung in all ihren Formen zu messen und zu fördern. Die Ziele betreffen u. a. die Reduktion von Wachstumsverzögerung (Stunting) und Unterernährung (Wasting) bei Kindern, die Reduktion von Anämien bei Frauen im gebärfähigen Alter, die Verringerung von Untergewicht bei Neugeborenen, die Stillförderung in den ersten sechs Lebensmonaten und die Eindämmung des Anstiegs von Übergewicht bei Kindern (WHO, 2025c, o. S.).

- **Vereinte Nationen (UN):** Das *Scaling Up Nutrition* (SUN) *Movement* wurde mit der Unterstützung der *United Nations* (Deutsch: Vereinte Nationen) (UN) 2010 ins Leben gerufen. SUN umfasst einen länderübergreifenden, multisektoralen Ansatz zur Bekämpfung aller Formen von Mangelernährung, indem Regierungen, Zivilgesellschaft, Privatwirtschaft und Forschung zur Verbesserung der Nahrungsmittelverfügbarkeit und -qualität zusammenarbeiten. Insgesamt unterstützt das Bündnis 66 Länder, z. B. Bangladesch und Nigeria (SUN, o. J., o. S.).

Einen anderen Ansatz und andere Ziele verfolgt der **Codex Alimentarius**. Der Codex Alimentarius ist ein gemeinsames Projekt der UN-Organisation *Food and Agriculture Organization of the United Nations* (Deutsch: Ernährungs- und Landwirtschaftsorganisation der Vereinten Nationen) (FAO) und der WHO. Im Codex Alimentarius wurden internationale Lebensmittelstandards zur Sicherung von Nährstoffgehalt und Lebensmittelsicherheit definiert, um internationale Standards, Richtlinien und Empfehlungen für die Lebensmittelsicherheit und -qualität zu entwickeln und so den Schutz der Gesundheit der Verbraucher:innen sowie den fairen Handel mit Lebensmitteln zu fördern (FAO & WHO, 2025, o. S.). Ein weiteres Projekt der FAO ist das ***School Food and Nutrition Framework*** (Deutsch: Rahmenkonzept für Schulverpflegung und Ernährung). Mit diesem Projekt fördert die FAO gezielt gesunde Schulverpflegung und Ernährungsbildung, z. B. im Niger. Dort fördert die FAO die Integration lokal angebauter, nährstoffreicher Lebensmittel in Schulmahlzeiten, u. a. um die Ernährungssicherheit bei Kindern zu verbessern (FAO, 2019, S. 7–13). Auch das ***World Food Programme*** (Deutsch: Welternährungsprogramm, WFP) wird von einer Sonderorganisation der UN getragen. Das WFP gehört zu den größten humanitären Programmen, die weltweit gegen Hunger und Mangelernährung kämpfen, indem es Nahrungsmittelhilfen in Krisenregionen bereitstellt und nachhaltige Lösungen zur Verbesserung der Ernährungssicherheit fördert (WFP, 2025, S. 13; 25). Die UNICEF ist ebenfalls eine Organisation der UN. Sie setzt sich weltweit für die Rechte und das Wohl von Kindern ein. Mit ihrer ***Nutrition Strategy 2020–2030*** (Deutsch: Ernährungsstrategie 2020–2030) fokussiert sie sich insbesondere auf vulnerable Gruppen durch Stillförderung bzw. Beratung und Unterstützung von Müttern, um die Häufigkeit des exklusiven Stillens in den ersten sechs Lebensmonaten zu steigern und so die frühkindliche Ernährung und Gesundheit zu verbessern. Ein weiteres Beispiel betrifft die Behandlung von akuter, globaler Mangelernährung (PEU, → Kap. 2.2) von Kindern, um die Sterblichkeit zu verringern und die Genesung zu fördern. UNICEF spricht inzwischen nicht mehr von einem DBM, sondern von einem *triple burden of child malnutrition* (1. Unterernährung, 2. Mikronährstoffmangel und 3. wachsende Prävalenz von Übergewicht und Adipositas) (UNICEF, 2020, S. 4–11).

5 Fazit und Implikationen für die Praxis

Fehl- und Mangelernährung sind ein globales Phänomen. Allerdings sind die Ausprägungen sehr verschieden gewichtet und der Zugang zu Nahrung respektive einer gesunden, ausgewogenen Ernährung ist ungleich verteilt. Während sich die meisten Menschen in Deutschland und in anderen Ländern des globalen Nordens zumindest theoretisch gesund und ausgewogen ernähren und damit dem Phänomen der Fehl- und Mangelernährung entgehen könnten, ist dies in Ländern des globalen Südens oftmals anders. In diesen Ländern besteht nicht in jedem Fall ein Zugang zu einer gesunden und ausgewogenen Ernährung, weder quantitativ noch qualitativ. In der Folge kommt es zum DBM oder zu Unterernährung. In Deutschland und anderen Ländern des globalen Nordens sind insbesondere der DBM und weitere Formen von Mangelernährung wenig beachtet, da sie insbesondere vulnerable Gruppen betreffen, z. B. Menschen, die von materieller Ernährungsarmut betroffen oder schwerkrank sind. In der Summe bedarf es für jedes Land respektive für jede Bevölkerungsgruppe individuelle Maßnahmen, um Fehl- und Mangelernährung präventiv oder kurativ entgegenzuwirken. Die wichtigste Maßnahme erscheint jedoch zu sein, den Zugang zu einer gesunden, ausgewogenen Ernährung für alle Menschen global zu ermöglichen.

- **Vulnerable Gruppen in den Fokus rücken:** Nicht alle Menschen haben den gleichen Zugang zu einer gesunden, ausgewogenen Ernährung und identische Ernährungsbedürfnisse. Um vulnerablen Gruppen, z. B. Menschen, die von materieller Ernährungsarmut betroffen sind und Erkrankte vor Fehl- und Mangelernährung zu schützen, bedarf es einer engeren und effektiveren Zusammenarbeit von Akteur:innen im Bereich der Gesundheit (z. B. Ernährung, Public Health, Psychologie, Medizin, Pflege), des Sozialen und der Politik.
- **Niedrigschwellige Angebote in der Prävention und Therapie fördern:** In Deutschland gibt es ausgebildete Ernährungsfachkräfte, die sich auf die Prävention und Therapie von Fehl- und Mangelernährung spezialisiert haben. Durch einen niedrigschwelligen, preiswerten oder kostenlosen Zugang für Risikogruppen oder Betroffene, und ggf. Multiplikatoren zu entsprechenden Interventionen könnte z. B. frühzeitig an Ursachen angesetzt und die Entstehung von Fehl- und Mangelernährung verhindert werden.

- **Klinische Screening- und Interventionsroutinen durchführen:** Fehl- und Mangelernährung werden in der klinischen Versorgung häufig erst in einem fortgeschrittenen Stadium erkannt, insbesondere bei multimorbiden, geriatrischen und onkologischen Patient:innen. Die Durchführung gesetzlich verankerter standardisierter Screening- und Diagnoseverfahren bei Aufnahme in Kliniken, Pflegeheimen und ambulanten Pflegediensten ermöglicht eine frühzeitige Identifikation von Risiken. Eine enge interprofessionelle Zusammenarbeit zwischen ärztlichem, pflegerischem und ernährungstherapeutischem Personal erscheint dabei essenziell, um zeitnah bedarfsgerechte Maßnahmen einzuleiten und Folgeschäden zu vermeiden.
- **Materielle Ernährungsarmut gezielt bekämpfen:** Materielle Ernährungsarmut ist ein zentraler Risikofaktor für Fehl- und Mangelernährung, da finanzielle Einschränkungen häufig zu einer Ernährung mit energiedichten, aber nährstoffarmen Lebensmitteln führen. Kommunale und nationale Strategien sollten daher finanzielle Unterstützungsmaßnahmen wie Gutscheinsysteme für frische, nährstoffreiche Lebensmittel, kostenlose oder subventionierte Mittagstische sowie Preisregulierungen für Grundnahrungsmittel umfassen. Die enge Kooperation von Sozialpolitik, Gesundheitswesen, kommunalen Akteuren und zivilgesellschaftlichen Organisationen ist notwendig, um vulnerable Bevölkerungsgruppen effektiv zu erreichen und langfristig ihre Ernährungssituation zu verbessern.
- **Globale Verantwortung wahrnehmen:** Fachkräfte der Public Health Nutrition können als Teil eines multidisziplinären Teams die weltweite Situation von Fehl- und Mangelernährung verbessern, indem sie wissenschaftlich fundierte Empfehlungen entwickeln, internationale Ernährungspolitiken beraten und in länderübergreifenden Projekten mitarbeiten. Hierzu gehört die Beteiligung an globalisierten Ernährungssystemen (→ Kap. 5.1), um gezielt Unterernährung, Mikronährstoffmängel und die *Double burden of malnutrition* zu bekämpfen.

Autorinnen

Prof. Dr. Nadine Berling
Fachbereich Public Health und Umweltgesundheit,
APOLLON Hochschule der Gesundheitswirtschaft, Bremen, Deutschland
E-Mail: nadine.berling@apollon-hochschule.de

Gabriele Börries
Institut für Ernährung, Konsum und Gesundheit
Universität Paderborn, Deutschland
E-Mail: gabi.boerries@uni-paderborn.de

Literatur

Arends, J., & Weimann, A. (2021). Bedeutung des Ernährungsstatus bei Tumorpatienten. Mangelernährung, Sarkopenie und Kachexie. *Der Onkologe, 27*(2), 120–128. https://doi.org/10.1007/s00761-020-00859-7

Banatvala, N., Akselrod, S., Bovet, P., & Mendis, S. (2023). The WHO Global Action Plan für the Prevention and Control of NCD´s 2013–2030. In N. Banatvala, & P. Bovet, P. (Hrsg.). *Noncommunicable Diseases: A Comendium* (S. 234–239). New York: Routledge.

Bilotta, S., Schrainer, J., & Weinhart, A. (2021). Ernährung und Immunsystem. Einflüsse von Über- und Unterernährung, vegetarischer und veganer Ernährung. *Ernährungs Umschau, 68*(5), M278–287.

Bogl, L. H., Wolters, M., Börnhorst, C., Intemann, T., Reisch, L. A., Ahrens, W., & Hebestreit, A. (2018). Ernährungsgewohnheiten und Adipositas bei europäischen Kindern. *Ernährungs Umschau, 65*(10), M540-M545.

Brownley, K. A., Berkman, N. D., Peat, C. M., Lohr, K. N., Cullen, K. E., Bann, C. M., & Bulik, C. M. (2016). Binge-Eating Disorder in Adults: A Systematic Review and Meta-analysis. *Annals of internal medicine, 165*(6), 409–420. https://doi.org/10.7326/M15-2455

Bundesministerium für Ernährung und Landwirtschaft (BMEL), & Bundesministerium für Gesundheit (BMG) (Hrsg.) (2024). *IN FORM, Deutschlands Initiative für gesunde Ernährung und mehr Bewegung. Nationaler Aktionsplan zur Prävention von Fehlernährung, Bewegungsmangel, Übergewicht und damit zusammenhängende Krankheiten.* Berlin: BMEL & BMG.

Bundesministerium für Landwirtschaft, Ernährung und Heimat (BMLEH) (o. J.). *Nationale Reduktions- und Innovationsstrategie für Zucker, Fette und Salz in*

Fertigprodukten. https://www.bmleh.de/DE/themen/ernaehrung/gesunde-ernaehrung/reduktionsstrategie/reduktionsstrategie-zucker-salz-fette.html

Davis, J. N., Oaks, B. M., & Engle-Stone, R. (2020). The Double Burden of Malnutrition: A Systematic Review of Operational Definitions. *Current developments in nutrition, 4*(9), 1–14, nzaa127. https://doi.org/10.1093/cdn/nzaa127

Dehdari Ebrahimi, N., Sadeghi, A., Ala, M., Ebrahimi, F., Pakbaz, S., & Azarpira, N. (2023). Protective effects of melatonin against oxidative stress induced by metabolic disorders in the male reproductive system: a systematic review and meta-analysis of rodent models. *Frontiers in endocrinology, 14,* 1–9. https://doi.org/10.3389/fendo.2023.1202560

Deutsche Gesellschaft für Ernährung (DGE) (2020). *Ausgewählte Fragen und Antworten zu Speisesalz.* Bonn: DGE.

Deutsche Gesellschaft für Ernährungsmedizin e. V. (DGEM) (2020a). *Mangelernährung – Was ist das?* https://www.dgem.de/definition-mangelern %C3 %A4hrung

Deutsche Gesellschaft für Ernährungsmedizin e. V. (DGEM) (2020b). *Instrumente zur Erfassung des Ernährungszustands.* https://www.dgem.de/instrumente-zur-erfassung-des-ern %C3 %A4hrungszustands

Ellinger, S. (2015). Methoden zur Erfassung des Ernährungsstatus. *Ernährungs Umschau, 62*(9), M518–528.

Elmadfa, I., & Leitzmann, C. (2023). *Ernährung des Menschen.* 7., vollständig überarbeitete und erweiterte Auflage. Stuttgart: Verlag Eugen Ulmer.

Eurostat (o. J.). *Finanzielle Unfähigkeit, sich jeden zweiten Tag eine Mahlzeit mit Fleisch, Geflügel oder Fisch (oder eine entsprechende vegetarische Mahlzeit) zu leisten.* https://doi.org/10.2908/ILC_MDES03

Farapti, F., Maulia, P. H., Fadilla, C., Yogiswara, N., Rejeki, P. S., Miftahussurur, M., & Majid, H. A. (2025). Community-level dietary intake of sodium, potassium, and sodium-to-potassium ratio as a global public health problem: a systematic review and meta-analysis. *F1000Research, 11,* 953. https://doi.org/10.12688/f1000research.122560.3

Fiamenghi, V. I., & Mello, E. D. (2021). Vitamin D deficiency in children and adolescents with obesity: a meta-analysis. *Jornal de pediatria, 97*(3), 273–279. https://doi.org/10.1016/j.jped.2020.08.006

Food and Agriculture Organization of the United Nations (FAO) (2006). *Food Security – Policy Brief.* https://www.fao.org/fileadmin/templates/faoitaly/documents/pdf/pdf_Food_Security_Cocept_Note.pdf

Food and Agriculture Organization of the United Nations (FAO) (2019). *School Food and Nutrition Framework.* Rom: FAO.

Food and Agriculture Organization of the United Nations (FAO) & World Health Organization (WHO) (2025). *About Codex Alimentarius.* https://www.fao.org/fao-who-codexalimentarius/about-codex/en/#c453333

GKV-Spitzenverband (Hrsg.) (2024). *Leitfaden Prävention: Handlungsfelder und Kriterien nach § 20 Abs. 2 SGB V zur Umsetzung der §§ 20, 20a und 20 b SGB V.* Berlin: GKV-Spitzenverband.

Graeb, F., Reiber, P., & Wolke, R. (2021). Mangelernährungsrisiko bei geriatrischen PatientInnen mit Adipositas? *Ernährungs Umschau, 68*(5), M263–M269.

Hirschfelder, G., & Thanner, S. (2020). Hungrig – satt – prekär. Essen und Nichtessen in unseren Lebenslagen. *Ernährung im Fokus, 2*, 92–95.

Hoffmann, S. (2025). *EU-Schulprogramm.* https://www.bzfe.de/schule-und-kita/schulleben-gestalten/eu-schulprogramm

Huang, X., Yang, Y., Jiang, Y., Zhou, Z., & Zhang, J. (2023). *Association between vitamin D deficiency and lipid profiles in overweight and obese adults: a systematic review and meta-analysis. BMC public health, 23*(1), 1–13. https://doi.org/10.1186/s12889-023-16447-4

Huynh, C. N., Pearce, J. V., Kang, L., & Celi, F. S. (2021). *Weight Gain After Thyroidectomy: A Systematic Review and Meta-Analysis. The Journal of clinical endocrinology and metabolism, 106*(1), 282–291. https://doi.org/10.1210/clinem/dgaa754

Kaegi-Braun, N., Gressies, C., Tribolet, P., Stumpf, F., Keller, B., & Schütz, P. (2023). Mangelernährung in der Inneren Medizin. *Innere Medizin, 64*(5), 515–524.

Koordinierungskreis zur Qualitätssicherung in der Ernährungsberatung/-therapie und Ernährungsbildung (2024). *Rahmenvereinbarung zur Qualitätssicherung in der Ernährungsberatung/-therapie und Ernährungsbildung in Deutschland.* https://www.dge.de/fileadmin/dok/qualifikation/qs/Koordinierungskreis-Rahmenvereinbarung-QS-EB.pdf#:~:text=Die %20Rahmenvereinbarung %20wird %20von %20zw %C3 %B6lf %20Institutionen %20verschiedener %20Fachgebiete,erstellt %2C %20 die %20sich %20in %20einem %20Koordinierungskreis %20zusammengeschlossen %20haben

Letzner, F. (2024). Ist Essen Kopfsache? *Ernährung & Medizin, 39*(1), 27–31.

Linsmayer, D., Eckert, G. P., Reiff, J., & Braus, D. F. (2024). Ernährung, Stoffwechsel, Gehirn und mentale Gesundheit. *Nervenarzt, 95*, 667–680. https://doi.org/10.1007/s00115-024-01678-6

Ludolph, K., Hauner, D., Nüssler, V., Wendtner, C.-M., & Hauner, H. (2020). Barrieren für Ernährungstherapie in der stationären Hämatologie/Onkologie. *Ernährungs Umschau, 67*(9), M536–M544.

Meier-Bosshard, A. (2023). *Leitfaden Mangelernährung/Malnutrition: Empfehlungen zum Umgang mit der Thematik im Alters- und Pflegeheim.* https://www.artisetbildung.ch/files/8QPKITG/2017_leitfaden_mangelernaehrung_artiset.pdf

Mensink, G. B. M., Haftenberger, M., Lage Barbosa, C., Brettschneider, A. – K., & Lehmann, F. (2020). *EsKiMo II – Die Ernährungsstudie als KiGGS-Modul.* Berlin: Robert Koch-Institut.

Mettlach, M., Schreyer, L., & Schilling, D. (2022). Mangel- und Fehlernährung im Alter. *MMW – Fortschritte der Medizin, 164*(17), 52–56. https://doi.org/10.1007/s15006-022-1838-3

Min, J., Zhao, Y., Slivka, L., & Wang, Y. (2018). Double burden of diseases worldwide: coexistence of undernutrition and overnutrition-related non-communicable chronic diseases. *Obesity reviews: an official journal of the International Association for the Study of Obesity, 19*(1), 49–61. https://doi.org/10.1111/obr.12605

Och, U., Fischer, T., & Marquardt, T. (2020). Ernährungstherapie bei angeborenen Stoffwechselerkrankungen. Teil 1: Allgemeine Einführung. *Ernährungs Umschau, 67*(10), M602–M605.

Pörschmann, T., Meier, T., & Lorkowski, S. (2024). Cardiovascular mortality attributable to dietary risk factors in 54 countries in the WHO European Region from 1990 to 2019: an updated systematic analysis of the Global Burden of Disease Study. *European journal of preventive cardiology,* zwae136. https://doi.org/10.1093/eurjpc/zwae136

Scaling Up Nutrition (SUN) (o. J.). *What we do.* https://scalingupnutrition.org/about/what-we-do

Schienkiewitz, A., Damerow, S., & Schaffrath Rosario, A. (2018). Prävalenz von Untergewicht, Übergewicht und Adipositas bei Kindern und Jugendlichen in Deutschland – Einordnung der Ergebnisse aus KiGGS Welle 2 nach internationalen Referenzsystemen. *Journal of Health Monitoring, 3*(3), 60–74. https://doi.org/10.17886/RKI-GBE-2018-08

Schienkiewitz, A., Kuhnert, R., Blume, M., & Mensink, G. B. M. (2022). Übergewicht und Adipositas bei Erwachsenen in Deutschland. *Journal of Health Monitoring, 7*(3), 23–31. https://doi.org/10.25646/10292

Schütz, T. (o. J.). *Was versteht man unter Mangelernährung?* https://www.station-ernaehrung.de/fachinformationen/spezielle-kostformen/mangelernaehrung

United Nations Children´s Fund (UNICEF) (2020). *Nutrition for Every Child: UNICEF Nutrition Strategy 2020–2030.* New York: UNICEF.

Valentini, L., Volkert, D., Schütz, T., Ockenga, J., Pirlich, M., Druml, W., Schindler, K., Ballmer, P. E., Bischoff, S. C., Weimann, A., & Lochs, H. (2013). Leitlinie der

Deutschen Gesellschaft für Ernährungsmedizin (DGEM) DGEM-Terminologie in der Klinischen Ernährung. *Aktuelle Ernährungsmedizin, 38*(02), 97–111. https://dx.doi.org/10.1055/s-0032-1332980

Viana, R. S., De Araújo-Moura, K., & De Moraes, A. C. F. (2025). Worldwide prevalence of the double burden of malnutrition in children and adolescents at the individual level: systematic review and meta-regression. *Jornal de pediatria, 101*(2), 158–166. https://doi.org/10.1016/j.jped.2024.11.010

Vimaleswaran, K. S., Berry, D. J., Lu, C., Tikkanen, E., Pilz, S., Hiraki, L. T., Cooper, J. D., Dastani, Z., Li, R., Houston, D. K., Wood, A. R., Michaëlsson, K., Vandenput, L., Zgaga, L., Yerges-Armstrong, L. M., McCarthy, M. I., Dupuis, J., Kaakinen, M., Kleber, M. E., ... Hyppönen, E. (2013). Causal relationship between obesity and vitamin D status: bi-directional Mendelian randomization analysis of multiple cohorts. *PLoS medicine, 10*(2), 1–13, e1001383. https://doi.org/10.1371/journal.pmed.1001383

Volkert, D., Kiesswetter, E., & Visser, M. (2020). DoMAP – ein Determinanten-Modell zur Entstehung von Mangelernährung im Alter. *Ernährungs Umschau, 67*(9), M530–535. https://doi.org/10.4455/eu.2020.047

Wissenschaftlicher Beirat für Agrarpolitik, Ernährung und gesundheitlichen Verbraucherschutz beim BMEL (WBAE) (2023). *Ernährungsarmut unter Pandemiebedingungen: Stellungnahme.* Berlin.

Wolfe, G., Salehi, V., Browne, A., Riddle, R., Hall, E., Fam, J., Tichansky, D., & Myers, S. (2023). Metabolic and bariatric surgery for obesity in Prader Willi syndrome: systematic review and meta-analysis. *Surgery for obesity and related diseases, 19*(8), 907–915. https://doi.org/10.1016/j.soard.2023.01.017

World Food Programme (WFP) (2025). *WFP 2025 Global Outlook.* Rom: WFP.

World Health Organization (WHO) (2024). *Malnutrition.* https://www.who.int/news-room/fact-sheets/detail/malnutrition/

World Health Organization (WHO) (2025a). *Nutrition for a healthy life – WHO recommendations.* https://www.who.int/europe/news-room/fact-sheets/item/nutrition---maintaining-a-healthy-lifestyle

World Health Organization (WHO) (2025b). *The double burden of malnutrition. Policy Brief.* Geneva: World Health Organization.

World Health Organization (WHO) (2025c). *Global Targets 2025: To improve maternal, infant and young child nutrition.* https://www.who.int/teams/nutrition-and-food-safety/global-targets-2025

Teil 2 · Ernährungsbezogene Herausforderungen und Gesundheitseinflüsse

Kapitel 3 | Ernährungsbedingte, nichtübertragbare Erkrankungen (NCD) - Einordnung der gegenwärtigen Situation

Ronny Heldt-Döpel

Zusammenfassung | Global, auf europäischer Ebene und innerhalb Deutschlands tragen ernährungsbedingte, nichtübertragbare Erkrankungen (engl. Non Communicable Diseases, NCD) wie Herz-Kreislauferkrankungen (HKE), Krebs und Diabetes mellitus (DM) erheblich zur Krankheitslast der Bevölkerung bei. Individuelle und umgebungsbezogene Risikofaktoren sind maßgebliche Einflüsse, die diese Krankheitslast verstärken und mit zentralen Risikogruppen verbunden sind. Präventive Ableitungen umfassen sowohl verhaltens- als auch verhältnispräventive Ansätze und zielen im Ernährungsbezug insbesondere auf die Reduktion des Alkoholkonsums, sowie auf die Vermeidung von Adipositas und Diabetes mellitus ab. Aufgrund der anhaltenden, epidemiologischen Bedeutung von NCD haben erfolgreiche Präventionsmaßnahmen im Rahmen der Public Health nach wie vor hohe Wichtigkeit.

Schlüsselwörter | nichtübertragbare Erkrankungen, Epidemiologie, Ernährung, Risikofaktoren, Prävention

1 Epidemiologischer Hintergrund

Die vier Hauptgruppen der nichtübertragbaren Erkrankungen (engl. Non Communicable Diseases, NCD) umfassen Herz-Kreislauf-Erkrankungen (HKE), Krebs, Diabetes mellitus (DM) und chronische Atemwegserkrankungen. Neben den Hauptgruppen existieren weitere Erkrankungen, die ebenfalls nicht übertragbar sind, die chronisch verlaufen können und mit Ernährungsfaktoren in Verbindung stehen. Immunologische Indikationen wie Rheuma oder mentale Erkrankungen wie Essstörungen sind Beispiele. Im Rahmen der öffentlichen Diskussion, die oft auf epidemiologischer Bedeutung und Einordnungen der World Health Organization (WHO) beruht, stehen die genannten vier Hauptgruppen meist im Vordergrund (WHO, 2024a). Mit Ausnahme der chronischen Atemwegserkrankungen, deren Ernährungsbezug geringer ist, können NCD durch ungünstige Ernährungsweisen maßgeblich verstärkt werden (→ Kap. 2.2). Der immense Anteil der NCD an der globalen Krankheitslast drückt sich u. a. durch etwa 75 % der weltweiten durch NCD verursachten Todesfälle aus. Ein erheblicher Anteil dieser Todesfälle gilt als vermeidbar (WHO, 2024a). In Ländern mit niedrigem und mittlerem Einkommen (engl. Low Middle Income Countries, LMIC) steigen Krankheitslast und Mortalität durch NCD kontinuierlich (di Cesare et al., 2013, S. 586; Yadav et al., 2021). In Regionen mit höherem Einkommen, wie der Europäischen Union (EU), beruhen jedoch ebenfalls etwa 77 % der Krankheitslast und zwei Drittel der Mortalität auf NCD (European Commission, 2022, S. 15). Die weltweit fortscheitende **epidemiologische Transition**, die mit technologischem Fortschritt, Urbanisierung und alternden Bevölkerungen einhergeht, hat hierauf wesentlichen Einfluss. Verbunden mit den epidemiologischen Veränderungen ist die **Ernährungstransition** (engl. Nutrition Transition), die die Abkehr von traditionellen Ernährungsweisen und Verbreitung industrieller Ernährungspraktiken beschreibt (Popkin & Ng, 2022, S. 2–5; Voegele, 2000, S. 110). In vielen Regionen der Welt sind folglich NCD die primären Krankheits- und Todesursachen. In Erhebungen wie dem European Health Interview Survey 3 (EHIS 3) deutet sich an, dass Deutschland betreffende epidemiologische Kennzahlen über dem europäischen Durchschnitt liegen (Baumert et al., 2024, S. 10). Um innerdeutsche NCD-Daten systematisch zu erfassen, ist es ein aktuelles Ziel der Gesundheitspolitik, ein nationales NCD-Surveillance-System zu implementieren (Krause et al., 2024, S. 139).

Herz-Kreislauf-Erkrankungen (HKE)

Zum Herz-Kreislaufsystem gehören das Herz und die Blutgefäße. Unterschieden werden können im Rahmen der HKE vier Krankheitsbilder: Zerebrovaskuläre Erkrankungen, koronare Herzkrankheit, periphere arterielle Verschlusskrankheit und Atherosklerose (→ Tab. 3.1) (Benjamin et al., 2018; zit. n. Olvera Lopez et al., 2023). Weitere zu HKE gehörende Erkrankungen können pulmonale Embolien, Thrombosen oder rheumatische Erkrankungen des Herzmuskels sein (WHO, 2021). Eine allgemeingültige Unterteilung existiert bisher nicht.

Bezeichnung des Krankheitsbildes	Erläuterung des Krankheitsbildes
Zerebrovaskuläre Erkrankungen	betreffen das Gehirn und umfassen Veränderungen oder Verschlüsse der Hirngefäße, sowie Hirnblutungen
Koronare Herzkrankheit	durch Atherosklerose der Herzkranzgefäße verursachte Verengung der Arterien (Koronarstenose)
Periphere Arterielle Verschlusskrankheit	progrediente Verengung der peripheren Gefäße (Bein- und Armgefäße)
Atherosklerose	degenerative Erkrankung der Gefäßwände von Arterien, bei der LDL-Partikel in die Gefäßwand einwandern und es infolge einer komplexen Pathophysiologie zu Funktionsverlusten der Gefäßwände kommt

Tab. 3.1: Zentrale Krankheitsbilder der Herz-Kreislauf-Erkrankungen (HKE) (Benjamin et al., 2018, zit. n. Olvera Lopez et al., 2023)

Etwa drei von vier HKE-bedingte Todesfälle treten infolge von z. B. schlechterem Zugang zum Gesundheitssystem und verspäteter Diagnosestellung in LMIC auf (WHO, 2021). Zwischen den Jahren 1990 und 2020 ist die Prävalenz von etwa 5,4 % auf 7,6 % angestiegen. Eine Altersstandardisierung ergibt in diesem Zeitraum eine gleichbleibende Prävalenz von etwa 7,1 % (WHOb, 2024). Die altersstandardisierte Prävalenz innerhalb Europas betrug in 2020 im Vergleich etwa 5,7 % (Baumert et al., 2024, S. 6).

Innerhalb Deutschlands weisen ca. 6,8 % der Erwachsenen aller Altersgruppen eine bestehende HKE auf (Baumert et al., 2024, S. 5). In der höchsten Altersgruppe ab 80 Jahren steigt dies auf etwa 20 % (Heidemann et al., 2021, S. 10). Grundsätzlich ist die Entstehung von HKE multifaktoriell (⟶ Kap. 2.2). Ernährungsweisen mit einem hohen Anteil an Obst, Gemüse, Nüssen, Hülsenfrüchten und an Lebensmitteln mit gesunden Fetten sind jedoch mit einer Reduktion von HKE-bedingten Todesfällen von etwa 20–30 % assoziiert (Mente et al., 2023, S. 2572). Es ist beispielsweise anhand eines spezifischen Scores möglich das individuelle 10-Jahres-Risiko an einer HKE zu erkranken zu prognostizieren. In den Score fließen Alter, Geschlecht, Taillenumfang, Rauchen, Bluthochdruck, Typ-2-Diabetes, HKE-Familiengeschichte und Ernährungsfaktoren ein (z. B. Verzehr von Vollkorn, rotem Fleisch, Kaffee oder Softdrinks) (Schiborn et al., 2021, S. 4). Die zentrale Bedeutung der ernährungsbezogenen Risiken drückt sich zudem auch dadurch aus, dass im Jahr 2019 ca. 36,7 % der HKE bedingten Todesfälle in Europa direkten Ernährungsbezug aufwiesen (Pörschmann et al., 2024, S. 3).

Krebserkrankungen

Gemeinsame Ausprägung der heterogenen Erkrankung „Krebs" ist das Wachsen von Zellen über ihre natürlichen Grenzen hinweg und deren pathologische Ausbreitung im angrenzenden Gewebe und den Organen (WHO, 2025a). In globaler Hinsicht ist etwa einer von sechs Todesfällen auf Krebs zurückzuführen (WHO, 2025a). Für den Zeitraum 2012 bis 2030 wurde in zurückliegenden Schätzungen ein Anstieg der Inzidenz um 53 % (21,6 Millionen neue Krebsfälle im Jahr 2030) prognostiziert (Bray & Soerjomataram, 2015, S. 29). Diese Prognose wurde bereits nahezu vollständig bestätigt und 20 Millionen weltweite Neuerkrankungen, sowie 9,7 Millionen Todesfälle im Jahr 2022 berichtet (GCO, 2022, S. 1). Ein erheblicher Anteil der Krankheitslast betrifft wiederum LMIC. Neben der bereits beschriebenen, epidemiologischen Transition kommt auch die **Krebs-Transition** zum Tragen. Diese besagt, dass neben der erhöhten durch Infektionserreger bedingten Rate an Neuerkrankungen auch ein zunehmend westlicher Lebensstil zur steigenden Krankheitslast beiträgt (Vineis & Wild, 2014, S. 551). Etwa 10 % der Krebs-Neuerkrankungen werden durch Infektionen verursacht. Helicobacter pylori, Humane Papillomviren (HPV), Hepatitis B und Hepatitis C sind wesentliche, krebsauslösende Erreger (de Martel et al., 2020, S. e182). Innerhalb Europas steigen laut dem europäischen Krebs-Informationssystem (engl. European Cancer Information System, ECIS) Inzidenz und Mortalität von Krebs, insbesondere bei Brust-, kolorektalem, Prostata-, und Lungenkrebs. Die europäische Inzidenz beträgt durchschnittlich 640 Fälle pro 100.000 EW und die Mortalität etwa 300 Fälle pro 100.000 EW. In der westlichen und nördlichen EU ist die Inzidenz tendenziell etwas höher, in der östlichen EU hingegen die Mortalität tendenziell erhöht (ECIS, 2023).

In Deutschland wird bezogen auf 2015 bis zum Jahr 2030 mit einer Zunahme der Inzidenz um etwa 23 % gerechnet und den knapp 500.000 Krebs-Neuerkrankungen standen im Jahr 2020 etwa 230.000 Sterbefälle gegenüber. Das mittlere Erkrankungsalter ist 69 Jahre (Frauen) und 70 Jahre (Männer) (RKI, 2023, S. 18–19). Bei Frauen verursachten lt. aktuellen Analysen, die sich auf das Jahr 2017 beziehen, Brustkrebs 1130 DALY/ 100.000 Einwohner/-innen (EW) und Lungenkrebs 861 DALY/100.000 EW die höchste krebsbezogene Krankheitslast. Bei Männern verteilt sich diese auf Lungenkrebs (1542 DALY/100.000 EW) und Kolon- und Rektumkrebs (736 DALY/ 100.000 EW) (Porst et al., 2022, S. 786–787). Belegt sind einige risikosenkende und risikofördernde Ernährungsfaktoren, die im Kontext bestimmter Krebserkrankungen nachweisbaren Einfluss haben (→ Tab. 3.2).

Krebsart	starkes Übergewicht	Alkohol	Ballaststoffreiche Lebensmittel	rotes und verarbeitetes Fleisch	Salz (salzkonservierte Lebensmittel)
Darmkrebs	↑↑↑	↑↑↑	↓↓	↑↑	
Brustkrebs	↑↑↑ (nach Menopause)	↑↑↑ (nach Menopause)			
Gebärmutterschleimhautkrebs	↑↑↑				
Schilddrüsenkrebs	↑↑↑				
Nierenzellkrebs	↑↑↑				

Eierstockkrebs	↑↑↑				
Speiseröhrenkrebs	↑↑↑	↑↑↑			
Leberkrebs	↑↑↑	↑↑↑			
Bauchspeicheldrüsenkrebs	↑↑↑				
Gallenblasenkrebs	↑↑↑				
Multiples Myelom	↑↑↑				
Magenkrebs	↑↑↑	↑↑			↑↑
Meningeom (Hirnhauttumor)	↑↑↑				
Mundhöhlenkrebs		↑↑↑			
Rachenraumkrebs		↑↑↑			
Kehlkopfkrebs		↑↑↑			

Tab. 3.2: Auswirkung verschiedener Ernährungsfaktoren auf das Krebsrisiko (Lauby-Secretan et al., 2016; Schütze et al., 2011; World Cancer Research Fund, 2018; zit. n. Deutsche Krebshilfe, (o. J.)). Legende gemäß der Deutschen Krebshilfe: ↓↓↓ Überzeugende Evidenz für einen risikosenkenden Effekt; ↓↓ Wahrscheinliche Evidenz für einen risikosenkenden Effekt; ↑↑↑ Überzeugende Evidenz für einen risikoerhöhenden Effekt, ↑↑ Wahrscheinliche Evidenz für einen risikoerhöhenden Effekt.

Diabetes mellitus (DM)

Diabetes mellitus (DM) ist eine Stoffwechselerkrankung, die durch die abnehmende Fähigkeit des Organismus Insulin zu produzieren und zu verstoffwechseln, sowie einer damit verbundenen, gestörten Verwertung von Kohlenhydraten und Zucker gekennzeichnet ist. Die primäre Folge sind chronisch erhöhte Blutzuckerspiegel (WHO, 2024b). Im weiteren Verlauf treten z. B. Retinopathie, Nierenschäden oder Schäden an Blutgefäßen und Nervenbahnen bis hin zu Amputationen von Körperteilen auf (Kulzer, 2022, S. 503). Unterteilt wird DM in vier Untergruppen (→ Tab. 3.3).

Typenbezeichnung des Diabetes mellitus	Charakteristik der Erkrankung
Diabetes mellitus Typ 1 (DMT 1)	beruht auf autoimmunologischer Zerstörung der insulinproduzierenden Zellen und setzt vorwiegend im Kinder-, Jugend und jungen Erwachsenenalter ein
Diabetes mellitus Typ 2 (DMT 2)	beruht auf erworbener, verminderter Sensitivität von Körperzellen gegenüber Insulin und damit häufig verbundener, chronischer Überproduktion von Insulin durch die Bauchspeicheldrüse
sekundäre Formen des Diabetes	treten als Folge anderer Grunderkrankungen auf (z. B. Pankreatitis, Viren)
Schwangerschafts-diabetes	tritt ausschließlich im Rahmen einer Schwangerschaft auf

Tab. 3.3: Formen von Diabetes mellitus (Harreiter & Roden, 2022, S. S8–S9)

Schätzungen zur weltweiten Häufigkeit von DM unterscheiden sich und geben für das Jahr 2019 etwa 463 Millionen (Saeedi et al., 2019, S. 4), für 2021 etwa 529 Millionen (GBD, 2023b, S. 207) und für das Jahr 2022 etwa 828 Millionen Erkrankte an (NCD Risk Factor Collaboration, 2024, S. 2084). Die altersstandardisierte Prävalenz beträgt daher in etwa 6,1 % – 14 % (ebd.). Insgesamt steigt die Zahl der Erkrankungen, was sich z. B. durch die weltweite Verdopplung der Prävalenz zwischen 1990 und 2022 äußert (WHO, 2024b). Der Anteil des hoch lebensstilbedingten DMT 2 an der Summe der Diabetes-Erkrankungen beträgt 90 % bis 96 % (GBD, 2023b, S. 209). In Europa nahm die Inzidenzsteigerung von DMT 1 im Rahmen eines 10-Jahres Vergleichs bei Kindern und Jugendlichen von 11 % im Zeitraum 1994 bis 2003 auf 21 % im Zeitraum von 2003 bis 2022 zu (Ruiz-Grao et al., 2024, S. 4). Für DMT 2 wurden für 2021 ca. 61 Millionen betroffene Erwachsene innerhalb Europas berichtet. Schätzungen prognostizieren 67 Millionen Betroffene im Jahr 2030 (IDF, 2023, S. 6; Soares Andrade et al., 2023, S. 6–7). Für 2021 ergaben sich für DM 5118 DALY/100.000 EW in der Region des westlichen Europas, 7481 DALY/ 100.000 EW in Zentraleuropa und 5968 DALY/ 100.000 EW in Osteuropa (GBD, 2023b, S. 210–211).

In Deutschland sind etwa 8,9 Millionen Erwachsene an DMT 2, und ca. 370.000 Erwachsene, Kinder und Jugendliche an DMT 1 erkrankt. Außerdem wird von 2 % unerkannten Diabetesfällen ausgegangen (DDG, 2023, S. 8). Die DM-Prävalenz betrug im Jahr 2024 etwa 10,3 % (RKI, o. J.) Im Jahr 2015 war diese noch 7,0 % bis 8,6 % (Heidemann et al., 2017, S. 49). Gestationsdiabetes ist im Zeitraum zwischen 2013 und 2018 von 4,6 % auf 6,8 % gestiegen (Seidel-Jacobs et al., 2025, S. 9). In der Altersspanne von 53 bis 76 Jahren erkrankt jede zweite Person in Deutschland an Diabetes, wobei das Durchschnittsalter der Diagnosestellung 61 Jahre (Männer) und 63 Jahre (Frauen) ist (Jacobs et al., 2020). Seit dem Jahr 2024 ist das Diabetes-Surveillance, das als Prototyp des NCD-Surveillance konzipiert ist, innerhalb Deutschlands implementiert. Auf Basis von Sekundärdaten der gesetzlichen Krankenversicherung, Daten amtlicher Statistik und Krankheitsregistern werden hierdurch Kennzahlen und Handlungskonzepte entwickelt (Scheidt-Nave et al., 2024). Ernährungsfaktoren wirken insbesondere im Rahmen von DMT 2 durch z. B. Veränderungen des Blutzuckerspiegels und Insulinresistenz, durch die Entstehung hepatischer Steatose, Entzündungen oder durch andere mit Gewichtszunahme verbundene Faktoren. Etwa 70,3 % der neu entstehenden Erkrankungsfälle sind auf unzulängliche Ernährungsweisen zurückzuführen. Ernährungsfaktoren sind geographisch betrachtet in den Regionen Zentral- und Osteuropa, Zentralasien, Lateinamerika und Karibik besonders relevant. Ursachen sind u. a. regionale Besonderheiten, wie der in Asien relevante, übermäßige Verzehr von weißem Reis oder die übermäßige Aufnahme von verarbeiteten Fleischprodukten in Zentral- und Osteuropa (O'Hearn et al., 2023, S. 983).

Chronische Atemwegserkrankungen

Chronische Atemwegserkrankungen werden als vierte, geringfügiger durch Ernährung beeinflusste Hauptgruppe der NCD zur Vollständigkeit erwähnt. Ernährungsfaktoren können in Prävention und Therapie von chronischen Atemwegserkrankungen, wie z. B. Asthma, durchaus eine Rolle spielen

(Alwarith et al., 2020, S. 929–935). Wichtigere Risikofaktoren sind jedoch Luftverschmutzung, Rauchen und berufsbedingte Gefahrenstoffe (GBD, 2023b, S. 4–11). Die globale Prävalenz betrug im Jahr 2017 etwa 544,9 Millionen Menschen oder 7,1 %. In Regionen mit hohem Einkommen betrug die Prävalenz ca. 10,6 % (GBD, 2020b, S. 589). Für 2019 wurden global etwa 450 Millionen Fälle berichtet (GBD, 2023a, S. 4).

2 Zentrale Risikogruppen und Risikofaktoren

Verhaltens- und ernährungsbezogene Ursachen für NCD sind z. B. Alkohol- und Salzkonsum oder unzulänglicher Verzehr von Obst und Gemüse (WHO, 2024a). Die sog. **Westliche Ernährung** (engl. Western Diet), die mit einem hohen Anteil verarbeiteter Lebensmittel, hohem Fett- und Zuckergehalt, sowie verminderter Ballaststoffaufnahme verbunden ist, wird häufig mit NCD in Verbindung gebracht (Adolph & Tilg, 2024). Biologische Risikofaktoren sind Übergewicht, erhöhter Blutdruck, sowie erhöhte Cholesterin- und Blutzuckerspiegel. Neben individuellen Risikofaktoren existieren umgebungsbezogene Faktoren. Die digitale Umgebung und der Klimawandel sind weitere Aspekte.

2.1 Zentrale Risikogruppen

Personen mit niedrigem sozioökonomischen Status, die geringes Einkommen, schlechten Zugang zu Bildung und Gesundheitsversorgung, höhere Stressbelastung oder generell ungesündere Lebensbedingungen aufweisen, haben ein erhöhtes Risiko für NCD (Bann et al., 2024; NCD Countdown 2030 Collaborators, 2018, S. 1077–1081). Ältere Menschen sind eine weitere, mehrfach belastete Risikogruppe und entwickeln oft verschiedene, chronische Erkrankungen (Multimorbidität) (GBD 2020a, S. 1208; Ofori-Asenso et al., 2019; Patel & Webster, 2016, S. 2). Minderheiten und marginalisierte Gruppen wie ethnische Minderheiten, Menschen mit Behinderungen oder LGBTQ+ Personen können aufgrund von Diskriminierung, sozialer Ausgrenzung und eingeschränktem Zugang zu Ressourcen ein höheres Risiko für NCD haben (Ojo et al., 2023; Pöge et al., 2020). Das männliche Geschlecht ist darüber hinaus in vielen Regionen ein weiterer Risikofaktor (NCD Countdown 2030 Collaborators, 2018, S. 1077). Genderbezogene Betrachtungen weisen außerdem darauf hin, dass weibliches Geschlecht ein Merkmal ist, das mit sich stark unterscheidenden, spezifischen und tendenziell umgebungsbezogenen Risikofaktoren verbunden ist (NCD Alliance, 2024, S. 10). Personen mit (epi-)genetischer Prädisposition sind eine weitere Risikogruppe. Der Einfluss von genetischer Veranlagung und Programmierung ist jedoch oft schwer messbar (Sharp & Relton, 2017).

2.2 Individuelle Risikofaktoren

Herz-Kreislauf-Erkrankungen (HKE)

In einer zentralen Studie aus dem Jahr 2004 wurden beispielhaft für HKE diejenigen Einflussfaktoren auf die Entstehung eines Herzinfarktes hergeleitet, die für 90 % des attributablen Risikos (AR) verantwortlich sind (→ Tab. 3.4) (Yusuf et al., 2004, S. 941–943).

Wesentliche Risikofaktoren für die Entstehung eines Herzinfarktes		
Blutfette außerhalb der Normbereiche	Rauchen	Hypertonie (Bluthochdruck)
psychosoziale Belastungen	Verzehr von Obst und Gemüse	verminderte, physische Aktivität
Diabetes	abdominelle Adipositas	Verzehr von Alkohol

Tab. 3.4: Wesentliche Risikofaktoren für Herzinfarkt (Yusuf et al., 2004, S. 941–943)

Des Weiteren wurden auf internationaler Basis, unter Berücksichtigung von Ländern mit hohem, mittlerem und niedrigem Einkommen, 11 individuelle Risikofaktoren für HKE identifiziert. Auf der Verhaltensebene sind Tabakkonsum, Alkoholkonsum, niedrige körperliche Aktivität und eine qualitativ unzureichende Ernährungsweise maßgeblich. Bluthochdruck, Diabetes mellitus, erhöhtes Non- HDL Cholesterol und erhöhtes Taillen-Hüft-Verhältnis sind biologische Faktoren. Niedriges Bildungsniveau, depressive Symptome und eine geringe Griffstärke sind weitere, psychosoziale bzw. allgemeine Faktoren. Es fällt auf, dass alle der identifizierten, biologischen Risikofaktoren direkten Bezug zum Ernährungsverhalten aufweisen (Yusuf et al., 2020, S. 7).

Krebserkrankungen

Ein Drittel bis ca. 50 % der Krebserkrankungen gehen auf veränderbare Risikofaktoren zurück (Brawley, 2011, S. 67; Islami et al., 2024, S. 1052; RKI, 2023, S. 19). Zu diesen Faktoren gehören Alkoholkonsum, Übergewicht, Fehlernährung oder Bewegungsmangel. Das attributable Risiko einzelner Risikofaktoren ist schwer bestimmbar. Grundsätzlich kann Alkohol jedoch mit Krebserkrankungen des Verdauungstraktes oder Brustkrebs assoziiert werden. Bewegungsmangel ist mit Dickdarm- sowie Krebs der Gebärmutterschleimhaut verknüpft. Übergewicht weist Assoziationen mit Speiseröhren-, Brust-, Dickdarm-, Nieren-, und Bauchspeicheldrüsenkrebs auf (Wild, 2012, S. 1052–1054). Verminderte Obst-, Gemüse- und Ballaststoffzufuhr bei gleichzeitig hohem Verzehr von rotem Fleisch und eine ungünstige Energiebilanz sind relevante Risikofaktoren (RKI, 2023, S. 19). Die wesentlichen, veränderbaren Einflüsse, die im Allgemeinen mit Krebserkrankungen verbunden sind, sind in → Tab. 3.5 zusammengefasst.

Wesentliche, veränderbare Risikofaktoren für die Entstehung einer Krebserkrankung		
Tabakkonsum	Exposition mit Karzinogenen am Arbeitsplatz	ungesunde Ernährung und Übergewicht
Bewegungsmangel	Infektionen	Belastung mit umweltbezogenen Karzinogenen

Tab. 3.5: Wesentliche Risikofaktoren für Krebs (Vineis & Wild, 2014, S. 551–554)

Diabetes mellitus

Für DMT 1 wird neben der genetischen Prädisposition zunehmend die Beteiligung von Ernährungsfaktoren, frühkindlichen Prägungen, Infektionen oder Umweltbedingungen an der oft im Kindesalter beginnenden Pathogenese diskutiert (Lampousi et al., 2021; Zorena et al., 2022). Die Risikofaktoren für den hochgradig lebensstilbezogenen DMT 2 können unterdessen in beeinflussbare und nicht beeinflussbare Faktoren unterteilt (→ Tab. 3.6).

Nicht beeinflussbare Risikofaktoren für die Entstehung von Diabetes mellitus Typ 2			
höheres Lebensalter	Geschlecht	Ethnie	Schwangerschaft
familiäre Disposition		ungünstige, intrauterine Entwicklungsbedingungen	

Beeinflussbare Risikofaktoren für die Entstehung von Diabetes mellitus Typ 2			
Adipositas	Fettleber	Depressionen	Schlafapnoe
körperliche Inaktivität	energiereiche und ballaststoffarme Nahrung	starker Zuckerkonsum	übermäßiger Alkoholgenuss
Rauchen	Medikamente	Belastung mit Umweltfaktoren (z. B. Deprivation, chronischer Lärm oder Verschmutzung)	

Tab. 3.6: Beeinflussbare und nicht beeinflussbare Risikofaktoren für Diabetes mellitus Typ 2 (Landgraf et al., 2022, S. 660–661)

Im Rahmen des sekundären Diabetes (→ Kap. 1) sind die jeweiligen Risikofaktoren der Grunderkrankung ausschlaggebend. Schwangerschaftsdiabetes beschränkt sich ausschließlich auf die Schwangerschaft. Aktuelle Bestrebungen verfolgen das Ziel, präzisere Subtypen zu entwickeln, die die Heterogenität der zugrundliegenden Pathophysiologie besser einbeziehen (Harreiter & Roden, 2022, S. S8; Seebauer & Szendrödi, 2023, S. 942–945). Die bisherige Klassifikation ist jedoch nach wie vor gültig.

2.3 Umwelt- und umgebungsbezogene Risikofaktoren

Die sozialen Determinanten der Gesundheit (engl. Social Determinants of Health, SDH) sind ein Konzept, das auf die Gesundheit wirkende Umgebungsfaktoren zusammenfasst. Das ökonomische System, die soziale Infrastruktur, Diskriminierung, Kriege, Klimawandel, Migration, Bildungssystem, Arbeitsbedingungen, Nahrungsmittelversorgung, Wohnbedingungen, Transportsystem und Energieversorgung gehören zu den SDH (WHO, 2025b, S. 35–55). Während der Einfluss dieser Aspekte in ärmeren Regionen intuitiv nachvollziehbar ist, unterliegen auch Menschen in Ländern mit hohem Einkommen ihrem Einfluss. Am Beispiel von Hypertonie wird z. B. diskutiert, inwiefern sich neben den klassischen SDH auch für Industrienationen typische Aspekte wie Einsamkeit und Vollzeitbeschäftigung auswirken (Nakagomi et al., 2022, S. 1578).

Ein weiteres Konzept ist die sog. **obesogenic environment** (dt. adipogene Umwelt). Der Ansatz zielt darauf, Umgebungsfaktoren zu kategorisieren, die sich auf die Entstehung von Übergewicht auswirken. Lokale Umgebungen (z. B. Schulen) oder die globale Perspektive können zugrunde gelegt und das Konzept folglich auf Bezugsumgebungen adaptiert werden. Bestandteile der adipogenen Umwelt sind u. a. die built environment, also die Bebauung der Umgebung (Sallis et al., 2012) oder die food environment, also die Umstände unter denen Nahrung erlangt, zubereitet und verzehrt wird (Lake & Townshend, 2006; UN, 2019). Die Verfügbarkeit und Preise von Lebensmitteln, kulturelle Normen, das politisch-regulatorische Umfeld oder der Einfluss von Medien sind zentrale Komponenten des Ansatzes. Nicht ernährungsbezogene Aspekte, wie die Infrastruktur für Radfahrer und das Vorhandensein von Sportanlagen, sind ebenfalls integriert (The Lancet Public Health, 2025, S. e165). Die maßgeblichen Bestandteile der adipogenen Umwelt sind in → Tab. 3.7 dargestellt.

Mikroumgebung (z. B. Nachbarschaft, Schulen)	**physikalische Umwelt** (z. B. Fußgängerwege, Kantinen, Einkaufsmöglichkeiten)	**politische Umwelt** (z. B. Standards importierter Lebensmittel, Bildungspolitik)
Makroumgebung (z. B. Transportwesen, Gesundheitssystem, Medien)	**ökonomische Umwelt** (z. B. Wohlstand)	**soziokulturelle Umwelt** (z. B. kulturelle Bedeutung von Lebensmitteln, Vorbilder, Traditionen)

Tab. 3.7: Bestandteile der adipogenen Umwelt (Swinburn et al., 1999, S. 565)

Weitere Risikofaktoren: Digitale Umgebung und Klimawandel

Eine separate Erwähnung sollen die digitale Umgebung und der Klimawandel finden. Innerhalb repräsentativer Untersuchungen werden digitale Quellen (z. B. Social Media) und analoge Quellen (z. B. Lebensmittelverpackungen) gleichwertig zur Beschaffung von Lebensmittelinformationen herangezogen (Leismann & Godemann, 2025, S. 21–23).

Lebensmittelentscheidungen Jugendlicher können außerdem mit dem Einfluss von werbetreibenden Influencer:innen korrelieren (Kucharczuk et al., 2022). Personalisierte, durch Künstliche Intelligenz (KI) gestützte Ernährungsempfehlungen, die Einfluss auf Konsumentscheidungen nehmen, haben darüber hinaus sowohl präventives als auch problematisches Potenzial (Wang et al., 2025, S. 20–25). In welchem Ausmaß die digitale Umgebung das NCD-Geschehen beeinflusst, ist bisher schwer greifbar. „E-Health", „Digital Health" oder „Digitale Gesundheit" sind in diesem Kontext verwendete Begrifflichkeiten, um digitale, evidenzbasierte und unter Mitwirkung öffentlicher Institutionen entstehende Angebote zusammenzufassen (BMG, 2025, S. 7–11).

Im Rahmen des Klimawandels wirken z. B. Hitze, Waldbrände, Dürren, Überschwemmungen, Luftverschmutzung oder Unterernährung auf NCD (Hunter et al., 2024, S. e430–e431). Im Rahmen einer sog. **Syndemie** weisen Klimawandel, Übergewicht und Unterernährung Wechselwirkungen mit den Bereichen Stadtplanung, Verkehr, Flächennutzung, Landwirtschaft und Lebensmittelsysteme auf. Syndemische Modelle setzen Krankheiten und soziale oder umweltbedingte Faktoren in Bezug, die miteinander interagieren und zu negativen Rückkopplungen führen (Singer et al., 2017). Die Nahrungsmittelproduktion ist in diesem Kontext einer der größten Verstärker des Klimawandels und die globale Landwirtschaft trägt zu etwa 15 % bis 23 % zu den globalen Treibhausgasemissionen bei. Berücksichtigt man Landumwandlungen in häufig ärmeren, unterernährten Regionen und weitere Prozesse des Lebensmittelsystems (z. B. Abfälle), erhöht sich der Emissionsbeitrag auf etwa 29 % (Swinburn et al., 2019, S. 800–802). Emissionen stehen u. a. mit chronischen Atemwegserkrankungen in Verbindung (→ Kap. 1). Mit der globalen Lebensmittelproduktion in Verbindung stehende Ernährungsmuster (Western Diet) sind ein weiteres, im Rahmen des Syndemie-Modells auftretendes, NCD-begünstigendes Beispiel (Adolph & Tilg, 2024).

3 Fazit und Implikation für die Praxis

Das Ziel, die NCD-bedingte Krankheitslast in der Bevölkerung zu senken, bringt Ansätze der Verhaltens- und Verhältnisprävention mit sich. Das Grundsatzpapier der Deutschen Allianz Nichtübertragbare Krankheiten (DANK) setzt Deutschland betreffende Präventionsbemühungen in den Kontext internationaler Empfehlungen. Auf Basis der dargestellten Feststellungen können folgende, zentrale Empfehlungen abgeleitet werden.

- **Aufbau eines nationalen NCD-Surveillance-Systems:** Systematische Erfassung und Analyse epidemiologischer Daten zu ernährungsbedingten NCD. Ziel ist die verbesserte Steuerung und Evaluation von Gesundheitsmaßnahmen und die frühzeitige Identifikation von Trends und Risikofaktoren.
- **Integration sozialer Determinanten der Gesundheit in Präventionsprogrammen:** Spezifische Ansprache von Risikogruppen mit niedrigem sozioökonomischen Status, älteren Menschen und marginalisierten Bevölkerungsgruppen. Ziel ist es, durch niedrigschwellige Angebote und verbesserte Zugänge zu gesunder Ernährung und zur Gesundheitsversorgung gesundheitliche Ungleichheiten zu vermindern.
- **Stärkung umgebungsbezogener Gesundheitsförderung:** Politische Maßnahmen zur Verbesserung der adipogenen Umwelt sowie die Verfügbarkeitsförderung und Erschwinglichkeit gesunder Lebensmittel sowie gezielte Besteuerungen alkoholischer Getränke und ungesunder Lebensmittel, Verkaufsbeschränkungen, Einschränkungen von Werbung insbesondere an Kinder, sowie eindeutige Kennzeichnungen. Ziel ist die Verringerung der Prävalenz von Herz-Kreislauferkrankungen, Diabetes mellitus (insbesondere vom Typ 2) und bestimmten Krebserkrankungen durch die Unterstützung gesundheitsförderlicher Umgebungen auf Bevölkerungsebene (DANK, 2016, S. 9–12).
- **Förderung vollwertiger Ernährung zur Prävention der ernährungsbedingten NCD:** Umsetzung der DANK-Ansätze durch Ernährungsbildung und Ernährungsberatung, um den Verzehr von Gemüse, Obst, Vollkornprodukten, Nüssen und gesunden Fetten zu steigern, sowie die Aufnahme von Alkohol zu reduzieren. Ziel ist die Reduktion von Herz-Kreislauferkrankungen, Diabetes mellitus (insbesondere vom

Typ 2) und bestimmte Krebsarten durch eine ausgewogene und nährstoffreiche Ernährung (DANK, 2016, S. 6).

- **Berücksichtigung der digitalen Umgebung und des Klimawandels in Public-Health-Strategien:** Entwicklung evidenzbasierter digitaler Gesundheitsangebote und -kampagnen, die Einfluss auf das Ernährungsverhalten nehmen (→ Kap. 4.4), sowie nachhaltige Ernährungssysteme (→ Kap. 5.1), die sowohl die NCD-Prävention fördern als auch an den Klimawandel adressiert sind. Ziel ist es, langfristig die Gesundheit des Menschen und die Umwelt zu schützen.

Autor

Ronny Heldt-Döpel
Fachbereich Public Health und Umweltgesundheit,
APOLLON Hochschule der Gesundheitswirtschaft, Bremen, Deutschland
E-Mail: ronny.heldt-doepel@apollon-hochschule.de

Literatur

Adolph, T. E., & Tilg, H. (2024). Western diets and chronic diseases. *Nat Med, 30*(8), 2133–2147. https://doi.org/10.1038/s41591-024-03165-6

Alwarith, J., Kahleova, H., Crosby, L., Brooks, A., Brandon, L., Levin, S. M., & Barnard, N. D. (2020). The role of nutrition in asthma prevention and treatment. *Nutr Rev, 78*(11), 928–938. https://doi.org/10.1093/nutrit/nuaa005

Bann, D., Wright, L., Hughes, A., & Chaturvedi, N. (2024). Socioeconomic inequalities in cardiovascular disease: a causal perspective. *Nat Rev Cardiol, 21*(4), 238–249. https://doi.org/10.1038/s41569-023-00941-8

Baumert, J., Sarganas, G., Kuhnert, R., Thamm, R., Stepphuhn, H., Waldhauer, J., Hoebel, J., Neuhauser, H., & Heidemann, C. (2024). Diabetes mellitus, Herz-Kreislauf- und chronische Atemwegserkrankungen in Deutschland und Europa – Ergebnisse des European Health Interview Survey (EHIS 3, 2018 –2020). *J Health Monit, 9*(4), e12897. https://doi.org/10.25646/12897

Benjamin, E. J., Virani, S. S., Callaway, C. W., Chamberlain, A. M., Chang, A. R., Cheng, S., Chiuve, S. E., Cushman, M., Delling, F. N., Deo, R., de Ferranti, S. D., Ferguson, J. F., Fornage, M., Gillespie, C., Isasi, C. R., Jiménez, M. C., Chaffin Jordan, L., Judd, S. E., Lackland, D., ... Muntner, P. (2018). Heart Disease and

Stroke Statistics-2018 Update: A Report From the American Heart Association. *Circulation, 20,* 137(12), e67–e492. https://doi.org/10.1161/CIR.0000000000000558

Brawley, O. W. (2011). Avoidable cancer deaths globally. *CA Cancer J Clin, 61*(2), 67–68. https://doi.org/10.3322/caac.20108

Bray, F., & Soerjomataram, I. (2015). The Changing Global Burden of Cancer: Transitions in Human Development and Implications for Cancer Prevention and Control. In H. Gelband,P. Jha, R. Sankaranarayanan, & S. Horton (Eds.), *Disease Control Priorities, Third Edition – Cancer* (S. 23–44). Washington DC: International Bank for Reconstruction and Development/The World Bank.

Bundesministerium für Gesundheit (BMG) (2025). *Digitale Gesundheit 2025.* https://www.bundesgesundheitsministerium.de/fileadmin/Dateien/5_Publikationen/Gesundheit/Broschueren/BMG_Digitale_Gesundheit_2025_Broschuere_barr.pdf

de Martel, C., Georges, D., Bray, F., Ferlay, J., & Clifford, G. M. (2020). Global burden of cancer attributable to infections in 2018: a worldwide incidence analysis. *Lancet Glob Health, 8*(2), e180–e190. https://doi.org/10.1016/S2214-109X(19)30488-7

Deutsche Allianz Nichtübertragbare Krankheiten (DANK) (2016). *Prävention nichtübertragbarer Krankheiten – eine gesamtgesellschaftliche Aufgabe.* https://www.dank-allianz.de/files/content/dokumente/DANK-Grundsatzpapier_ES.pdf

Deutsche Diabetes Gesellschaft (DDG) & Deutsche Diabetes Hilfe (2023). *Deutscher Gesundheitsbericht Diabetes 2024: Die Bestandsaufnahme.* https://www.ddg.info/fileadmin/user_upload/Gesundheitsbericht_2024_Endversion.pdf

Deutsche Krebshilfe (o. J.). *Gesunde Ernährung.* https://www.krebshilfe.de/informieren/ueber-krebs/krebs-vorbeugen/gesunde-ernaehrung/

di Cesare, M., Khang, Y. H., Asaria, P., Blakely, T., Cowan, M. J., Farzadfar, F., Guerrero, R., Ikeda, N., Kyobutungi, C., Msyamboza, K. P., Oum, S., Lynch, J. W., Marmot, M. G., & Ezzati, M. (2013). Inequalities in non-communicable diseases and effective responses. *The Lancet, 381*(9866), 585–597. https://doi.org/10.1016/S0140-6736(12)61851-0

European Cancer Information System (ECIS) (2023). *2022 New Cancer Cases and Cancer Deaths on the rise in the EU.* https://ecis.jrc.ec.europa.eu/sites/default/files/2024-01/jrc_CancerEstimates2022_factsheet.pdf

European Commission (2022). *Healthier Together – EU Non-Communicable Diseases Initiative.* https://health.ec.europa.eu/system/files/2022-06/eu-ncd-initiative_publication_en_0.pdf

GBD 2019 Diseases and Injuries Collaborators (2020a). Global burden of 369 diseases and injuries in 204 countries and territories, 1990–2019: a systematic analysis for the Global Burden of Disease Study 2019. *The Lancet, 396*(10258), 1204–1222. https://doi.org/10.1016/S0140-6736(20)30925-9

GBD Chronic Respiratory Disease Collaborators (2020b). Prevalence and attributable health burden of chronic respiratory diseases, 1990–2017: a systematic analysis for the Global Burden of Disease Study 2017. *Lancet Respir Med, 8*(6), 585–596. https://doi.org/10.1016/S2213-2600(20)30105-3

GBD 2019 Chronic Respiratory Diseases Collaborators (2023a). Global burden of chronic respiratory diseases and risk factors, 1990–2019: an update from the Global Burden of Disease Study 2019. *EClinicalMedicine, 59*, 101936. https://doi.org/10.1016/j.eclinm.2023.101936

GBD 2021 Diabetes Collaborators (2023b). Global, regional, and national burden of diabetes from 1990 to 2021, with projections of prevalence to 2050: a systematic analysis for the Global Burden of Disease Study. *The Lancet, 402*(10397), 203–234. https://doi.org/10.1016/S0140-6736(23)01301-6

Global Cancer Observatory (GCO) (2022). *Cancer Today.* https://gco.iarc.who.int/media/globocan/factsheets/cancers/39-all-cancers-fact-sheet.pdf

Harreiter, J., & Roden, M. (2022). Diabetes mellitus – Definition, Klassifikation, Diagnose, Screening und Prävention (Update 2023). *Wien Klin Wochenschr, 135*(Suppl 1), S7–S17. https://doi.org/10.1007/s00508-022-02122-y

Heidemann, C., Kuhnert, R., Born, S., & Scheidt-Nave, C. (2017). 12-Monats-Prävalenz des bekannten Diabetes mellitus in Deutschland. *J Health Monit, 2*(1), 48–56. https://doi.org/10.17886/RKI-GBE-2017-008

Heidemann, C., Scheidt-Nave, C., Beyer, A – K., Baumert, J., Thamm, R., Maier, B., Neuhauser, H., Fuchs, J., Kuhnert, R., & Hapke, U. (2021). Gesundheitliche Lage von Erwachsenen in Deutschland – Ergebnisse zu ausgewählten Indikatoren der Studie GEDA 2019/2020-EHIS. *J Health Monit, 6*(3), 3–27. https://doi.org/10.25646/8456

Hunter, R. F., Garcia, L., Dagless, S., Haines, A., Penney, T., Clifford Astbury, C., Whiting, S., Wickramasinghe, K., Racioppi, F., Galea, G., & Kluge, H. H. P. (2024). The emerging syndemic of climate change and non-communicable diseases. *Lancet Planet Health, 8*(7), e430–e431. https://doi.org/10.1016/S2542-5196(24)00112-8

International Diabetes Federation (IDF) (2023). *Type 2 Diabetes: A Preventable Catastrophe? A Call to Action by IDF Europe.* https://idf.org/europe/media/uploads/sites/2/2023/06/IDF-Europe_Type-2-Diabetes.-A-preventable-catastrophe.pdf

Islami, F., Marlow, E. C., Thomson, B., McCullough, M. L., Rumgay, H., Gapstur, S.M., Patel, A. V., Soerjomataram, I., & Jemal, A. (2024). Proportion and number of cancer cases and deaths attributable to potentially modifiable risk factors in the United States, 2019. *CA Cancer J Clin, 74*(5), 405–432. https://doi.org/10.3322/caac.21858

Jacobs, E., Rathmann, W., Tönnies, T., Arendt, D., Marchowez, M., Veith, L., Kuss, O., Brinks, R., & Hoyer, A. (2020). Age at diagnosis of Type 2 diabetes in Germany: a nationwide analysis based on claims data from 69 million people. *Diabet Med, 37*(10), 1723–1727. https://doi.org/10.1111/dme.14100

Krause, L., Reitzle, L., Hess, S., Ziese, T., & Adewuyi, D. (2024). Referenzauswertungen für die Schätzung von Prävalenz, Inzidenz und Mortalität Public Health-relevanter Erkrankungen auf Basis von Routinedaten. *Bundesgesundheitsbl., 67,* 139–148. https://doi.org/10.1007/s00103-023-03821-1

Kucharczuk, A. J., Oliver, T. L., & Dowdell, E. B. (2022). Social media's influence on adolescents' food choices: A mixed studies systematic literature review. *Appetite, 168,* 105765. https://doi.org/10.1016/j.appet.2021.105765

Kulzer, B. (2022). Körperliche und psychische Folgeerkrankungen bei Diabetes mellitus. *Bundesgesundheitsbl, 65,* 503–510. https://doi.org/10.1007/s00103-022-03517-y

Lake, A., & Townshend, T. (2006). Obesogenic environments: exploring the built and food environments. *J R Soc Promot Health, 126*(6), 262–267. https://doi.org/10.1177/1466424006070487

Lampousi, A. M., Carlsson, S., & Löfvenborg, J. E. (2021). Dietary factors and risk of islet autoimmunity and type 1 diabetes: a systematic review and meta-analysis. *EBioMedicine, 72,* 103633. https://doi.org/10.1016/j.ebiom.2021.103633

Landgraf, R., Aberle, J., Birkenfeld, A. L., Gallwitz, B., Kellerer, M., Klein, H. H., Müller-Wieland, D., Nauck, M. A., Wiesner, T., & Siegel, E. (2022). Therapie des Typ-2-Diabetes. Die Diabetologie, 18, 658–697. https://doi.org/10.1007/s11428-023-01047-y

Lauby-Secretan, B., Scoccianti, C., Loomis, D., Grosse, Y., Bianchini, F., & Straif, K. (2016). Body Fatness and Cancer--Viewpoint of the IARC Working Group. *N Engl J Med, 375*(8), 794–798. https://doi.org/10.1056/NEJMsr1606602

Leismann, K., & Godemann, J. (2025). Food-related information-seeking behaviour in social media. Representative online survey on usage and perceived value. *Ernährungs Umschau, 72*(2), 18–29. https://doi.org/10.4455/eu.2025.005

Mente, A., Dehghan, M., Rangarajan, S., O'Donnell, M., Hu, W., Dagenais, G., Wielgosz, A., Lear, S. A., Wei, L., Diaz, R., Avezum, A., Lopez-Jaramillo, P., Lanas, F., Swaminathan, S., Kaur, M., Vijayakumar, K., Mohan, V., Gupta, R., Szuba, A., ... Yusuf, S. (2023). Diet, cardiovascular disease, and mortality in 80 countries. *Eur Heart J, 44*(28), 2560–2579. https://doi.org/10.1093/eurheartj/ehad269

Nakagomi, A., Yasufuku, Y., Ueno, T., & Kondo K. (2022). Social determinants of hypertension in high-income countries: A narrative literature review and future directions. *Hypertens Res, 45*(10), 1575–1581. https://doi.org/10.1038/s41440-022-00972-7

NCD Alliance (2024). *Getting fiscal policies right. Lessons and recommendations across NCD risk factors. Policy Report.* https://ncdalliance.org/sites/default/files/resource_files/Getting %20Fiscal %20Policies %20Right.pdf

NCD Countdown 2030 collaborators (2018). NCD Countdown 2030: worldwide trends in non-communicable disease mortality and progress towards Sustainable Development Goal target 3.4. *The Lancet, 392*(10152), 1072–1088. https://doi.org/10.1016/S0140-6736(18)31992-5

NCD Risk Factor Collaboration (NCD-RisC) (2024). Worldwide trends in diabetes prevalence and treatment from 1990 to 2022: a pooled analysis of 1108 population-representative studies with 141 million participants. *The Lancet, 404*(10467), 2077–2093. https://doi.org/10.1016/S0140-6736(24)02317-1

Ofori-Asenso, R., Chin, K. L., Curtis, A. J., Zomer, E., Zoungas, S., & Liew, D. (2019). Recent Patterns of Multimorbidity Among Older Adults in High-Income Countries. *Popul Health Manag, 22*(2), 127–137. https://doi.org/10.1089/pop.2018.0069

O'Hearn, M., Lara-Castor, L. Cudhea, F., Miller, V., Reedy, J., Shi, P., Zhang, J., Wong, J. B., Economos, C. D., Micha, R., Mozaffarian, D., & Global Dietary Database (2023). Incident type 2 diabetes attributable to suboptimal diet in 184 countries. *Nat Med, 29*(4), 982–995. https://doi.org/10.1038/s41591-023-02278-8

Ojo, A. S., Nnyanzi, L. A., Giles, E. L., Ells, L. J., Awolaran; O., Okeke, S. R., Afaya, A., & Afolabi Bolarinwa, O. (2023). Perceptions of dietary intake amongst Black, Asian and other minority ethnic groups in high-income countries: a systematic review of qualitative literature. *BMC Nutr, 9*(85). https://doi.org/10.1186/s40795-023-00743-8

Olvera Lopez, E., Ballard, B. D., & Jan, A. (2023). Cardiovascular Disease. StatPearls. Treasure Island (FL): StatPearls Publishing.

Patel, A., & Webster, R. (2016). The potential and value of epidemiology in curbing non-communicable diseases. *Glob Health Epidemiol Genom, 1*, e15. https://doi.org/10.1017/gheg.2016.10

Põge, K., Dennert, G., Koppe, U., Güldenring, A., Matthigack, E. B., & Rommel, A. (2020). Die gesundheitliche Lage von lesbischen, schwulen, bisexuellen sowie trans- und intergeschlechtlichen Menschen. *J Health Monit, 5*(S1). https://doi.org/10.25646/6448

Popkin, B. M., & Ng, S. W. (2022). The nutrition transition to a stage of high obesity and noncommunicable disease prevalence dominated by ultra-processed foods is not inevitable. *Obes Rev, 23*(1), e13366. https://doi.org/10.1111/obr.13366

Pörschmann, T., Meier, T., & Lorkowski, S. (2024). Cardiovascular mortality attributable to dietary risk factors in 54 countries in the WHO European Region from 1990 to 2019: an updated systematic analysis of the Global Burden of Disease Study. *Eur J Prev Cardiol*, zwae136. https://doi.org/10.1093/eurjpc/zwae136

Porst, M., von der Lippe, E., Leddin, J., Anton, A., Wengler, A., Breitkreuz, J., Schüssel, K., Brückner, G., Schröder, H., Gruhl, H., Plaß, D., Barnes, B., Busch, M. A., Haller, S., Hapke, U., Neuhauser, H., Reitzle, L., Scheidt-Nave, C., Schlotmann, A., ... Rommel, A. (2022). Krankheitslast in Deutschland und seinen Regionen. Ergebnisse zu den „disability-adjusted life years" (DALY) aus der Studie BURDEN 2020. *Deutsches Ärzteblatt International, 119*, 785–792. https://doi.org/10.3238/arztebl.m2022.0314

Robert Koch Institut (RKI) (o. J.). *Diabetes mellitus: Prävalenz (ab 18 Jahre).* https://www.gbe.rki.de/DE/Themen/Gesundheitszustand/KoerperlicheErkrankungen/DiabetesMellitus/DiabetesPraevalenz18Plus/diabetesPraevalenz_node.html?darstellung=0&kennzahl=1&zeit=2022&geschlecht=0&standardisierung=0

Robert Koch Institut (RKI) & die Gesellschaft der epidemiologischen Krebsregister in Deutschland e. V. (2023). *Krebs in Deutschland für 2019/2020* (14. Ausgabe). Berlin: RKI.

Ruiz-Grao, M. C., Díez-Fernández, A., Mesas, A. E., Martínez-Vizcaíno, V., Sequí-Dominguez, I., Sebastián-Valles, F., & Garrido-Miguel, M. (2024). Trends in the Incidence of Type 1 Diabetes in European Children and Adolescents from 1994 to 2022: A Systematic Review and Meta-Analysis. *Pediatr Diabetes.* https://doi.org/10.1155/2024/2338922

Saeedi, P., Petersohn, I., Salpea, P., Malanda, B., Karuranga, S., Unwin, N., Colagiuri, S., Guariguata, L., Motala, A. A., Ogurtsova, K., Shaw, J. E., Bright, D., & Williams, R. (2019). Global and regional diabetes prevalence estimates for 2019 and projections for 2030 and 2045: Results from the International Diabetes Federation Diabetes Atlas, 9th edition. *Diabetes Res Clin Pract, 157*, 107843. https://doi.org/10.1016/j.diabres.2019.107843

Sallis, J. F., Floyd, M. F., Rodríguez, D. A., & Saelens, B. E. (2012). Role of built environments in physical activity, obesity, and cardiovascular disease. *Circulation, 125*(5), 729–737. https://doi.org/10.1161/CIRCULATIONAHA.110.969022

Schäfer, A. C., Boeing, H., Conrad, J., & Watzl, B. (2024). Wissenschaftliche Grundlagen der lebensmittelbezogenen Ernährungsempfehlungen für Deutschland. Methodik und Ableitungskonzepte. *Ernährungs Umschau, 71*(3), M158–M166, e5–e7. https://doi.org/10.4455/eu.2024.009

Scheidt-Nave, C., Heidemann, C., Reitzle, L., Buchmann, M., Ziese, T., & Icks, A. (2024). Diabetes-Surveillance – Baustein einer Surveillance für nicht übertragbare

Krankheiten in Deutschland. *J Health Monit, 9*(2), e12194. https://doi.org/10.25646/12194

Schiborn, C., Kühn, T., Mühlenbruch, K., Kuxhaus, O., Weikert, C., Fritsche, A., Kaaks, R., & Schulze, M. B. (2021). A newly developed and externally validated non-clinical score accurately predicts 10-year cardiovascular disease risk in the general adult population. *Sci Rep, 11*(1), 19609. https://doi.org/10.1038/s41598-021-99103-4

Schütze, M., Boeing, H., Pischon, T., Rehm, J., Kehoe, T., Gmel, G., Olsen, A., Tjønneland, A. M., Dahm, C. C., Overvad, K., Clavel-Chapelon, F., Boutron-Ruault, M.-C., Trichopoulou, A., Benetou, V., Zylis, D., Kaaks, R., Rohrmann, S., Palli, D., Berrino, F., ... Bergmann, M. M. (2011). Alcohol attributable burden of incidence of cancer in eight European countries based on results from prospective cohort study. *BMJ, 342*, d1584. https://doi.org/10.1136/bmj.d1584

Seebauer, L., & Szendrödi, J. (2023). Die neuen Subtypen des (Prä-)Diabetes auf dem Weg in die Praxis. *Diabetologie, 19*, 941–951. https://doi.org/10.1007/s11428-023-01058-9

Seidel-Jacobs, E., Tönnies, T., & Rathmann, W. (2025). Epidemiologie des Diabetes in Deutschland. In Deutsche Diabetes Gesellschaft (DDG) & diabetesDE – Deutsche Diabetes-Hilfe (Hrsg.), *Deutscher* Gesundheitsbericht Diabetes 2025 (S. 8–11).

Sharp, G. C., & Relton, C. L. (2017). Epigenetics and Noncommunicable Diseases. *Epigenomics, 9*(6), 789–79. https://doi.org/10.2217/epi-2017-0045

Singer, M., Bulled, N., Ostrach, B., & Mendenhall, E. (2017). Syndemics and the biosocial conception of health. *The Lancet, 389*(10072), 941–950. https://doi.org/10.1016/S0140-6736(17)30003-X

Soares Andrade, C. A., Shahin, B., Dede, O., Omagu Akpeji, A., Ajene, C.-L., Albano Israel, F. E., & Varga, O. (2023). The burden of type 2 diabetes mellitus in states of the European Union and United Kingdom at the national and subnational levels: A systematic review. *Obes Rev, 24*(9), e13593. https://doi.org/10.1111/obr.13593

Swinburn, B., Egger, G., & Raza, F. (1999). Dissecting obesogenic environments: the development and application of a framework for identifying and prioritizing environmental interventions for obesity. *Prev Med, 29*(6 Pt 1), 563–70. https://doi.org/10.1006/pmed.1999.0585

Swinburn, B. A., Kraak, V. I., Allender, S., Atkins, V. J., Baker, P. I., Bogard, J. R., Brinsden, H., Calvillo, A., de Schutter, O., Devarajan, R., Ezzati, M., Friel, S., Goenka, S., Hammond, R. A., Hastings, G., Hawkes, C., Herrero, M., Hovmand, P. S., Howden, M., ... Dietz, W. H. (2019). The Global Syndemic of Obesity, Undernutrition, and Climate Change: The Lancet Commission report. *The Lancet, 393*(10173), 791–846. https://doi.org/10.1016/S0140-6736(18)32822-8

The Lancet Public Health (2025). Time to tackle obesogenic environments. *The Lancet Public Health, 10*(3), e165. https://doi.org/10.1016/S2468-2667(25)00049-0

UN-Nutrition (2019). *Food environments: Where people meet the food system.* https://www.unnutrition.org/sites/default/files/2024-03/Food %20environments-WEB.pdf

Vineis, P., & Wild, C. P. (2014). Global cancer patterns: causes and prevention. *The Lancet, 383*(9916), 549–557. https://doi.org/10.1016/S0140-6736(13)62224-2

Vögele, J. (2000). Der epidemiologische Übergang: Modelle und empirische Befunde. *Beiträge zur historischen Sozialkunde: Bevölkerung und Industrialisierung: Zur Frage des demographischen Übergangs, 30*(3), 110–116.

Wang, W., Chen, Z., & Kuang, J. (2025). Artificial Intelligence-Driven Recommendations and Functional Food Purchases: Understanding Consumer Decision-Making. *Foods, 14*(6), 976. https://doi.org/10.3390/foods14060976

Wild, C. P. (2012). The role of cancer research in noncommunicable disease control. *J Natl Cancer Inst, 104*(14), 1051–1058. https://doi.org/10.1093/jnci/djs262

World Cancer Research Fund & American Institute for Cancer Research (2018). *Diet, Nutrition, Physical Activity and Cancer: a global Perspective. Continuous Update Project Expert Report.* https://www.wcrf.org/wp-content/uploads/2024/10/Recommendations.pdf

World Health Organisation (WHO) (2021). *Cardiovascular diseases (CVDs).* https://www.who.int/news-room/fact-sheets/detail/cardiovascular-diseases-(cvds)

World Health Organisation (WHO) (2024a). *Noncommunicable Diseases.* https://www.who.int/news-room/fact-sheets/detail/noncommunicable-diseases

World Health Organisation (WHO) (2024b). *Diabetes.* https://www.who.int/news-room/fact-sheets/detail/diabetes

World Health Organisation (WHO) (2025a). *Cancer.* https://www.who.int/news-room/fact-sheets/detail/cancer

World Health Organisation (WHO) (2025b). *World report on social determinants of health equity.* https://iris.who.int/bitstream/handle/10665/381152/9789240107588-eng.pdf?sequence=1

World Health Observatory (WHOb) (2024). *Trends in Cardiovascular Disease.* https://world-heart-federation.org/world-heart-observatory/trends/

Yadav, U. N., Mistry, S. K., Ghimire, S., Huckel Schneider, C., Bahadur Rawal, L., Prasad Acharya, S., Harris-Roxas, B., & Fort Harris, M. (2021). Recognizing the roles of primary health care in addressing non-communicable diseases in low- and middle-income countries: Lesson from COVID-19, implications for the future. *J Glob Health, 11,* 03120. https://doi.org/10.7189/jogh.11.03120

Yusuf, S., Hawken, S., Ounpuu, S., & INTERHEART Study Investigators. (2004). Effect of potentially modifiable risk factors associated with myocardial infarction in 52 countries (the INTERHEART study): case-control study. *The Lancet, 364*(9438), 937–952. https://doi.org/10.1016/S0140-6736(04)17018-9

Yusuf, S., Joseph, P., Rangarajan, S., Islam, S., Mente, A., Hystad, P., Brauer, M., Raman Kutty, V., Gupta, R., Wielgosz, A., AlHabib, K. F., Dans, A., Lopez-Jaramillo, P., Avezum, A., Lanas, F., Oguz, A., Kruger, I. M., Diaz, R., Yusoff, K., ... Dagenais, G. (2020). Modifiable risk factors, cardiovascular disease, and mortality in 155 722 individuals from 21 high-income, middle-income, and low-income countries (PURE): a prospective cohort study. *The Lancet, 395*(10226), 795–808. https://doi.org/10.1016/S0140-6736(19)32008-2. Erratum in: *The Lancet,* 2020 *395*(10226), 784. https://doi.org/10.1016/S0140-6736(19)32282-2

Zorena, K., Michalska, M., Kurpas, M., Jaskulak, M., Murawska, A., & Rostami, S. (2022). Environmental Factors and the Risk of Developing Type 1 Diabetes-Old Disease and New Data. *Biology, 11*(4), 608. https://doi.org/10.3390/biology11040608

Kapitel 4 | Ernährung und Immunsystem

Nadine Berling

Zusammenfassung | Das Immunsystem des Menschen wird durch die Auswahl, Zusammensetzung und Zubereitung von Speisen und Getränken beeinflusst. Dieser Umstand ist auf individueller Ebene und im Kontext öffentlicher Gesundheit von Bedeutung. Zwar kann eine bestimmte Ernährungsweise nicht gezielt zur Vorbeugung von Infektionen beitragen. Eine Unterstützung des Immunsystems und die Steigerung der Widerstandsfähigkeit des Organismus gegenüber Infektionen ist jedoch möglich. Geeignet ist eine überwiegend pflanzliche, nährstoffreiche Ernährungsweise mit ausreichenden und hochwertigen Proteinen sowie guter Fettsäurequalität. Auch der Ernährungszustand übt einen erheblichen Einfluss auf das Immunsystem aus. Während die normale Funktion des Immunsystems durch Untergewicht und starkes Übergewicht beeinträchtigt werden kann, steigert ein normales Körpergewicht in Kombination mit einer ausgewogenen und abwechslungsreichen Ernährungsweise ein funktionsfähiges Immunsystem. Dadurch ergibt sich ein hohes Potenzial u. a. in Einrichtungen der Gemeinschaftsverpflegung, um die öffentliche Gesundheit zu fördern.

Schlüsselwörter | Immunregulation, Ernährungsmuster, vollwertige Ernährung, „westliche Ernährung“, Fehl- und Mangelernährung

1 Hintergründe: Ernährungsmuster im Vergleich

Ein intaktes Immunsystem stellt eine basale Voraussetzung für ein gesundes Leben dar. Es wird von zahlreichen Faktoren beeinflusst, etwa von Jahreszeiten, dem Schlafverhalten, dem Kontakt zu Mitmenschen, die z. B. eine virale oder bakterielle Infektion durchlaufen, und durch Ernährungsmuster im Rahmen der Dauerernährung (Suardi et al., 2021, S. 1; Venter et al., 2020, S. 1).

Von den regelmäßigen **Ernährungsmustern** im Rahmen der Dauerernährung sind Ausnahmen und gelegentliche Abweichungen abzugrenzen, z. B. gelegentliches Gemüseessen oder seltener Fast-Food-Verzehr. Ausnahmen wirken sich nicht nennenswert auf menschliche Abwehrkräfte aus. Vielmehr kommt es darauf an, was täglich und über die Dauer für Monate und Jahre gegessen und getrunken wird. Denn ein intaktes und funktionsfähiges Immunsystem ist auf ein Zusammenwirken der verschiedenen Nährstoffe angewiesen (Munteanu & Schwartz, 2022, S. 1).

Oftmals wird in diesem Zusammenhang eine gute Versorgung mit Eiweiß, Vitamin D und Vitamin C in den Fokus gerückt: Ein intaktes Immunsystem ist auf diese Nährstoffe angewiesen, da es sich um notwendige Komponenten für bestimmte funktionsfähige **Immunzellen** handelt (Ao et al., 2021, S. 1; Weth et al., 2022, S. 2). Zusätzlich zu den genannten Nährstoffen sind zahlreiche weitere Nährstoffe und Substanzen an den normalen Funktionen des Immunsystems beteiligt (Munteanu & Schwartz, 2022, S. 1; Poles et al., 2021, S. 335–341). Sie werden in → Tab. 4.1 mit Beispielen vorgestellt. Einzige Ausnahme bilden Kohlenhydrate – zu ihnen konnte bislang keine direkte Beeinflussung der Abwehrzellen nachgewiesen werden.

Nährstoff oder Substanz	Beispiele
Proteine und bestimmte Aminosäuren	Proteine aus wenig verarbeiteten Lebensmitteln, etwa Quark, Tofu; Aminosäuren wie z. B. Arginin und Leucin
Fetthaltige Lebensmittel, Öle und bestimmte Fettsäuren	Fettreicher Fisch, Leinsamen, Walnusskerne, Leinöl, Walnussöl, Rapsöl, Omega-3-Fettsäuren, etwa Alpha-Linolensäure
Vitamine	Vitamine A, D und E; B-Vitamine, Vitamin C

Nährstoff oder Substanz	Beispiele
Mineralstoffe	Calcium, Magnesium, Zink, Kupfer, Eisen, Selen, Mangan
Sekundäre Pflanzenstoffe	Saponine, Sulfide, Flavonoide, Senfölverbindungen
Pro- und Prebiotika	Probiotika: Mikroben, z. B. Laktobazillen, bestimmte Hefen sowie Prebiotika: auswählte Ballaststoffe wie z. B. aus Flohsamen und Leinsamen

Tab. 4.1: Ausgewählte Nährstoffe und Substanzen, die das Immunsystem regulieren können (Mazziotta et al., 2023, S. 5; Munteanu & Schwartz, 2022, S. 8ff.; Poles et al., 2021, S. 335–341; Venter et al., 2020, S. 6; Weyh et al., 2022, S. 2–10)

1.1 Merkmale einer vollwertigen Ernährung

Eine Ernährungsweise, die über das Jahr gesehen alle **Nährstoffe** liefert, ist die sogenannte vollwertige Ernährung (Hauner et al., 2019, S. 384). Eine einzige Ausnahme bildet das **Vitamin D** (Suardi et al., 2021, S. 3).

Die Deutsche Gesellschaft für Ernährung empfiehlt seit 2012 bei unzureichender Zufuhr Vitamin D-haltiger Lebensmittel und unzureichender körpereigener Vitamin D-Bildung in den Wintermonaten infolge der eingeschränkten UV-B Strahlung die Ergänzung durch ein Nahrungsergänzungsmittel. Vitamin D-reiche Lebensmittel sind u. a. Lachs, Hering und Sprotten (Suardi et al., 2021, S. 3).

Die vollwertige Ernährung ist vorwiegend pflanzlich und von Natur aus reich an lebensnotwendigen Nährstoffen. Ausgezeichnet wird die Ernährungsweise durch naturbelassene, kaum verarbeitete sowie möglichst regional und saisonal produzierte Lebensmittel. Tierische Lebensmittel, Alkohol, Süßigkeiten und Knabbereien sind keinesfalls verboten (Hauner et al., 2019, S. 387–388). Sie werden in der → Tab. 4.2, die eine grobe Orientierung darüber liefert, was zu einer ausgewogenen und abwechslungsreichen Ernährung gehört, jedoch nicht aufgeführt. Der Grund hierfür ist, dass sie keinen oder kaum einen ernährungsphysiologischen Nutzen haben oder wie im Falle von Alkohol der Gesundheit schaden. Menschen mit geringem Energiebedarf können sich an den unteren Angaben orientieren. Bei einem höheren Energiebedarf bieten die oberen Werte eine Orientierung. Veganer:innen und ggf. Vegetarier:innen sollten sich zuvor von einer zertifizierten Ernährungsfachkraft u. a. zu eisen-, calcium- und B-vitaminhaltigen Lebensmitteln schulen lassen, da pflanzliche Lebensmittel weniger davon enthalten können. Anzumerken ist, dass es neben der vollwertigen Ernährung weitere Ernährungsweisen gibt, die vergleichbare Vorteile auf das Immunsystem ausüben, z. B. die mediterrane Ernährung (Hauner et al., 2019, S. 388).

Getränke
• täglich mindestens 1,5 Liter • z. B. Wasser, ungesüßte Früchte- und Kräutertees, Grün- und Schwarztee, schwarzer Kaffee, Saftschorlen im Verhältnis 1 Teil Saft und 3 Teile Wasser Begründung: Aufrechterhaltung von Stoffwechselfunktionen
Gemüse, Salat und Obst
• täglich mindestens 400 g Gemüse und Salat sowie 250 g Obst • rohes und gegartes Gemüse, rohes Obst, ggf. Obstsaft Begründung: Versorgung mit Vitaminen, Mineralstoffen, sekundären Pflanzenstoffen, Ballaststoffen
Hülsenfrüchte und Nüsse
• wöchentlich mindestens 1 Portion Hülsenfrüchte (1 Portion: 60–70 g roh oder 125 g gegart) • täglich 1 kleine Handvoll Nüsse Begründung: Lieferanten für Eiweiß, Vitamine, Mineralstoffe, ungesättigte Fettsäuren, Ballaststoffe
Getreide(produkte), Nudeln, Reis (gegart) und Kartoffeln
• täglich 5 Portionen Getreide und Getreideprodukte (ca. 300 g), am besten Vollkorn • wöchentlich 1 Portion Kartoffeln (ca. 250 g) Begründung: Versorgung mit Ballaststoffen, Vitaminen, Mineralstoffen, sekundären Pflanzenstoffen
Mich -und Milchprodukte
• täglich 2 Portionen Milch und Milchprodukte, z. B. 150 g Naturjoghurt und 30 g Schnittkäse Begründung: Lieferanten für Eiweiß, Calcium und B-Vitamine

Fisch
• wöchentlich 1–2 Portionen Fisch (80–150 g fettarmer und 70 g fettreicher Seefisch) Begründung: Lieferanten für Eiweiß, Omega-3-Fettsäuren (fetter Fisch) und Jod (fettarmer Fisch)
Fleisch, Wurst
• wöchentlich 300 g Fleisch und Wurst Begründung: Lieferanten für Mineralstoffe und Vitamin B_{12}
Eier
• wöchentlich 1 Ei • zusätzlich: Ei in verarbeiteten Lebensmitteln, z. B. Nudeln (keine Mengenorientierungsangabe) Begründung: Lieferant für Eiweiß

Tab. 4.2: Vollwertige und abwechslungsreiche Ernährung und Lebensmittelauswahl in Mitteleuropa (vgl. DGE, o. J.)

Grundsätzlich ist zu beachten, dass sich Empfehlungen der vollwertigen, ausgewogenen Ernährung – sofern nicht anders angegeben – an gesunde Menschen ohne besondere Anforderungen richten (Schäfer et al., 2024, S. M158). Unter bestimmten Voraussetzungen, z. B. im Leistungssport, besteht ein Mehrbedarf an einigen Nährstoffen, oder der Körper kann diese nicht richtig ausscheiden und lagert sie an. Auch bei bestimmten **chronischen Erkrankungen** wie z. B. Diabetes mellitus Typ 2 und rheumatoider Arthritis ist das der Fall. Gleiches gilt bei der Einnahme ausgewählter Medikamente, z. B. Cortison, bei Stress und bei geschädigter Darmschleimhaut bzw. intestinalem Mikrobiom (Suardi et al., 2021, S. 9). Im Krankheitsfall soll daher immer ein Arzt oder eine Ärztin involviert sein.

Hinzu kommt, dass sich zunehmend weniger Menschen nach den Grundsätzen der vollwertigen Ernährung ernähren, sondern nach den Mustern der „Westlichen Ernährung“, was negative Folgen für die normale Funktion des Immunsystems nach sich ziehen kann.

1.2 Auswirkungen der „Westlichen Ernährung" auf das Immunsystem

In vielen Ländern der Erde ernähren sich zunehmend mehr Menschen nach der sogenannten „Westlichen Ernährung". Kennzeichnend für die **Westliche Ernährung** sind stark verarbeitete und raffinierte Lebensmittel, ein hoher Gehalt an Zucker, Salz, Fett und rotes Fleisch (García-Montero et al., 2021, S. 19; Suardi et al., 2021, S. 6). Gleichzeitig ist die Westliche Ernährung durch wenige Nährstoffe und Substanzen mit positiv regulierenden Eigenschaften auf das Immunsystem geprägt, was als Folge das Risiko für geschwächte Abwehrkräfte steigern kann: Lebenswichtige Nährstoffe, die über die Dauer in zu geringen Mengen oder in extremen Fällen nicht zugeführt werden, stehen den Zellen des Immunsystems nicht vollumfänglich bzw. nicht zur Verfügung, was zu Einschränkungen führen kann (García-Montero et al., 2021, S. 19; Suardi et al., 2021, S. 6). Die Komplexität des Zusammenwirkens zwischen Immunsystem und Nährstoffen, verdeutlicht das nachfolgende Beispiel: Zu den Aufgaben der T-Lymphozyten gehört die Abwehr von körperfremden Strukturen. An ihrer Bildung ist u. a. Zink beteiligt (Munteanu & Schwartz, 2022, S. 5). In der Summe können T-Lymphozyten nur dann optimal gebildet werden, wenn alle Voraussetzungen (Nähr- und Baustoffe) erfüllt sind (Suardi et al., 2021, S. 3).

2 Einfluss des Ernährungszustands auf das Immunsystem

Zusätzlich zur täglichen Ernährung und der Versorgung mit Nährstoffen hat auch der Ernährungszustand eine gewichtige Rolle für die Funktion des Immunsystems, weil es durch Fehl- und Mangelernährung beeinträchtigt werden kann (Suardi et al., 2021, S. 2). Zur Erklärung: Der **Ernährungszustand** (auch Ernährungsstatus genannt) liefert Auskunft darüber, wie das Verhältnis von Körpergröße und Körpergewicht in Abhängigkeit vom Geschlecht, Alter und Herkunft ist. Er lässt weiterhin Aussagen über die Versorgung mit Nährstoffen und Energie zu. Für die Beurteilung des Ernährungszustands dienen Messungen mittels bioelektrischer Impedanzanalyse (BIA-Messung). Aber auch Körpermaße wie der Body-Mass-Index (BMI) in Kombination mit dem Taillenumfang und zusätzlichen Werten aus Untersuchungen zu Körperzusammensetzung, z. B. Körpermuskelanteil, und laborchemischen Parametern dienen der Beurteilung des Ernährungszustands (Serón-Arbeloa et al., 2022, S. 2). Einteilen lässt sich der Ernährungszustand grob in Mangel- und/oder Unterernährung, z. B. Untergewicht ggf. mit Mangel an Eiweiß, Vitaminen und Mineralstoffen und in Fehlernährung, z. B. Adipositas, und normaler Ernährungszustand und Fehlernährung (DGE, 2019, S. V7):

Eine sehr grobe Orientierung zur Einschätzung dazu, ob ein Mensch normal-, unter- oder übergewichtig ist, lässt der BMI zu. Liegt er unterhalb 18,5 ist von Untergewicht die Rede. Ein BMI von 18,5 bis 24,9 bedeutet Normalgewicht. Ab 25 bis 29,9 besteht Übergewicht und ab einem BMI von 30 oder höher starkes Übergewicht (Adipositas) (Serón-Arbeloa et al., 2022, S. 12; Veiga et al., 2022, S. 2524–2527).

2.1 Folgen von Mangelernährung

Eine Mangelernährung ist durch einen **Nährstoffmangel** gekennzeichnet (mit und ohne Symptome) infolge von langfristiger unzureichender Versorgung mit Nahrungsenergie und/oder anderen Nährstoffen (DGE, 2019, S. V7; Munteanu & Schwartz, 2022, S. 2; Suardi et al., 2021, S. 2; Weth et al., 2022, S. 8). Insbesondere wenn die Mangelernährung mit einer zu geringen Energiezufuhr einhergeht, besteht zusätzlich die Gefahr von

Untergewicht respektive einer **Unterernährung** (Munteanu & Schwartz, 2022, S. 2). Die Folgen für das Immunsystem können gravierend sein, da mangelernährte Menschen auf die Dauer anfälliger für Infektionen werden (Munteanu & Schwartz, 2022, S. 2). Beispiele für Gruppen mit einem hohen Risiko für eine Mangelernährung sind Menschen im hohen Lebensalter, Menschen mit bestimmten Erkrankungen wie z. B. Tumorerkrankungen, chronisch entzündliche Darmerkrankungen und Kurzdarmsyndrom. Auch Menschen mit einer einseitigen Ernährungsweise, nach Adipositaschirurgie und mit chronischem Alkoholmissbrauch gehören zu den Risikogruppen für eine Mangelernährung (Serón-Arbeloa et al., 2022, S. 11). Zunächst verwunderlich mag erscheinen, dass adipöse Menschen ebenfalls von einem erhöhten Risiko für einen Nährstoffmangel betroffen sein können. Dieser betrifft insbesondere das Vitamin D. Da Vitamin D fettlöslich ist, wird es im Körperfettgewebe gespeichert und steht dem Körper nicht mehr ausreichend für die Versorgung zur Verfügung (Fiamenghi & Mello, 2021, S. 274).

Am schwersten ist das Immunsystem beeinträchtigt, wenn eine Mangelernährung in Kombination mit einer **Eiweiß-Energieunterversorgung** auftritt (Serón-Arbeloa et al., 2022, S. 11). In diesem Fall ist es in aller Regel zudem nicht möglich, Mikronährstoffe in ausreichenden Mengen zuzuführen. Typisch für diese schwere Form der Mangelernährung ist ein Verlust an Muskulatur und Körpergewicht. Die langfristige Folge ist ein Defizit an bestimmten Bausteinen und Regulationsfaktoren für die Komponenten des Immunsystems. Als Beispiel eignen sich die vorne erwähnten T-Lymphozyten. Bei einer Eiweiß-Energieunterversorgung wird ihre Bildung eingeschränkt und sie werden nur noch im geringeren Umfang gebildet. Dadurch werden die Abwehrkräfte geschwächt, genauer die T-Zell vermittelte Immunität und auch die Bildung von Zellen mit regulierenden Eigenschaften (regulatorische Zytokine) wird eingeschränkt (Poles et al., 2021, S. 356). Insbesondere bei Menschen im hohen Lebensalter und solchen, die vormals stark übergewichtig waren oder noch immer sind (sarkopene Adipositas) (Donini et al., 2022, S. 322; Volkert et al., 2011, S. 488), wird diese Form der Mangelernährung oft übersehen, weil sie rein äußerlich betrachtet normal- oder übergewichtig erscheinen. Problematisch ist dies, weil die Mangelernährung nicht nur das Immunsystem schwächt, sondern den Organismus insgesamt (Volkert et al., 2011, S. 492). Dadurch verlängern sich häufig die Dauer bei Krankheiten und die Genesungsdauer.

2.2 Auswirkungen von Fehlernährung

Eine Fehlernährung kann das Immunsystem negativ beeinträchtigen, was sich am Beispiel von **Übergewicht** und **Adipositas** abbilden lässt. Im Fettgewebe, vor allem im Bauchraum, werden bei normalgewichtigen Menschen u. a. entzündungshemmende Immunzellen wie z. B. Makrophagen gebildet (Ying et al., 2021, S. 1ff.). Es besteht also eine enge Zusammenarbeit zwischen Fettgewebe und Immunsystem. Bei Übergewicht und Adipositas kann die Zusammensetzung der Immunzellen teils stark verändert sein. Zu den Folgen gehören die Neigung zu silenten, nichtschmerzenden Entzündungen und eine Schwächung des Körpers durch eine permanente Abwehrsituation (Serón-Arbeloa et al., 2022, S. 11). Weiterhin besteht eine Verbindung mit einer erhöhten Durchlässigkeit der Darmschleimhaut (Leaky-Gut) bei Übergewicht und Adipositas etwa durch eine bakterielle Fehlbesiedelung des Darms. Nachgewiesen wurde in Tierstudien, dass infolge der gesteigerten Durchlässigkeit der Darmschleimhaut vermehrt potenziell entzündungsfördernde Substanzen (z. B. Zytokine und Chemokine) im Körper zirkulieren und die Gefahr der Einwanderung von Toxinen in den Körperkreislauf steigt (vgl. Wiertsema et al., 2021, S. 2–3). Als Folge steigt die Gefahr von silenten Entzündungen und Infektanfälligkeit an (García-Montero et al., 2021, S. 32).

Hinzu kommt, dass die normale Funktion des Immunsystems auch ggf. bei ernährungsassoziierten Erkrankungen (z. B. Diabetes mellitus Typ 2, nichtalkoholische Fettleber) beeinträchtigt sein kann (García-Montero et al., 2021, S. 33). Ist ein Mensch normalgewichtig und isst sowie trinkt dieser vollwertig, so besteht eine höhere Wahrscheinlichkeit, dass das Immunsystem intakt ist (Serón-Arbeloa et al., 2022, S. 2).

3 Fazit und Implikationen für die Praxis

Ein funktionierendes Immunsystem ist essenziell für die Gesundheit und wird maßgeblich durch eine langfristig ausgewogene, vollwertige Ernährung beeinflusst. Entscheidend ist dabei nicht das gelegentliche Essverhalten, sondern dauerhafte Ernährungsmuster. Nährstoffe wie Proteine, bestimmte Fettsäuren, Vitamine und Mineralstoffe sind integrale Bestandteile für eine stabile Immunabwehr. Eine Fehlernährung – ob durch Mangel oder Überfluss – schwächt die Abwehrkräfte und erhöht die Krankheitsanfälligkeit. Besonders kritisch ist eine unerkannte Mangelernährung bei älteren und adipösen Menschen. Präventive Ernährungsempfehlungen und gezielte Public-Health-Maßnahmen sind daher zentrale Bausteine zur Förderung der gesunden Bevölkerung.

Für die Praxis lassen sich beispielhaft folgende Maßnahmen ableiten.

- **Förderung vollwertiger Ernährung in der Gemeinschaftsverpflegung**: Einführung verbindlicher Standards für Kitas, Schulen, Betriebe, Krankenhäuser und Senioreneinrichtungen auf Basis der DGE-Qualitätsstandards. Ziel ist die Sicherstellung einer nährstoffreichen, ausgewogenen Ernährung, um die normale Funktion des Immunsystems zu unterstützen.
- **Menüplanung und Fortbildung des Küchenpersonals**: Schulung von Mitarbeitenden in der Gemeinschaftsverpflegung zum Einfluss der Ernährung auf das Immunsystem. Ziel ist es, eine verbesserte und gezielte Lebensmittelauswahl und -zubereitung zu erreichen, insbesondere bei vulnerablen Gruppen, z. B. Kinder und ältere Menschen.
- **Regulierende Maßnahmen gegen „Westliche Ernährung"**: Einführung von Werbebeschränkungen für nährstoffarme, zuckerreiche Lebensmittel und im Gegenzug Einführung von Steueranreizen für gesundheitsfördernde Lebensmittel. Ziel ist es, Rahmenbedingungen zu schaffen, um einen normalen Ernährungszustand respektive eine normale Immunabwehr zu haben.
- **Niedrigschwellige Ernährungsbildung für die Bevölkerung**: Entwicklung und Umsetzung kommunaler Ernährungsbildungsangebote z. B. Vorträge, Workshops und Kochkurse. Ziel ist die Steigerung der Kompetenz zu Ernährung und Immunabwehr, damit gesunde Menschen und Menschen besonderen Ernährungsanforderungen, z. B. im Leis-

tungssport, bei bestimmten chronischen Erkrankungen und bei Arzneimitteleinnahmen eine langfristig gesundheitsfördernde Ernährung im Alltag umzusetzen.

- **Screening und Monitoring von Risikogruppen**: Prüfen des Ernährungszustands und der Körperzusammensetzung, u. a. durch BIA-Messung, Bestimmung des BMI, Taillenumfang und Nährstoffstatus insbesondere bei vulnerablen Gruppen. Ziel ist es, eine Fehlernährung oder Mangelernährung frühzeitig zu erkennen und gezielte Gegenmaßnahmen einleiten zu können, damit die normale Funktion des Immunsystems erhalten bleibt.

Autorin

Prof. Dr. Nadine Berling
Fachbereich Public Health und Umweltgesundheit,
APOLLON Hochschule der Gesundheitswirtschaft, Bremen, Deutschland
E-Mail: nadine.berling@apollon-hochschule.de

Literatur

Ao, T., Kikuta, J., & Ishii, M. (2021). The Effects of Vitamin D on Immune System and Inflammatory Diseases. Biomolecules, 11(11), 1–9. https://doi.org/10.3390/biom11111624

Deutsche Gesellschaft für Ernährung (DGE) (o. J.). Lebensmittelbezogene Ernährungsempfehlungen der DGE: Ausgewählte Fragen und Antworten. https://www.dge.de/gesunde-ernaehrung/faq/lebensmittelbezogene-ernaehrungsempfehlungen-dge/

Deutsche Gesellschaft für Ernährung (DGE) (Hrsg.) (2019). *14. DGE-Ernährungsbericht.* Bonn: Deutsche Gesellschaft für Ernährung.

Donini, L. M., Busetto, L., Bischoff, S. C., Cederholm, T., Ballesteros-Pomar, M. D., Batsis, J. A., Bauer, J. M., Boirie, Y., Cruz-Jentoft, A. J., Dicker, D., Frara, S., Frühbeck, G., Genton, L., Gepner, Y., Giustina, A., Gonzalez, M. C., Han, H.-S., Heymsfield, S. B., Higashiguchi, T., ... Barazzoni, R. (2022). Definition and Diagnostic Criteria for Sarcopenic Obesity: ESPEN and EASO Consensus Statement. *Obesity Facts, 15*(3), 321–335. https://doi.org/10.1159/000521241

Fiamenghi, V. I., & Mello, E. D. (2021). Vitamin D deficiency in children and adolescents with obesity: a meta-analysis. *Jornal de pediatria, 97*(3), 273–279. https://doi.org/10.1016/j.jped.2020.08.006

García-Montero, C., Fraile-Martínez, O., Gómez-Lahoz, A. M., Pekarek, L., Castellanos, A. J., Noguerales-Fraguas, F., Coca, S., Guijarro, L. G., García-Honduvilla, N., Asúnsolo, A., Sanchez-Trujillo, L., Lahera, G., Bujan, J., Monserrat, J., Álvarez-Mon, M., Álvarez-Mon, M. A., & Ortega, M. A. (2021). Nutritional Components in Western Diet Versus Mediterranean Diet at the Gut Microbiota-Immune System Interplay. Implications for Health and Disease. *Nutrients, 13*(2), 699. https://doi.org/10.3390/nu13020699

Hauner, H., Beyer-Reiners, E., Bischoff, G., & Breidenassel, C. (2019). Leitfaden Ernährungstherapie in Klinik und Praxis (LEKuP). *Aktuelle Ernährungsmedizin, 44*, 384–419. https://doi.org/10.1055/a-1030-5207

Mazziotta, C., Tognon, M., Martini, F., Torreggiani, E., & Rotondo, J. C. (2023). Probiotics Mechanism of Action on Immune Cells and Beneficial Effects on Human Health. *Cells, 12*(1), 184. https://doi.org/10.3390/cells12010184

Munteanu, C., & Schwartz, B. (2022). The relationship between nutrition and the immune system. *Frontiers in nutrition*, 9, 1082500. https://doi.org/10.3389/fnut.2022.1082500

Poles, J., Karhu, E., McGill, M., McDaniel, H. R., & Lewis, J. E. (2021). The effects of twenty-four nutrients and phytonutrients on immune system function and inflammation: A narrative review. *Journal of clinical and translational research, 7*(3), 333–376. http://dx.doi.org/10.18053/jctres.07.202103.004

Serón-Arbeloa, C., Labarta-Monzón, L., Puzo-Foncillas, J., Mallor-Bonet, T., Lafita-López, A., Bueno-Vidales, N., & Montoro-Huguet, M. (2022). Malnutrition Screening and Assessment. *Nutrients, 14*(12), 2392. https://doi.org/10.3390/nu14122392

Suardi, C., Cazzaniga, E., Graci, S., Dongo, D., & Palestini, P. (2021). Link between Viral Infections, Immune System, Inflammation and Diet. *International Journal of Environmental Research and Public Health, 18*(5), 2455. https://doi.org/10.3390/ijerph18052455

Veiga, G. R. S., Padilha, B. M., Bueno, N. B., Santos, J. R. L., Nunes, L. F., Toledo Florencio, T. M. M., & de Carvalho Lima, M. (2022). Salutogenesis, nutritional status and eating behaviour: a systematic review. *Public health nutrition, 25*(9), 2517–2529. https://doi.org/10.1017/S1368980021004444

Venter, C., Eyerich, S., Sarin, T., & Klatt, K. C. (2020). Nutrition and the Immune System: A Complicated Tango. *Nutrients, 12*(3), 818. https://doi.org/10.3390/nu12030818

Volkert, D., Bollwein, J., Diekmann, R., & Sieber, C. (2011). Die Rolle der Ernährung bei der Entstehung von Sarkopenie und Frailty. *Ernährungs Umschau, 58*(9), 486–493. https://doi.org/10.4455/eu.2011.957

Weyh, C., Krüger, K., Peeling, P., & Castell, L. (2022). The Role of Minerals in the Optimal Functioning of the Immune System. *Nutrients, 14*(3), 644. https://doi.org/10.3390/nu14030644

Wiertsema, S. P., van Bergenhenegouwen, J., Garssen, J., & Knippels, L. M. J. (2021). The Interplay between the Gut Microbiome and the Immune System in the Context of Infectious Diseases throughout Life and the Role of Nutrition in Optimizing Treatment Strategies. *Nutrients, 13*(3), 886. https://doi.org/10.3390/nu13030886

Ying, W., Fu, W., Lee, Y. S., & Olefsky, J. M. (2020). The role of macrophages in obesity-associated islet inflammation and β-cell abnormalities. Nature reviews. *Endocrinology, 16*(2), 81–90. https://doi.org/10.1038/s41574-019-0286-3

Kapitel 5 | Mikrobiom und Ernährung

Karin Buchart

Zusammenfassung | Die DNA-Sequenzierung hat einen völlig neuen Einblick in das Mikrobiom eröffnet. Neben genetischen Faktoren, Alter, Umwelteinflüssen und Lebensstilfaktoren hat die Ernährung einen wesentlichen Einfluss. Das Spektrum der Präbiotika und die Diversität von pflanzlichen Lebensmitteln sind maßgebliche Faktoren für eine gesundheitsfördernde Modulation des Mikrobioms im Colon und haben damit eine hohe Relevanz für den Bereich Public Health.
Zudem hat die Lebensmittelzubereitung maßgeblichen Einfluss. Naturbelassene, unerhitzte pflanzliche Lebensmittel bringen lebende Mikroben in die Speisen, langes Kochen modifiziert Kohlenhydrate und erhöht oft ihren präbiotischen Wert. Gewürze und Kräuter lenken die Symbiose im Darm durch sekundäre Pflanzenstoffe. Der Lebensraum der Mikroorganismen auf der Schleimhaut wird durch Alkohol, Salz, Zucker und Lebensmittelzusatzstoffe beeinflusst, diese Zutaten wirken mengenabhängig antimikrobiell. Ein diverses Mikrobiom erhöht die Bioverfügbarkeit von Nährstoffen und sekundären Pflanzenstoffen und hilft, Toxine abzubauen.

Schlüsselwörter | Mikrobiom, Mikrobiota, Präbiotika, Probiotika, Postbiotika

1 Hintergründe: Definitionen

Das **Mikrobiom** ist eine mikrobielle Gemeinschaft in ihrem definierten Lebensraum. Dazu gehören Bakterien, Archaeen, Pilze, Algen und andere mikroskopisch kleine Lebewesen. Es ist ein dynamisches und interaktives Mikro-Ökosystem, das in ein Makro-Ökosystem einschließlich eukaryontischer Wirte integriert ist und Bedeutung für deren Gesundheit hat. Auch Metaboliten der Mikroben zählen zum Mikrobiom (Berg et al., 2020, S. 17). Beispielsweise hat es eine unterstützende Funktion des Immunsystems und der Synthese von Vitaminen (den Besten et al., 2013, S. 2327–2328).

Das Mikrobiom spielt im Hinblick auf die Gesundheit in allen Lebensphasen eine Rolle – ab der Geburt bis ins hohe Lebensalter (Schoultz et al., 2025, S. 563). Da für die Gruppe der Erwachsenen ausreichend wissenschaftliche Daten zur diätetischen Beeinflussung des Mikrobioms vorliegen, liegt der Fokus in diesem Beitrag auf dieser Zielgruppe.

Vom Mikrobiom abzugrenzen ist die **Mikrobiota**. Sie besteht aus lebenden Mikroorganismen wie Bakterien, Archaeen, Pilzen und Algen. Phagen (Bakterienfresser), Viren, Prionen (proteinaceous infectious particles), Viroide (Pflanzenpathogene) und freie DNA werden nicht als lebend betrachtet und gehören deshalb nicht zur Mikrobiota (Berg et al., 2020, S. 6; Marchesi & Ravel, 2015, S. 1).

Das **Metagenom** umfasst Genome und Gene einer Mikrobiota. Diese Daten werden durch Shotgun-Sequenzierung von DNA gewonnen (Marchesi & Ravel, 2015, S. 1).

Im Kontext der Mikrobiota sind zudem die **a-Diversität und b-Diversität** von Bedeutung.

Die a-Diversität beschreibt die Vielfalt der Mikroorganismen in einer Probe. Dazu werden verschiedene Kennzahlen erhoben: Species Richness (Artenreichtum), Shannon-Index (Artenanzahl und deren Verteilung, Gleichmäßigkeit der Verteilung), Simpson-Index (Dominanz von Arten) und Chao1-Index (Schätzung der tatsächlichen Artenzahl).

Die β-Diversität beschreibt die Vielfältigkeit der Bakteriengemeinschaften und die Veränderungen der Zusammensetzung im Laufe der Zeit und in unterschiedlichen Räumen (Whipps et al., 1988, S. 161–187). Diversitätskennzahlen beschreiben die Vielfalt der Mikroben in verschiedenen Zusammenhängen. Die Diversität der Mikroben einer Mikrobiota ist für gesundes

Altern wichtiger als die Menge der gesundheitsfördernden Probiotika (Badal et al., 2020, S. 20; Yatsunenko et al., 2012, S. 223).

Eine weitere Substratgruppe, die für die Mikrobiota eine wichtige Rolle spielt, sind **Präbiotika**. Es handelt sich um Kohlenhydrate, Polyphenole und in konjugierte Fettsäuren umwandelbare mehrfach ungesättigte Fettsäuren, die selektiv von den Mikroorganismen des Wirts genutzt werden und einen gesundheitlichen Nutzen bringen. Sie werden vorrangig oral verabreicht, können aber auch äußerlich angewendet werden. Der gesundheitliche Nutzen betrifft vor allem den Gastrointestinaltrakt, Herz-Kreislauf-System, die psychische Gesundheit und das Knochensystem (Gibson et al., 2017, S. 7). Für das Darmmikrobiom verwertbare Substrate werden auch als microbiota-accessible carbohydrates, MACs, bezeichnet (Stehle & Ellinger, 2024, S. 481), obwohl diese Bezeichnung nur Kohlenhydrate erfasst.

Fermentierte Lebensmittel und Probiotika

Die International Scientific Association of Probiotics and Prebiotics (ISAPP) definierte den Begriff (frei übersetzt) „Fermentierte Lebensmittel als Lebensmittel, die durch erwünschtes mikrobielles Wachstum und enzymatische Umwandlung von Lebensmittelbestandteilen hergestellt werden“ (Marco et al., 2021, S. 197). Einen Überblick mit Beispielen für fermentierte und nicht-fermentierte Lebensmittel liefert ⟶ Tab. 5.1. Dabei können die Mikroben aus natürlichen Quellen stammen oder kontrolliert zugesetzt werden. Enzyme alleine reichen nicht aus, um ein Lebensmittel als fermentiert einzustufen. Mikrobielles Verderben von Lebensmitteln ist nicht erwünscht und deshalb aus der Definition ausgeschlossen (Marco et al., 2021, S. 197).

Fermentierte Lebensmittel sollen nur dann als probiotikahaltig bezeichnet werden, wenn es Belege für die gesundheitsfördernde Wirkung der Mikroorganismen gibt. Am häufigsten spielen Milchsäurebakterien (Laktobacillen, LAB) und Bäcker- oder Bierhefe (Saccharomyces cerevisiae) bei Lebensmittelfermentationen eine Rolle.

Fermentierte Lebensmittel können die Gesundheit positiv beeinflussen. Sie erhöhen die Bioverfügbarkeit von Nährstoffen, modulieren das Immunsystem und bringen gesundheitsfördernde bioaktive Substanzen mit.

fermentierte Lebensmittel mit lebenden Mikroorganismen	fermentierte Lebensmittel ohne lebende Mikroorganismen	nicht fermentierte Lebensmittel
Joghurt, Sauermilch, Buttermilch, Schmand, unerhitzter Milchkefir, unerhitzter Wasserkefir, unerhitzter Kombucha, unerhitzte Biere, viele Käsesorten, unerhitztes fermentiertes Gemüse wie Sauerkraut, Kimchi u. a., unerhitzte Salami u. a., Miso, Natto, Tempeh	Sauerteigbrot, manche Käsesorten, pasteurisierte fermentierte Gemüse, pasteurisierte Sojasauce, pasteurisierter Essig, Wein, die meisten Biere, geröstete Kaffeebohnen, geröstete Kakaobohnen	chemisch gesäuertes Brot, frische Wurst, chemisch hergestellte Sojasauce, in Essig eingelegtes Gemüse, gesalzenes und gepökeltes Fleisch

Tab. 5.1: Klassifikation von fermentierten Lebensmitteln (zit. nach Marco et al., 2021, S. 198)

Synbiotika, Postbiotika, kurzkettige Fettsäuren und kommensale Bakterien

Weitere Schlüsselbegriffe, die im Mikrobiomkontext von Bedeutung sind, sind **Synbiotika**, **Postbiotika**, **kurzkettige Fettsäuren** und **kommensale Bakterien**. Die ISAPP definiert den Begriff Synbiotika als eine Mischung von lebenden Mikroorganismen und Substraten, die von Wirtsorganismen selektiv genutzt werden (Präbiotika) und dem Wirt einen gesundheitlichen Nutzen bringen (Salminen et al., 2021, S. 649).

In Abgrenzung von den Synbiotika sind Postbiotika gemäß ISAPP-Definition unbelebte Mikroorganismen und/oder ihren Bestandteilen, die dem Menschen gesundheitlichen Nutzen bringen (Salminen et al., 2021, S. 651).

Demnach können Postbiotika sowohl eine therapeutische als auch eine ernährungsphysiologisch gesundheitsfördernde Relevanz haben.

Eine weitere Gruppe, die das Mikrobiom beeinflusst, sind kurzkettige Fettsäuren, sogenannte *short-chain-fatty-acids* (SCFA), also Metabolite des Mikrobioms aus Präbiotika. Sie entstehen, indem Mikroben aus Präbiotika Butyrate (Salze der Buttersäure), Acetate (Salze der Essigsäure) und Propionate (Salze der Propionsäure) freisetzen. SCFA dienen den Mikroben als Energiequelle und den Darmzellen als Bausteine für die Darmschleimhaut (Mukosa).

Der Begriff kommensale Bakterien wird wissenschaftlich kontrovers diskutiert. Da sich die Mikroben im gesunden Körper überwiegend von unverdaulichen Ballaststoffen ernähren und nicht mit dem Wirtsorganismus um Nahrung konkurrieren, ist der Begriff eher unzutreffend. Eubiose und Dysbiose sind Begriffe, die in Zusammenhang mit der Mikrobiota häufig verwendet, jedoch nicht exakt definiert sind (Riccio & Rossano, 2020, S. 3263).

2 Hintergründe: Physiologische Relevanz des Mikrobioms

Schleimhaut und Haut betreiben gemeinsam mit deren Mikrobiota den Stoffwechsel. Die Mikroorganismen, vor allem im Darm, sind eine lebendige Population mit einer hohen Stoffwechselaktivität, die eine symbiotische Beziehung zum Wirt hat und mit ihm in intensiver Wechselwirkung steht. Die besondere Stärke der Mikroben ist ihre Flexibilität und Anpassungsfähigkeit. Sie sind sehr einfach aufgebaut aus einer einzelnen Zelle ohne Zellkern, in dem die DNA im Zytoplasma schwimmt. Eukaryonten haben einen komplexen Zellaufbau mit Zellkern (Tiere, Pflanzen und Pilze).

a. Einflüsse der Mikrobiota

Auf endokriner, neuronaler, immunologischer und metabolischer Ebene laufen intensive Wechselwirkungen zwischen Mikrobiota und Wirtsorganismus ab, die für die Gesundheit des Wirtes Bedeutung haben. Über Jahrtausende hat sich eine aufeinander abgestimmte symbiotische Beziehung entwickelt (Riccio & Rossano, 2020, S. 3267). Die Intensität der Stoffwechselaktivität zeigt sich anschaulich am Beispiel von Cytochrom-P450-Enzymen: der menschliche Organismus verfügt über 57, die Mikrobiota über etwa 3000 Cytochrom-P450-Enzyme (Riccio & Rossano, 2020, S. 3265).

b. Bioverfügbarkeit von Nährstoffen und Pflanzenwirkstoffen

Darmmikrobiom, Nährstoffe und Gesundheit des Wirtes stehen in enger, jedoch komplexer Verbindung, wobei die Ernährung ein Einflussfaktor von vielen auf das Mikrobiom ist. Eine diverse Mikrobiota beeinflusst die Bioverfügbarkeit von Nährstoffen und sekundären Pflanzenwirkstoffen positiv (Fan et al., 2023, S. 2501).

Organe	Interaktionen
Darm	• optimale Funktion der Darmbarriere • Aufbau und Erhaltung der Schleimhaut • Abwehr von Krankheitserregern • Produktion von Vitaminen • Produktion von Neurotransmittern NT • Produktion von kurzkettigen Fettsäuren SCFA • Energiegewinnung aus MACs • Energiegewinnung aus Polyphenolen • Bereitstellung von Enzymen • Stoffwechselreaktionen in Zusammenarbeit mit dem Wirt
Leber	• Optimierung der Entgiftungsfunktion • Biotransformation von Medikamenten, Xenobiotika • Biotransformationen von Lebensmittel- und Arzneimittelzusatzstoffen
Haut	• optimale Funktion der Hautbarriere • Aufrechterhaltung des pH-Wertes der Haut • Regulation des Immunsystems der Haut • Abbau von Hautlipiden und Schweiß • Produktion von Vitaminen • Entgiftung von Toxinen • Schutz vor Hautschäden durch UV-Einflüsse • verbessert die Wundheilung

Tab. 5.2: *Interaktionen der Mikrobiota in Organen* (Oh et al., 2014, S. 2; Riccio & Rossano, 2020, S. 3265)

c. Darm-Hirn-Achse

Die beiden Wege, die Darm und Gehirn verbinden, werden Darm-Hirn-Achse oder *Gut-Brain-Axis* (GBA) genannt. Sie verlaufen über den Vagusnerv und über die Blutbahn. Sie sind Kommunikationsachsen zwischen dem enterischen und zentralen Nervensystem. Der Darm arbeitet zum Großteil autark, er empfängt nur wenige Signale vom Gehirn, dagegen sendet er die zehnfache Menge an Signalen an das Gehirn.

Einige Signalmoleküle entstehen durch das Mitwirken des Mikrobioms. Gallensäuren stammen vom Wirt und werden in sekundäre Gallensäuren und Hormone umgebaut. Aminosäuren, Polysaccharide, vor allem Ballaststoffe, und Polyphenole kommen aus der Nahrung des Wirtes und werden von den Mikroorganismen verstoffwechselt. Daraus entstehen Neurotransmitter, SCFA und einfache Phenole (Mayer et al., 2022, S. 442). Aus SCFA bilden die Epithelzellen den Darmschleim. Wenn Ballaststoffe fehlen, ist die Schleimbildung eingeschränkt, der Darmschleim wird ausgedünnt und der Darm durchlässiger. Bakterien gelangen bis zu den Epithelzellen, was eine Immunreaktion auslösen kann. Auch chronischer Stress kann zu einer Ausdünnung des Darmschleims führen. Die Darmmikrobiota moduliert die Blut-Hirn-Schranke, wobei SCFA-produzierende Bakterien im Darm die Durchlässigkeit verringern (Mayer et al., 2022, S. 446). Demnach stehen sowohl die Darmgesundheit als auch die psychische Gesundheit in enger Verbindung mit dem Mikrobiom.

Die Aminosäure Tryptophan spielt eine wichtige Rolle für die Mikroben und nachfolgend für den menschlichen Stoffwechsel. Aus ihr entstehen Serotonin und Kynurenin. Über die Ernährung kann die Serotoninsynthese beeinflusst werden, weil die Mikrobiota auf den Baustein L-Tryptophan angewiesen ist und unsere Ernährung unterschiedliche Mengen an dieser essenziellen Aminosäure mitbringt (Bell et al., 2001, S. 399).

d. Veränderungen in den Lebensphasen

Die Entwicklung des Mikrobioms ist ungefähr in einem Alter von drei Jahren abgeschlossen. Umweltfaktoren, Ernährung oder Antibiotika können sie verzögern. Die vorherrschenden Kulturen im menschlichen Darm sind Firmicutes und Bacteroides (Wilson et al., 2020, S. 726). Die Bedeutung einzelner Kulturen wird jedoch zunehmend weniger wichtig eingestuft und die Vielfalt der mikrobiellen Besiedelung tritt in den Vordergrund. Das Mikrobiom ist auch direkt an der Reifung und Funktion des Zentralnervensystems beteiligt.

Es zeigt sich, dass eine hohe Diversität der Mikroben im Alter mit weniger Entzündungsreaktionen und weniger Stoffwechselerkrankungen korreliert. Ein vielfältiges Darmmikrobiom ist weniger störungsanfällig gegenüber Erkrankungen und anderen Einflüssen und wird als Marker für gesunde Langlebigkeit diskutiert (Badal et al., 2020, S. 18).

e. Bedeutung der Mikrobiota für Immunsystem und Gesundheitsförderung

Therapien, die die Darmmikrobiota verbessern, können Symptome und Entzündungsfaktoren bei Autoimmunerkrankungen reduzieren (Zöliakie, Systemischer Lupus erythematodes und Lupus nephritis, juvenile idiopathische Arthritis, Psoriasis, Fibromyalgie, Sklerodermie, Multiple Sklerose,

Diabetes mellitus Typ 1, Morbus Crohn und Colitis ulcerosa) (Zeng et al., 2024, S. 1). Der Zusammenhang zwischen einem hochdiversen Mikrobiom und gesundem Altern wurde mehrfach dargestellt und er betont den gesundheitsfördernden Einfluss des ausgewogenen Mikrobioms (Badal et al., 2020, S. 18; Yatsunenko et al., 2012, S. 223).

Bei psychischen Erkrankungen ist die Zusammensetzung des Mikrobioms verändert. Diese Veränderungen könnten bereits in der frühesten Kindheit angelegt werden. In den ersten drei Lebensjahren ist das Mikrobiom durch Ernährung und Stress individuell stark modulierbar, bevor es in die stabilere Phase übergeht, die möglichst bis ins hohe Alter erhalten werden soll (Refisch & Walter, 2023, S. 1008).

3 Wechselwirkungen zwischen Ernährung und Mikrobiota

Alles, was durch unseren Verdauungstrakt geht, beeinflusst in unterschiedlicher Intensität die Mikrobiota. Dementsprechend spielt Ernährung die Hauptrolle, Medikamente und Umweltfaktoren mischen sich ebenfalls ein. Der Einfluss der Ernährung hängt maßgeblich von der Qualität der Zutaten, den Zubereitungsarten und Kombinationen ab.

a. Bedeutung der Ernährung für das Mikrobiom

Ernährung und Ernährungsumstellungen zeigen einen deutlichen Einfluss auf die Zusammensetzung der Mikroorganismen und auf die Produktion von Fermentationsprodukten im Verdauungstrakt (Frame et al., 2020, S. 1794; Wilson et al., 2020, S. 726). Präbiotika, das Verhältnis von Fetten, Kohlenhydraten und Proteinen untereinander, das Fettsäurespektrum und sekundäre Pflanzenstoffe beeinflussen das Mikrobiom (Stehle & Ellinger, 2024, S. 481). Die Menge und Art der Kohlenhydrate und Ballaststoffe sowie der Konsum von fermentierten Speisen und Getränken modulieren das Mikrobiom. In einer italienischen Langzeitstudie konnten diese Effekte der Essensgewohnheiten dargestellt werden (Si et al., 2022, S. 885). Die Zusammensetzung des Mikrobioms hängt stark mit der Lebensmittelauswahl zusammen und weniger mit dem Nährstoffprofil (Johnson et al., 2019, S. 799–800).

b. Einflüsse der Zubereitung

Kochen verändert die chemischen Eigenschaften der Lebensmittel und hat ebenfalls Einfluss auf die Zusammensetzung des Mikrobioms. Rohe pflanzliche Lebensmittel gelangen in wesentlich größerem Umfang bis ins Colon, wo rohe pflanzliche Stärke teilweise von den Darmmikroben abgebaut wird. Langes Kochen kann auch vorteilhaft für ein diverses Mikrobiom sein, und zwar immer dann, wenn wasserlösliche Ballaststoffe Hitze und Zeit zum Quellen brauchen und dadurch ihren präbiotischen Wert erhöhen. Beispiele dafür sind eine lang gekochte Karottensuppe oder eine Suppe mit Zwiebeln, wo Pektin, spezielle Oligosaccharide oder Inulin eine Rolle spielen. Die

Unterschiede zeigen sich auch zwischen kurz- und langgekochten Speisen (Bragazzi et al., 2024, S. 1–2; Pérez-Burillo et al., 2018, S. 11500–11501).

Beim Fermentieren von Lebensmitteln werden Prozesse, die in ähnlicher Weise auch im Darm ablaufen, bereits vorher aktiviert. Lebende Mikroben werden an Zahl und Vielfalt vermehrt. Meistens senkt der Fermentationsprozess den pH-Wert, das schafft ein gutes Milieu für Lactobacillen und die Haltbarkeit steigt. Dabei werden Kohlenhydrate zu Säuren abgebaut, Proteine gespalten und Fette stabilisiert. Durch das Zerlegen von großen Molekülen entstehen kleinere, aromatische und meistens schmackhafte Verbindungen. Nährstoffe und sekundäre Pflanzenstoffe können leichter vom Darm ins Blut aufgenommen werden. Fermentierte Lebensmittel liefern in unerhitzter Form lebende Mikroorganismen in großer Vielfalt.

c. Einfluss auf die Diversität

Das *American Gut Project*, ein großangelegtes *Citizen Science Project* mit einem Sample von mehreren Tausend Personen, zeigt, dass die Pflanzenvielfalt einen Einfluss auf die Diversität des Darmmikrobioms hat. Daraus ist die Empfehlung für den Verzehr von mehr als 30 verschiedenen Pflanzen pro Woche entstanden (McDonald et al., 2018, S. 9). Unterschiedliche Bakterien sind auf verschiedene Kohlenhydratverbindungen spezialisiert, deshalb bietet eine Pflanzenvielfalt Energie für eine Vielfalt an Mikroben und steigert diese (Wicaksono et al., 2023, S. 6). Eine hohe Vielfalt an verschiedenen pflanzlichen Lebensmitteln garantiert demnach eine hohe Vielfalt an unterschiedlichen Kohlenhydratbausteinen, die wiederum eine Vielfalt an mikrobiellen Gemeinschaften entwickeln (Cummings & Macfarlane, 1991, S. 451).

Wildkräuter, alte Obst- und Gemüsesorten bieten oft eine höhere Vielfalt an löslichen Ballaststoffen, Pflanzenschleimen und Polyphenolen als neuere, auf Ertrag gezüchtete Formen. Auch dadurch kann die Diversität an mikrobiellen Kulturen im Darm erhöht werden.

Zudem spielt die Qualität der pflanzlichen Lebensmittel eine Rolle. Ökologisch produzierte pflanzliche Lebensmittel zeigen ein wesentlich diverseres Spektrum und eine gleichmäßigere Verteilung von Mikroorganismen. Die Empfehlung *from leaf to root* ist mikrobenfreundlich, weil an den unterschiedlichen Pflanzenteilen unterschiedliche Kulturen leben. Am Beispiel des Apfels ist dies deutlich zu sehen: Fruchtfleisch, Schale und Kerngehäuse sind unterschiedliche Lebensräume für Mikroben (Wassermann et al., 2019, S. 9).

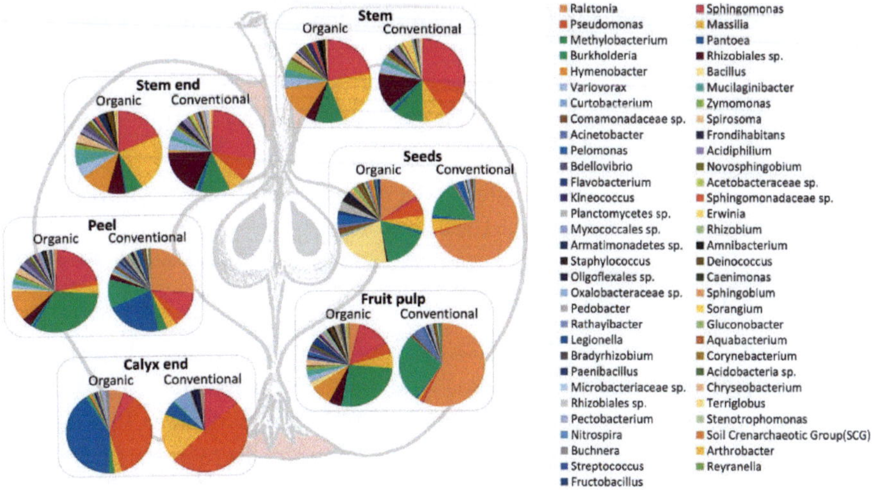

Abb. 5.1: Mikrobenbesiedelung von ökologisch und konventionell produzierten Äpfeln (zit. nach Wassermann et al., 2019, S. 9)

d. Zusammenhänge zwischen Nährstoffversorgung und Mikrobiom

Das Darmmikrobiom ist an der Synthese von β-Carotin (Vorstufe von Vitamin A) und dem Vitamin B Komplex, vor allem Vitamin B_6, Folsäure und Vitamin B_{12}, beteiligt. Vitamin B_{12} wird besonders von Propionibakterium freudenreichii, Listeria innocua und Lactobacillus reuteri gebildet. Die Mikrobiota zerlegt Proteine in kleinere Bruchstücke, die besser bioverfügbar sind und an Allergenität verlieren. Kleinere Proteinbruchstücke werden vom Immunsystem nicht mehr als körperfremd erkannt.

Die Mikrobiota hat beachtlichen Einfluss auf die Bioverfügbarkeit der Nahrung und auf den Stoffwechsel, ein Faktor, der in der Ernährungswissenschaft und Gesundheitsförderung noch kaum beachtet wird. Die Mikrobiota der Nahrungsmittel und Speisen modifiziert deren Düfte und Geschmäcker. Sobald wir essen, mischt sich die Mikrobiota unserer Schleimhaut in die Verwertung von Nährstoffen, Pflanzenwirkstoffen, Zusatzstoffen und Arzneimittel ein. Das Colon ist dabei der intensivste Arbeitsplatz der Mikroben. Dort zerlegen sie vor allem jene Nahrungsbestandteile, die noch unverdaut sind, in kleinere Zuckermoleküle als Energiequelle, kurzkettige Fettsäuren für ein gutes Milieu und Gase. Die Umwegrentabilität für den Wirt liegt in einer gesunden und dichten Schleimschicht im Darm und in einem funktionierenden und entzündungshemmenden Stoffwechsel (Valencia et al., 2025, S. 13).

e. Ballaststoffe und Präbiotika

Eine hohe Vielfalt an Ballaststoffen hat eine hohe Vielfalt an Mikroben im Colon zur Folge (Duncanson et al., 2024, S. 13).

Bedeutung fermentierter Lebensmittel

Fermentierte Lebensmittel wie Kombucha, Joghurt und Kimchi erhöhen die Diversität des Darmmikrobioms und reduzieren Entzündungsmarker (Wastyk et al., 2021, S. 10–12) und stellen damit einen wichtigen Beitrag zur Erhöhung der Mikrobiomvielfalt und Reduktion der Entzündungsneigung in der westlichen Ernährung.

Hochverarbeitete Lebensmittel, Zusatzstoffe und Medikamente

Ultrahochverarbeitete Lebensmittel erweisen sich als nachteilig für die Gesundheit. Direkte Zusammenhänge zwischen hochverarbeiteten Lebensmitteln konnten für 32 (71 %) Gesundheitsparameter in den Bereichen Mortalität, Krebs, Psyche, Respirationstrakt, Herz-Kreislauf, Gastrointestinaltrakt und Stoffwechsel festgestellt werden (Lane et al., 2024, S. 1).

Alkohol verändert das Mikrobiom qualitativ und quantitativ, wobei Menge und Dauer von Alkoholmissbrauch entscheidende Rollen spielen (Meroni et al., 2019, S. 2). Alkohol begünstigt entzündliche Prozesse auf der Darmschleimhaut. Zudem erhöht Alkohol die Permeabilität der Schleimhaut, was auch in Zusammenhang mit Nahrungsmittelallergien bereits beobachtet wurde. Derzeit werden die Analyse des Darmmikrobioms als diagnostisches Werkzeug bei alkoholbedingten Lebererkrankungen und die Beeinflussung des Mikrobioms mit Prä-, Pro- und Synbiotika als therapeutischer Ansatz diskutiert.

Zusatzstoffe in Lebensmitteln und Arzneimitteln beeinflussen das Darmmikrobiom zum Teil negativ. Konservierungsstoffe, Emulgatoren, künstliche Süßstoffe, Zuckeraustauschstoffe, Farbstoffe und Reinigungsmittel hemmen Wachstum und Entwicklung der Darmmikroben. Die Emulgatoren Carboxymethylcellulose und Polysorbat-80 sowie die Süßstoffe Sucralose, Saccharin und Aspartam induzierten Dysbiose (Duncanson et al., 2024, S. 7).

Antibiotikagaben stören das Mikrobiom längerfristig. Auch sechs Monate danach sind noch Irritationen feststellbar (Falony et al., 2018, S. 527).

Präbiotika

Gequollene oder gekochte Präbiotika können eine höhere präbiotische Qualität haben. Präbiotika sind fermentierbar, stimulieren das Probiotikawachstum und werden deshalb als gesundheitsfördernd eingestuft (→ Tab. 5.3).

Obwohl bei Darmproblemen Kostformen, die arm an FODMAPs (fermentable oligo-, di-, monosaccharides and polysols) sind, kurzfristige Erleichterung bringen, werden diese nicht dauerhaft empfohlen. Wenn komplexe Kohlenhydrate längerfristig fehlen, nimmt die Diversität der Mikroorganismen im Darm ab und gleichzeitig wird der Darm durchlässiger.

Die Fermentation von Pektin im Colon dauert zwischen 18 und 30 Stunden, verläuft aber unabhängig von der Struktur vollständig. Pektin moduliert die Darmmikrobiota spezifisch und fördert die Menge an SCFA (Pascale et al., 2022, S. 1). MACs und Polyphenole sind in den Pflanzen besonders im äußeren Bereich der Schalen lokalisiert.

präbiotische Lebensmittel	Kohlenhydrat-bausteine
Bohnen, Erbsen, Linsen	GOS Galactooligosaccharide: Galactose, Glucose, Lactose
Zwiebel, Bananen, Roggen, Hafer, Tomaten	FOS Fructooligosaccharide: Fructose (Fruchtzucker)
Artischocke, Lauch, Chicorée, Topinambur	Fructane (z. B. Inulin): Fructose (Fruchtzucker)
Milch, Honig, Gemüse, Früchte	Xylooligosaccharide: Xylose (Holzzucker)
grob geschrotetes Getreide, Leguminosen	physikalisch resistente Stärke: eingeschlossene Stärke
unreife Bananen, rohe Kartoffeln	resistente Stärkegranula: veränderte kristalline Struktur
am Vortag gekochte Kartoffeln, altbackenes Brot	retrogradierte Stärke: Veränderung durch Erhitzen und Abkühlen

präbiotische Lebensmittel	Kohlenhydrat-bausteine
Äpfeln, Karotten, Beeren, Quitten	Pektine: Galacturonsäure
Hafer, Haferkleie, Gerste, Pilze, Algen	β-Glukane: Glucose
Flohsamenschalen, Flohsamen	Xylose, Aarabinose, Galactose
Leguminosensamen (Guar, Johannisbrot)	Galactomannane: Mannose, Galactose
Leinsamen	Schleimstoffe: Galactose, Xylose, Galacturonsäure
Chia	Inulin, FOS
Eibischblüten, Eibischblätter	Schleimstoffe: Flavonoide, Kaffeesäurederivate
Malve	Schleimstoffe: Anthocyane
rote, violette und blaue Früchte	diverse Polyphenole
Bockshornsamen	Schleimstoffe: Trigonellin, Triglyceride

Tab. 5.3: Präbiotika (eigene Darstellung, modifiziert nach Stehle & Ellinger, 2024, S. 481; Sticher et al., 2015, S. 391)

Probiotika aus fermentierten Lebensmitteln

Im Rahmen des American Gut Project wurden die Daten einer umfangreichen Kohorte von fast 7.000 Probanden nach der Häufigkeit des Verzehrs von fermentierten Lebensmitteln ausgewertet. Sie wurden in zwei Gruppen eingeteilt: tägliche Konsumierer von Fermenten oder 3- bis 5-mal pro Woche und gelegentliche Fermente- Konsumierer und Nicht-Konsumierer. Das Mikrobiom der unterschiedlichen Gruppen zeigte einen statistisch signifikanten Unterschied zugunsten der fermentierten Lebensmittel. Im Stoffwechsel von Fermente-Essern fand sich mehr konjugierte Linolsäure (CLA) (Taylor et al., 2020, S. 1).

4 Fazit und Implikationen für die Praxis

Der gesundheitsfördernde Nutzen einer mikrobiomfreundlichen Ernährung im Hinblick auf chronische Erkrankungen ist hoch. Autoimmunerkrankungen sind innerhalb von 10 Jahren um 22 % in der Altersgruppe der Erwerbstätigen angestiegen (Deutsches Ärzteblatt, 2024). Diese Entwicklung unterstreicht die Bedeutung einer mikrobiomfreundlichen Ernährung in allen Lebensphasen und zeigt die Relevanz der Public Health Nutrition. Für die Bevölkerung lassen sich folgende praktische Empfehlungen und Maßnahmen ableiten, die z. B. im Rahmen von Workshops, Kochkursen, interaktiven Vorträgen (botanischer Garten, landwirtschaftlicher Betrieb) umgesetzt werden können.

- **Allgemeine Empfehlungen für eine mikrobiomfreundliche Ernährung:** Für die gesunde Bevölkerung können grundlegende Empfehlungen ausgesprochen werden. 1. vielfältige naturbelassene und pflanzliche Lebensmittel, 2. tägliche und vielseitige Präbiotika: lösliche Ballaststoffe und Polyphenole, 3. regelmäßig fermentierte Lebensmittel, 4. Zubereitung in Varianten: roh, unerhitzt fermentiert und lang gekocht.
- **Die Vielfalt pflanzlicher Lebensmittel:** Eine mikrobiomfreundliche Ernährung setzt sich aus einer hohen Vielfalt an pflanzlichen Lebensmitteln zusammen, die teilweise roh, teilweise fermentiert und teilweise gekocht, auch lang gekocht, sind. Präbiotika entfalten ihre Wirkung als MACs oft erst beim Quellen oder Kochen. Als Faustregel für die Pflanzenvielfalt gelten 30 Pflanzen pro Woche: Gemüse, Obst, Kräuter und Gewürze. Alte Obst- und Gemüsesorten und die Fülle an Kräutern, Wildkräutern und Gewürzen diversifizieren das Mikrobiom des Gastrointestinaltraktes.
- **Tägliche und vielseitige Präbiotika:** Vielseitige Nahrung für Mikroben bringt eine vielseitige Besiedelung des Darms. Beispiele sind Bohnen, Erbsen und Linsen, alle Arten von Kreuzblütlern: Kohlgemüse, Kressen, Rettiche, Radieschen, Zwiebeln, Lauch, Knoblauch, Haferflocken und andere Getreide, möglichst aus vollem Korn, Vollkornbrot mit langer Teigführung, bevorzugt aus fein vermahlenem Getreide, farbenfrohe Früchte, Leinsamen und andere Samen, Nüsse.

- **Vielfältige lebende Mikroben – Probiotika aus Fermenten:** Regelmäßig kleine Mengen von naturbelassenen, unerhitzten und fermentierten Lebensmittel wie Kombucha, Wasser- und Milchkefir, Joghurt, Buttermilch und andere Sauermilchprodukte, milchsauer vergorenes Gemüse (Sauerkraut, Kimchi) sorgen für eine diverse Mikrobiota.
- **Zubereitung in 3 Varianten: roh, unerhitzt fermentiert und lang gekocht:** Eine mikrobiomfreundliche Ernährung ist sichergestellt, wenn Speisen sowohl aus rohen Zutaten, rohen Fermenten, als auch aus lang gekochten Zubereitungen bestehen. Bei alten und kranken Menschen verschieben sich die Verhältnisse in Richtung lang gekocht, bei gesunden in Richtung roh und fermentiert. Auch fermentierte Lebensmittel werden durch langes Kochen noch leichter bekömmlich und sie liefern Postbiotika.

Autorin

Dr. Karin Buchart
Europäisches Institut für Angewandte Pflanzenheilkunde
E-Mail: karin@buchart.at

Literatur

Badal, V. D., Vaccariello, E. D., Murray, E. R., Yu, K. E., Knight, R., Jeste, D. V., & Nguyen, T. T. (2020). The Gut Microbiome, Aging, and Longevity: A Systematic Review. *Nutrients, 12*(12), 1–25. https://doi.org/10.3390/nu12123759

Bell, C., Abrams, J., & Nutt, D. (2001). Tryptophan depletion and its implications for psychiatry. *The British journal of psychiatry, 178*(5), 399–405. https://doi.org/10.1192/bjp.178.5.399

Berg, G., Rybakova, D., Fischer, D., Cernava, T., Vergès, M. C., Charles, T., Chen, X., Cocolin, L., Eversole, K., Corral, G. H., Kazou, M., Kinkel, L., Lange, L., Lima, N., Loy, A., Macklin, J. A., Maguin, E., Mauchline, T., McClure, R., ... Schloter, M. (2020). Microbiome definition re-visited: old concepts and new challenges. *Microbiome, 8*(1), 103. https://doi.org/10.1186/s40168-020-00875-0

Bragazzi, N. L., Del Rio, D., Mayer, E. A., & Mena, P. (2024). We Are What, When, And How We Eat: The Evolutionary Impact of Dietary Shifts on Physical and Cognitive Development, Health, and Disease. *Advances in nutrition, 15*(9), 100280. https://doi.org/10.1016/j.advnut.2024.100280

Cummings, J. H., & Macfarlane, G. T. (1991). The control and consequences of bacterial fermentation in the human colon. *The Journal of applied bacteriology, 70*(6), 443–459. https://doi.org/10.1111/j.1365-2672.1991.tb02739.x

den Besten, G., van Eunen, K., Groen, A. K., Venema, K., Reijngoud, D. J., & Bakker, B. M. (2013). The role of short-chain fatty acids in the interplay between diet, gut microbiota, and host energy metabolism. *Journal of lipid research, 54*(9), 2325–2340. https://doi.org/10.1194/jlr.R036012

Deutsches Ärzteblatt (2024). *Prävalenz von Autoimmunerkrankungen gestiegen.* https://www.aerzteblatt.de/news/praevalenz-von-autoimmunerkrankungen-gestiegen-6c16972c-7e2b-47f7-8f8a-836a4135b7c8

Duncanson, K., Williams, G., Hoedt, E. C., Collins, C. E., Keely, S., & Talley, N. J. (2024). Diet-microbiota associations in gastrointestinal research: a systematic review. *Gut microbes, 16*(1), 2350785. https://doi.org/10.1080/19490976.2024.2350785

Falony, G., Vieira-Silva, S., & Raes, J. (2018). Richness and ecosystem development across faecal snapshots of the gut microbiota. *Nature microbiology, 3*(5), 526–528. https://doi.org/10.1038/s41564-018-0143-5

Frame, L. A., Costa, E., & Jackson, S. A. (2020). Current explorations of nutrition and the gut microbiome: a comprehensive evaluation of the review literature. *Nutrition reviews, 78*(10), 798–812. https://doi.org/10.1093/nutrit/nuz106

Fan, L., Xia, Y., Wang, Y., Han, D., Liu, Y., Li, J., Fu, J., Wang, L., Gan, Z., Liu, B., Fu, J., Zhu, C., Wu, Z., Zhao, J., Han, H., Wu, H., He, Y., Tang, Y., Zhang, Q., … Ren, W. (2023). Gut microbiota bridges dietary nutrients and host immunity. *Science China Life sciences, 66*(11), 2466–2514. https://doi.org/10.1007/s11427-023-2346-1

Gibson, G. R., Hutkins, R., Sanders, M. E., Prescott, S. L., Reimer, R. A., Salminen, S. J., Scott, K., Stanton, C., Swanson, K. S., Cani, P. D., Verbeke, K., & Reid, G. (2017). Expert consensus document: The International Scientific Association for Probiotics and Prebiotics (ISAPP) consensus statement on the definition and scope of prebiotics. *Nature reviews Gastroenterology & Hepatology, 14*(8), 491–502. https://doi.org/10.1038/nrgastro.2017.75

Johnson, A. J., Vangay, P., Al-Ghalith, G. A., Hillmann, B. M., Ward, T. L., Shields-Cutler, R. R., Kim, A. D., Shmagel, A. K., Syed, A. N., Personalized Microbiome Class Students, Walter, J., Menon, R., Koecher, K., & Knights, D. (2019). Daily Sampling Reveals Personalized Diet-Microbiome Associations in Humans. *Cell host & microbe, 25*(6), 789–802.e5. https://doi.org/10.1016/j.chom.2019.05.005

Marchesi, J. R., & Ravel, J. (2015). The vocabulary of microbiome research: a proposal. *Microbiome, 3*(31). https://doi.org/10.1186/s40168-015-0094-5

Marco, M. L., Sanders, M. E., Gänzle, M., Arrieta, M. C., Cotter, P. D., De Vuyst, L., Hill, C., Holzapfel, W., Lebeer, S., Merenstein, D., Reid, G., Wolfe, B. E., & Hutkins, R. (2021). The International Scientific Association for Probiotics and Prebiotics (ISAPP) consensus statement on fermented foods. *Nature Reviews Gastroenterology & Hepatology, 18*(3), 196–208. https://doi.org/10.1038/s41575-020-00390-5

Mayer, E. A., Nance, K., & Chen, S. (2022). *The Gut-Brain Axis. Annual review of medicine, 73*, 439–453. https://doi.org/10.1146/annurev-med-042320-014032

Lane, M. M., Gamage, E., Du, S., Ashtree, D. N., McGuinness, A. J., Gauci, S., Baker, P., Lawrence, M., Rebholz, C. M., Srour, B., Touvier, M., Jacka, F. N., O'Neil, A., Segasby, T., & Marx, W. (2024). Ultra-processed food exposure and adverse health outcomes: umbrella review of epidemiological meta-analyses. *BMJ, 384*, e077310. https://doi.org/10.1136/bmj-2023-077310

Meroni, M., Longo, M., & Dongiovanni, P. (2019). Alcohol or Gut Microbiota: Who Is the Guilty? *International journal of molecular sciences, 20*(18), 4568. https://doi.org/10.3390/ijms20184568

McDonald, D., Hyde, E., Debelius, J. W., Morton, J. T., Gonzalez, A., Ackermann, G., Aksenov, A. A., Behsaz, B., Brennan, C., Chen, Y., DeRight Goldasich, L., Dorrestein, P. C., Dunn, R. R., Fahimipour, A. K., Gaffney, J., Gilbert, J. A., Gogul, G., Green, J. L., Hugenholtz, P., … Knight, R. (2018). American Gut: an Open Platform for Citizen Science Microbiome Research. *mSystems, 3*(3), e00031-18. https://doi.org/10.1128/mSystems.00031-18

Oh, J., Byrd, A. L., Deming, C., Conlan, S., NISC Comparative Sequencing Program, Kong, H. H., & Segre, J. A. (2014). Biogeography and individuality shape function in the human skin metagenome. *Nature, 514*(7520), 59–64. https://doi.org/10.1038/nature13786

Pascale, N., Gu, F., Larsen, N., Jespersen, L., & Respondek, F. (2022). The Potential of Pectins to Modulate the Human Gut Microbiota Evaluated by In Vitro Fermentation: A Systematic Review. *Nutrients, 14*(17), 3629. https://doi.org/10.3390/nu14173629

Pérez-Burillo, S., Pastoriza, S., Jiménez-Hernández, N., D'Auria, G., Francino, M. P., & Rufián-Henares, J. A. (2018). Effect of Food Thermal Processing on the Composition of the Gut Microbiota. *Journal of agricultural and food chemistry, 66*(43), 11500–11509. https://doi.org/10.1021/acs.jafc.8b04077

Refisch, A., & Walter, M. (2023). Die Bedeutung des humanen Mikrobioms für die psychische Gesundheit. *Der Nervenarzt*, 94, 1001-1009. https://doi.org/10.1007/s00115-023-01552-x

Riccio, P., & Rossano, R. (2020). The human gut microbiota is neither an organ nor a commensal. *FEBS letters, 594*(20), 3262–3271. https://doi.org/10.1002/1873-3468.13946

Salminen, S., Collado, M. C., Endo, A., Hill, C., Lebeer, S., Quigley, E. M. M., Sanders, M. E., Shamir, R., Swann, J. R., Szajewska, H., & Vinderola, G. (2021). The International Scientific Association of Probiotics and Prebiotics (ISAPP) consensus statement on the definition and scope of postbiotics. *Nature reviews. Gastroenterology & hepatology, 18*(9), 649–667. https://doi.org/10.1038/s41575-021-00440-6

Schoultz, I., Claesson, M. J., Dominguez-Bello, M. G., Fåk Hållenius, F., Konturek, P., Korpela, K., Laursen, M. F., Penders, J., Roager, H., Vatanen, T., Öhman, L., & Jenmalm, M. C. (2025). Gut microbiota development across the lifespan: Disease links and health-promoting interventions. *Journal of internal medicine, 297*(6), 560–583.

Si, J., Vázquez-Castellanos, J. F., Gregory, A. C., Decommer, L., Rymenans, L., Proost, S., Centelles Lodeiro, J., Weger, M., Notdurfter, M., Leitner, C., Santer, P., Rungger, G., Willeit, J., Willeit, P., Pechlaner, R., Grabherr, F., Kiechl, S., Tilg, H., & Raes, J. (2022). Long-term life history predicts current gut microbiome in a population-based cohort study. *Nature aging, 2*(10), 885–895. https://doi.org/10.1038/s43587-022-00286-w

Stehle, P., & Ellinger, S. (2024). *Einführung in die Humanernährung: Physiologische Grundlagen, Nährstoffe, Ernährungsformen.* Berlin: Springer Nature.

Sticher, O., Heilmann, J., & Zündorf, I. (Hrsg.) (2015). *Hänsel/Sticher Pharmakognosie – Phytopharmazie* (10. völlig neu bearbeitete Auflage). Stuttgart: Wissenschaftliche Verlagsgesellschaft.

Taylor, B. C., Lejzerowicz, F., Poirel, M., Shaffer, J. P., Jiang, L., Aksenov, A., Litwin, N., Humphrey, G., Martino, C., Miller-Montgomery, S., Dorrestein, P. C., Veiga, P., Song, S. J., McDonald, D., Derrien, M., & Knight, R. (2020). Consumption of Fermented Foods Is Associated with Systematic Differences in the Gut Microbiome and Metabolome. *mSystems, 5*(2), e00901-19. https://doi.org/10.1128/mSystems.00901-19

Valencia, S., Zuluaga, M., Florian Pérez, M. C., Montoya-Quintero, K. F., Candamil-Cortés, M. S., & Robledo, S. (2025). Human Gut Microbiome: A Connecting Organ Between Nutrition, Metabolism, and Health. *International journal of molecular sciences, 26*(9), 4112. https://doi.org/10.3390/ijms26094112

Wassermann, B., Müller, H., & Berg, G. (2019). An Apple a Day: Which Bacteria Do We Eat With Organic and Conventional Apples? *Frontiers in microbiology, 10*, 1629. https://doi.org/10.3389/fmicb.2019.01629

Wastyk, H. C., Fragiadakis, G. K., Perelman, D., Dahan, D., Merrill, B. D., Yu, F. B., Topf, M., Gonzalez, C. G., Van Treuren, W., Han, S., Robinson, J. L., Elias, J. E., Sonnenburg, E. D., Gardner, C. D., & Sonnenburg, J. L. (2021). Gut-microbiota-targeted diets modulate human immune status. *Cell, 184*(16), 4137–4153.e14. https://doi.org/10.1016/j.cell.2021.06.019

Whipps, J., Lewis, K., & Cooke, R. (1988). Mycoparasitism and plant disease control. *Fungi in Biological Control Systems*, 161–187. Manchester University Press.

Wicaksono, W. A., Cernava, T., Wassermann, B., Abdelfattah, A., Soto-Giron, M. J., Toledo, G. V., Virtanen, S.M., Knip, M., Hyöty, H., & Berg, G. (2023). The edible plant microbiome: evidence for the occurrence of fruit and vegetable bacteria in the human gut. *Gut Microbes, 15*(2). https://doi.org/10.1080/19490976.2023.2258565

Wilson, A. S., Koller, K. R., Ramaboli, M. C., Nesengani, L. T., Ocvirk, S., Chen, C., Flanagan, C. A., Sapp, F. R., Merritt, Z. T., Bhatti, F., Thomas, T. K., & O'Keefe, S. J. D. (2020). Diet and the Human Gut Microbiome: An International Review. *Digestive diseases and sciences, 65*(3), 723–740. https://doi.org/10.1007/s10620-020-06112-w

Yatsunenko, T., Rey, F. E., Manary, M. J., Trehan, I., Dominguez-Bello, M. G., Contreras, M., Magris, M., Hidalgo, G., Baldassano, R. N., Anokhin, A. P., Heath, A. C., Warner, B., Reeder, J., Kuczynski, J., Caporaso, J. G., Lozupone, C. A., Lauber, C., Clemente, J. C., Knights, D., ... Gordon, J. I. (2012). Human gut microbiome viewed across age and geography. *Nature, 486*(7402), 222–227. https://doi.org/10.1038/nature11053

Zeng, L., Yang, K., He, Q., Zhu, X., Long, Z., Wu, Y., Chen, J., Li, Y., Zeng, J., Cui, G., Xiang, W., Hao, W., & Sun, L. (2024). Efficacy and safety of gut microbiota-based therapies in autoimmune and rheumatic diseases: a systematic review and meta-analysis of 80 randomized controlled trials. *BMC medicine, 22*(1). https://doi.org/10.1186/s12916-024-03303-4

Teil 3 · Soziale und kulturelle Einflüsse des Ernährungsverhaltens

Kapitel 6 | Ernährungsverhalten – eine Übersicht definitorischer Ansätze und Einflussfaktoren

Juliane Yildiz

Zusammenfassung | Ernährung spielt eine zentrale Rolle für die Gesundheitsförderung und die Prävention ernährungsabhängiger Erkrankungen (z. B. Diabetes mellitus, Fettstoffwechselstörungen). Daher ist das Ernährungsverhalten bzw. dessen Modifikation von besonderem Interesse für Public Health. Ernährungsverhalten stellt aufgrund seiner biologischen Notwendigkeit und gleichzeitigen soziokulturellen Prägung sowie seiner individuellen Ausdruckskraft ein besonderes Phänomen dar. Das Ernährungsverhalten eines Individuums wird von vielen unterschiedlichen Einflussfaktoren geprägt, die sowohl intern als auch extern zu verorten sind. Im Laufe der Zeit haben sich die Definitionen von Ernährungsverhalten um verschiedene Ansätze weiterentwickelt. Für eine umfassende Erklärung lässt sich u. a. die sozial-ökologische Theorie heranziehen, die sowohl das Individuum als auch die das Individuum umgebenden Faktoren berücksichtigt. Bedingt durch Mediatisierung und Digitalisierung spielen zunehmend digital-mediale Einflüsse eine Rolle für das Ernährungsverhalten. Vor dem Hintergrund der Notwendigkeit einer nachhaltigen Entwicklung sollten neben rein gesundheitlichen Aspekten auch die ökologischen Auswirkungen des Ernährungsverhaltens mitbedacht werden.

Schlüsselwörter | Ernährungsverhalten, Ernährungsumgebungen, mediatisierte Ernährungsumgebungen

1 Ernährungsverhalten als bio-psychosoziales Totalphänomen

Ernährung ist für die physische und psychische Gesundheit von großer Bedeutung. Daher kommt der Veränderung ernährungsbezogener Verhaltensweisen aus Public Health-Perspektive eine besondere Bedeutung zu. Dass wir uns ernähren, ist eine physische Notwendigkeit; *was* und *wie* wir essen und trinken, ist hingegen individuell unterschiedlich und soziokulturell geprägt. Ernährung ist durch ihre „doppelte Zugehörigkeit" gekennzeichnet: Sie ist Bestandteil von Natur und Kultur (Barlösius, 2016, S. 37) und könnte daher auch als „ein bio-psychosoziales Totalphänomen" (Brombach, 2011, S. 324) bezeichnet werden.

Potenziell könnten viele Pflanzen oder Tiere – sofern sie nicht toxisch oder unverdaulich sind – von Menschen verzehrt werden. Die jeweilige kulturelle Prägung bestimmt jedoch, was wir als essbar ansehen. Durch Abwertung und Tabuisierung bestimmter Lebensmittel oder beispielsweise religiöse Verbote werden eigentlich essbare Lebensmittel zu nicht essbaren. Was wir als „normale" Ernährung betrachten, ist Teil der kulturellen Identität. Die Esskultur legt nicht nur fest, welche Nahrungsmittel als akzeptabel und damit als essbar gelten (Auswahl und Bewertung der Nahrungsmittel), sondern auch, wie diese zubereitet (Regeln der Küche) und wie und mit wem sie verzehrt werden (Mahlzeiten) (Barlösius, 2016, S. 48).

Vor dem Hintergrund der kulturellen Verwobenheit des Essens wird deutlich, dass Ernährungsverhalten nicht intuitiv erfolgt, sondern im Rahmen von Sozialisationsprozessen erlernt wird. Durch Sozialisation, die in verschiedenen Kontexten (z. B. Familie, Kita, Schule, Freundeskreis, Medien) stattfindet, wird das Individuum sowohl implizit als auch explizit mit den jeweiligen gesellschaftlichen Werten und Normen vertraut gemacht (Abels & König, 2016, S. 1; Hurrelmann, 2012, S. 67). Dieser Prozess verläuft nicht einseitig. Vielmehr ist die Esskultur einem ständigen Wandel unterzogen, bei dem auch das Individuum durch sein Handeln, in diesem Falle das Ernährungsverhalten, selbst als Mitgestalter:in der Verhältnisse wirkt (Abels & König, 2016, S. 2). Darüber hinaus unterliegt Esskultur einem stetigen Wandel, der durch ökonomische, technologische und politische Veränderungen angetrieben wird (Hirschfelder, 2018). Durch regelmäßig durchgeführte Agrarstatistiken[2] (Erfassung des Lebensmittelverbrauchs basierend auf Daten zur Menge an produzierten Grundnahrungsmitteln) oder Einkommens- und Verbrauchsstichproben[3] lassen sich auf aggregierter Bevölkerungsebene hierzu u. a. Veränderungen im Zeitverlauf bestimmen.

2 Die Ergebnisse der Agrarstatistik werden in Form des Statistischen Jahrbuchs „Statistisches Jahrbuch über Ernährung, Landwirtschaft und Forsten“ veröffentlicht (siehe BMLEH, 2025).

3 Die Einkommens- und Verbrauchsstichprobe ist Teil der amtlichen Statistik und wird in regelmäßigen Abständen vom Statistischen Bundesamt durchgeführt und die Ergebnisse veröffentlicht (siehe Statistisches Bundesamt, o. J.).

2 Ernährungsverhalten und seine Determinanten und Wechselwirkungen

Eine Definition von Ernährungsverhalten gestaltet sich aufgrund der Vielzahl an Disziplinen, die sich mit dem Thema beschäftigen (darunter Natur-, Sozial- und Kulturwissenschaften) sowie der unterschiedlichen Perspektiven auf Ernährung (darunter Gesundheit, Nachhaltigkeit oder Ökonomie) als herausfordernd. Zudem treffen Individuen eine Vielzahl von Essentscheidungen, da Ernährung eine lebensnotwendige und wiederkehrende Handlung darstellt. Jede einzelne Entscheidung ist dabei vielschichtig, situativ und dynamisch (Sobal & Bisogni, 2009, S. 37). Ernährungsverhalten ist ein komplexes Phänomen, das aus unterschiedlichen Perspektiven betrachtet werden kann. Entsprechend vielfältig sind die Determinanten, die einen Einfluss auf das Ernährungsverhalten haben können (Stok et al., 2017, S. 2). Ein integratives Rahmenmodell, das verschiedene Perspektiven integriert und fortlaufend um neue Erkenntnisse erweitert werden soll, ist das sogenannte **DONE framework**[4]. Es beinhaltet verschiedene Kategorien auf unterschiedlichen Ebenen. Darunter auf Ebene des Individuums und seines sozialen Umfeldes biologische, demographische, psychologische, situative, soziale und kulturelle Einflussfaktoren, auf Ebene der Umgebung produkt- sowie mikro- und meso-/makrobezogene Einflussfaktoren sowie auf der politisch-gesellschaftlichen Ebene die Einflussgrößen Industrie und Politik (Renner & Stok, o. J.).

Seit den 1970er-Jahren beschäftigen sich in Deutschland Wissenschaftler:innen mit der Verknüpfung von naturwissenschaftlicher (auch ökonomisch und medizinisch ausgerichteter) Ernährungsforschung und den Sozialwissenschaften (Leonhäuser, 1995; Pudel & Westenhöfer, 2003)[5]. Eine Definition aus dieser Zeit stellt zunächst das handelnde Individuum in den Mittelpunkt und versteht unter Ernährungsverhalten

„(…) die Gesamtheit aller geplanten und gewohnheitsmäßigen Handlungsvollzüge, deren Sinn es ist, Nahrung zu erzeugen, zu beschaffen, zu bearbeiten, sich ein-

4 DONE steht für Determinants of Nutrition and Eating (Renner & Stok, o. J.).

5 Es handelt sich hierbei um die Dokumentation der 4. wissenschaftlichen Arbeitstagung der Arbeitsgemeinschaft Ernährungsverhalten e. V. (AGEV) zum Thema „Ernährungsverhalten als Gegenstand der Sozialwissenschaften“ aus dem Jahr 1981.

zuverleiben oder auch anderen Zwecken symbolisch-kultischer Art zuzuführen" (Bodenstedt, 1983, S. 240).

Weitere umfassende definitorische Ansätze zum Ernährungsverhalten, beispielsweise von Diedrichsen (1990) oder Leonhäuser (1993), basieren in ihrer Grundauffassung auf der sozialwissenschaftlichen Feldtheorie von Kurt Lewin (1963). Diese erklärt Verhalten als ein Resultat aus den Wechselwirkungen eines Individuums und seiner Umwelt und folgt damit neobehavioristischen Erklärungsansätzen von Verhalten. Lewin betonte, dass das Verhalten eines Individuums nicht isoliert betrachtet werden kann, sondern im Kontext der sozialen Beziehungen eines Individuums und seiner Umgebung. Er prägte den Begriff „Feld", um das jeweilige soziale, kulturelle und physische Umfeld zu beschreiben, das die Handlungen und Entscheidungen einer Person beeinflusst. Nach Lewin herrschen in diesem Feld verschiedene Kräfte oder Faktoren (soziale Normen vs. persönliche Motivation), aus deren Wechselwirkung Verhalten resultiert. Diedrichsen (1990, S. 2) hat diese Wechselwirkung in einem Modell zur Erklärung des Ess- und Trinkverhaltens aufgegriffen. Personenbezogene Einflussfaktoren werden dabei als Innensteuerung (endogene Faktoren wie Emotionen, Einstellungen, Gedächtnis), umweltbezogene Faktoren als Außensteuerung (exogene Faktoren) des Verhaltens betrachtet. Die in diesem Modell enthaltene Interdependenz von Individuum und Umwelt, die zu einem bestimmten Ernährungsverhalten führt, wurde von Leonhäuser (1993) um Konkretisierungen, wie die Ergänzung „übergeordneter" Faktoren, zu denen Kultur, Tradition und Religion zählen, oder das soziale Umfeld als spezifischer personenseitiger Einflussfaktor, erweitert. Zudem betont die Weiterentwicklung von Leonhäuser auch eine ökotrophologische Perspektive, indem personenseitig u. a. der Einfluss des direkten sozialen Umfelds, i. d. R. der Privathaushalt bzw. die Familie, einbezogen wurde sowie biographisch bedingte unterschiedliche Lebens- und Familienzyklen (→ Abb. 6.1).

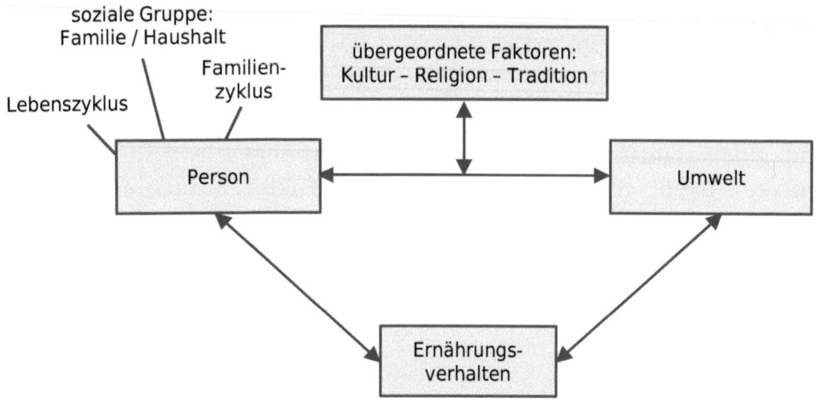

Abb. 6.1: Modell zum Ernährungsverhalten (eigene Darstellung basierend auf Diedrichsen, 1990 und Leonhäuser 1993, 1995)

Die Berücksichtigung des Lebensverlaufs kann zur Erklärung des Ernährungsverhaltens beitragen (Sobal & Bisogni, 2009, S. S40). Dabei spielen sowohl vergangene Ereignisse, die mit dem Ernährungsverhalten in Verbindung stehen, als auch Erwartungen an zukünftige Möglichkeiten eine Rolle:

> *„Overall, all food choice decisions are embedded within personal time and historical time. The concept of life course and its components provide ways of conceptualizing both dynamic and constant aspects of food choice decisions that are constructed with respect to past experiences, present situations, and future expectations. Every new food choice experience adds to an individual's food choice trajectory as it becomes part of the life course, and no food choice decisions can be fully understood without consideration of past events"* (Sobal & Bisogni, 2009, S. S41).

Die **Lebensverlaufsperspektive** berücksichtigt nicht nur Entwicklungs- und Lebensphasen (wie Wachstum, Reifung und Alterung bzw. Kindheit, Jugend und Erwachsensein), sondern auch Übergänge oder spezifische Kontexte. Zu den Übergängen oder Wendepunkten im Lebensverlauf, die zu Veränderungen im Ernährungsverhalten führen können, zählen z. B. Partnerschaften, Familiengründung oder ein Wohnortwechsel.

Wie sich der Einfluss verschiedener Faktoren auf das Ernährungsverhalten entlang der Lebensspanne verändert, wird stark schematisch durch das sogenannte **Drei-Komponenten-Modell** (Pudel & Westenhöfer, 2003, S. 46f.) veranschaulicht (→ Abb. 6.2). Es zeigt, dass zu Beginn endogene

Faktoren (z. B. Hunger und Sättigung bei Säuglingen) den stärksten Einfluss auf Ernährungsverhalten haben. Der bis zum jungen Erwachsenenalter stark anwachsende Einfluss exogener Faktoren (z. B. familiärer Einfluss, Werbung) wird durch die Entwicklung von Einstellungen und durch zunehmende Erfahrungen[6] (kognitive Faktoren) abgeschwächt – wobei anzumerken bleibt, dass auch die kognitiven Faktoren äußeren Einflüssen unterliegen (Pudel & Westenhöfer, 2003, S. 47).

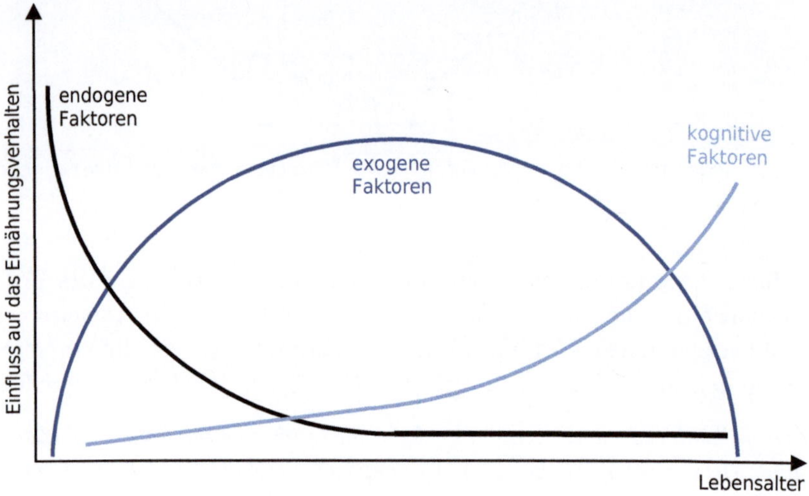

Abb. 6.2: Drei-Komponenten-Modell (eigene Darstellung basierend auf Pudel & Westenhöfer, 2003, S. 47)

Eine spätere Definition von Leonhäuser et al. (2009) greift die von Bodenstedt bereits berücksichtigte Unterscheidung von geplanten und nicht geplanten Handlungen als auch die verhaltenswissenschaftlichen Erkenntnisse um die Feldtheorie auf und ergänzt diese um Schritte, die dem eigentlichen Verzehr vorausgehen bzw. nachfolgen. Die Definition lautet:

„Ernährungsverhalten ist eine Handlung, die willentlich oder gewohnheitsmäßig abläuft. Sie umfasst die Nahrungsbeschaffung, Zubereitung, den Verzehr und die Nachbereitung von Lebensmitteln durch ein Individuum und/oder von sozialen

6 Pudel und Westenhöfer (2003, S. 46) verwenden in diesem Zusammenhang die Begriffe „kognitive Steuerung“ oder „kognitive Kontrolle“.

Gruppen. (…) Das Ernährungshandeln bzw. Ernährungsverhalten eines Individuums ist immer eine Folge endogener und exogener Ursachen; deren Wirkungen können sowohl individueller als auch überindividueller Art sein.“ (Leonhäuser et al., 2009, S. 20).

Ernährungsverhalten setzt damit nicht erst beim Kauf oder dem Verzehr von Lebensmitteln an, sondern umfasst vielmehr den gesamten Ernährungsversorgungsprozess. Dieser beinhaltet, je nach Definition, bereits Aspekte der Lebensmittelproduktion, deren Verarbeitung und Lagerung, den Handel und Transport von Lebensmitteln, den Konsum, die haushaltsseitige Lagerung und Zubereitung, die Verzehrsituation sowie den Umgang mit Speiseresten oder deren Entsorgung. Aus einer haushalts- und familienorientieren Perspektive ist „Ernährungsversorgung“ Bestandteil von Care-Arbeit und beinhaltet neben dem Verzehr auch die Beköstigungstätigkeiten wie die Mahlzeitenzubereitung oder die Geschirrreinigung sowie Einkaufen und allgemeine Haushaltsplanung und die dazugehörigen Wegezeiten (Klünder, 2020, S. 17–18; Leonhäuser et al., 2009, S. 38).

Die Berücksichtigung vor- und nachgelagerter Schritte ist auch aus ernährungsökologischer Sicht (Schneider & Hoffmann, 2011, S. 38ff.) wichtig. In dieser Perspektive werden die Wechselwirkungen der Ernährung in den (nachhaltigkeitsrelevanten) Dimensionen Ökologie, Ökonomie, Soziales, Gesundheit und Kultur (von Koerber, 2014, S. 261) entlang des gesamten Ernährungsversorgungsprozesses betrachtet. In der Definition des Instituts für Ernährungsverhalten am Max Rubner Institut (MRI) wird dieser Idee gefolgt, indem dabei berücksichtigt wird,

„(…) dass Ernährungsverhalten sowohl Einflussfaktoren als auch Auswirkungen aus den Dimensionen Gesundheit, Umwelt, Gesellschaft und Wirtschaft entlang der gesamten Produktkette von Lebensmitteln beinhaltet“ (MRI, 2010).

Die ökologischen Auswirkungen menschlichen Handelns, wobei Ernährung einen beachtlichen Anteil darstellt, machen eine Transformation hin zu einer nachhaltigen Entwicklung notwendig. Ansätze wie die Planetary Health Diet, die von der The EAT-Lancet Commission on Food, Planet, Health (Willett et al., 2019, S. 453ff.) entwickelt wurde, berücksichtigen diese ökologischen Wechselwirkungen vor dem Hintergrund planetarer Grenzen. Diese nachhaltigkeitsbezogenen Aspekte werden mittlerweile auch in den in Deutschland offiziell gültigen Lebensmittelempfehlungen berücksichtigt (DGE, o. J.).

Zur Erfassung des Ernährungsverhaltens können unterschiedliche Erhebungsinstrumente herangezogen werden. Zur Erhebung individueller Determinanten eignen sich Methoden der quantitativen und qualitativen Sozialforschung (z. B. Fragebögen oder Interviews) (Brombach, 2011, S. 319). Um Verzehrverhalten zu erheben, kann auf retrospektive (u. a. 24 h-Recall) und prospektive Methoden (u. a. Wiegeprotokoll) zurückgegriffen werden (Stehle & Ellinger, 2024, 464 ff.; Straßburg, 2010). Repräsentative Daten liefern Ergebnisse von Ernährungs- und Gesundheitsmonitorings (z. B. die Nationale Verzehrsstudie oder die Studie zur Gesundheit von Kindern und Jugendlichen in Deutschland).

3 Ernährungsverhalten: die sozial-ökologische Perspektive

Um das komplexe Phänomen „Ernährungsverhalten" möglichst umfassend abzubilden, kann auf Ansätze der sozial-ökologischen Theorie zurückgegriffen werden. Die sozial-ökologische Theorie ist interdisziplinär ausgerichtet und integriert Erkenntnisse aus verschiedenen Bereichen, darunter Psychologie, Soziologie und Gesundheitswissenschaften. Sozial-ökologische Ansätze berücksichtigen zudem die systemischen Wechselwirkungen zwischen Individuen und ihren sozialen sowie physischen Umgebungen. Diese theoretische Perspektive lässt sich weitgehend auf die Arbeiten von Urie Bronfenbrenner (1917–2005) zurückführen. Er entwickelte das sogenannte **ökologische Modell der menschlichen Entwicklung** (Bronfenbrenner, 1981), das die Wechselwirkungen zwischen Individuen und ihren sozialen sowie physischen Umgebungen beschreibt. Diese Umgebungen teilte er in verschiedene Systeme ein: vom Mikrosystem, das die unmittelbaren Beziehungen eines Individuums abbildet, über das Mesosystem (darunter Wechselwirkungen mit Institutionen wie Kita oder Schule) und das Exosystem, das indirekte Einflüsse auf das Individuum darstellt (z. B. Nachbarschaft, Arbeitsumfeld), bis hin zu kulturellen und gesellschaftlichen Einflüssen (Makrosystem), die das Umfeld eines Individuums prägen. Ein weiteres System, das nach Bronfenbrenners Theorie zu berücksichtigen ist, ist das sogenannte Chronosystem. Dieses bildet Veränderungen in der Umwelt oder Lebensumstände über die Zeit ab. Individuelles Verhalten wird in der sozial-ökologischen Theorie als Ergebnis vielfältiger Einflüsse aus verschiedenen Bereichen auf intra- und interpersoneller, gemeinschaftlicher sowie gesellschaftlicher Ebene verstanden. Die Theorie wird in vielen Disziplinen (z. B. Psychologie, Soziologie, Umweltwissenschaften, Public Health) verwendet. Bezogen auf Ernährungsverhalten vereint sie damit verschiedene Aspekte, die in Kapitel 2 vorgestellt wurden.

Der Logik der sozial-ökologischen Theorie folgend sollen nun wesentliche Faktoren, die einen Einfluss auf das Ernährungsverhalten aus Mikro-, Meso- und Makroperspektive haben, näher beschrieben werden. Zu berücksichtigen ist dabei, dass sich die Ebenen wechselseitig beeinflussen und sich manche Kategorien (z. B. soziale Einflussfaktoren) mehreren Ebenen zuordnen lassen.

3.1 Mikroebene

Auf der Mikroebene werden die individuellen Rahmenbedingungen in den Fokus gestellt. Hierzu zählen die jeweiligen Handlungsrestriktionen bzw. -möglichkeiten des Individuums. Neben Aspekten der biologisch-physiologischen, ist dies vor allem die psychologische Dimension. Hierunter fallen Konstrukte, die affektiv (z. B. Emotionen) und kognitiv (z. B. Einstellungen, Überzeugungen, Wissen) gesteuert sein können (Müller, 2014, S. 61; Renner & Stok, o. J.). Auch Lernprozesse, die zu Kompetenzen bzw. Fähigkeiten und Fertigkeiten führen, können dieser Dimension zugeordnet werden. Weiter spielen für das Ernährungsverhalten demographische (z. B. Alter, Geschlecht, finanzielle Ressourcen) sowie situative Aspekte (z. B. zeitliche Ressourcen) eine Rolle (Renner & Stok, o. J.). Auch eine soziale oder kulturelle Zugehörigkeit kann durch eine bestimmte Ernährungsweise oder den Verzehr bzw. Nicht-Verzehr einzelner Lebensmittel zum Ausdruck gebracht werden. Neben esskulturellen Aspekten (Barlösius, 2016, S. 100ff.) können zudem religiöse oder spirituelle Vorgaben (Gebote) einen Einfluss auf das Ernährungsverhalten haben (Stehle & Ellinger, 2024, S. 409ff.).

3.2 Mesoebene

Auf der Mesoebene spielen soziale und sozial-räumliche Einflussfaktoren eine bedeutende Rolle. Ernährung kann als Mittel der sozialen Verortung angesehen werden. Die Familie, die als primäre Sozialisationsinstanz gilt, hat eine prägende Rolle bei der Entwicklung des individuellen Ernährungsverhaltens (Schmidt, 2018, S. 94–95). Innerhalb der Familie werden Ernährungswerte und -normen durch den gemeinsamen Essalltag geprägt. Bereits im Säuglingsalter entwickeln sich Geschmacksvorlieben und -abneigungen (Reitmeier, 2014, S. 387), und Ernährungsgewohnheiten aus der Kindheit können bis ins Erwachsenenalter fortbestehen. Im Lebensverlauf kommen weitere, sekundäre Sozialisationsakteure (z. B. Kita, Schule, Peergroups) hinzu (Reitmeier, 2014, S. 390). Während in der Kindheit die familiäre Essensversorgung dominiert, gewinnen für Jugendliche außerfamiliäre Einflüsse wie Peers an Bedeutung, und es kommt zu einer zunehmenden Ablösung. Ernährungsverhalten wird von Jugendlichen als Distinktionsmittel genutzt, um darüber soziale Zugehörigkeit auszudrücken (Bartsch, 2018, S. 107ff.). Auch über das Jugendalter hinaus stellt das Ernährungsverhalten eine Möglichkeit dar, Konformität bzw. Nonkonformität mit verschiedenen sozialen Gruppen oder (Sub-)Kulturen auszudrücken (Barlösius, 2016, S. 117ff.; Schirrmeister, 2014, S. 23ff.). Aufgrund zunehmend mediatisierter Alltagswelten beeinflussen Inhalte aus sozialen Medien ernährungsbezogene Entscheidungen von Jugendlichen (Yildiz et al., 2024, S. 219) und Erwachsenen.

Neben sozialen Einflüssen spielt auch die räumliche Ausgestaltung des jeweiligen Verhaltenskontextes eine Rolle. So kann in relevanten Settings (z. B. Kita, Schule, Arbeitsplatz) das Ernährungsverhalten durch Nudging, also gezielte, meist kleine Veränderungen der Entscheidungsarchitektur, gelenkt werden.

3.3 Makroebene

Einflussfaktoren auf der Makroebene bedingen die Meso- und Mikroebene. Hierzu zählen zum einen geographische und infrastrukturelle Gegebenheiten, die eine regionale Lebensmittelproduktion und -distribution bestimmen. Zum anderen spielen politische Rahmenbedingungen eine Rolle, die u. a. den Zugang zu Lebensmitteln regeln. Da das Ernährungsverhalten stets in Wechselwirkung mit anderen gesellschaftlichen Prozessen steht und sich in Abhängigkeit von ökonomischen, technologischen und politischen Entwicklungen verändert (Hirschfelder, 2018), sind auch Megatrends wie Individualisierung, Globalisierung, Nachhaltigkeit, Digitalisierung oder Mediatisierung Treiber für Veränderungen im Ernährungsverhalten (Rützler, 2025, S. 13ff.; Zukunftsinstitut, 2023). Zudem können herrschende Zeitregime und dazugehörige Taktgeber, wie Öffnungszeiten im Lebensmitteleinzelhandel, Arbeitszeiten oder Betreuungs- und Unterrichtszeiten in Kita und Schule, das Ernährungsverhalten beeinflussen (Klünder, 2020, S. 17–18; Leonhäuser et al., 2009, S. 38).

4 Rolle (mediatisierter) Ernährungsumgebungen

In den letzten Jahren sind zunehmend die Kontextfaktoren (Verhältnisse) in den Fokus gerückt. Für die Entwicklung von Strategien zur Veränderung des Ernährungsverhaltens, insbesondere zur Förderung gesunder bzw. nachhaltigerer Ernährung, ist die Berücksichtigung der **Ernährungsumgebungen** relevant (z. B. WBAE, 2020).

Nach Turner et al. (2018, S. 95) ist unter Ernährungsumgebung die Schnittmenge zu verstehen, in der das ernährungsbezogene Verhalten von Individuen (z. B. Kauf, Verzehr von Lebensmitteln) innerhalb eines größeren Ernährungssystems durch externe Faktoren (Verfügbarkeit, Preise, Eigenschaften des Lebensmittelhandels und der Produkte sowie Informationen und Werbung) und individuelle Faktoren (z. B. Zugänglichkeit, Erschwinglichkeit, Zweckmäßigkeit und Vorlieben) bestimmt wird (→ Abb. 6.3). Wie in der sozial-ökologischen Betrachtungsweise ist das jeweilige Ernährungssystem auch abhängig von übergeordneten Bedingungen (z. B. Geographie, Kultur, Politik). Zwar ist der Zugang zu Lebensmitteln wesentlich; individuelle Entscheidungen lassen sich aber nicht über das Vorhandensein, also die Verfügbarkeit, sondern die jeweilige (individuelle) Zugänglichkeit und ökonomisch bedingte Erschwinglichkeit erklären. Weitere Faktoren, die hier eine Rolle spielen, sind u. a. Akzeptanz, Angemessenheit, Bequemlichkeit und Begehrlichkeit (Turner et al., 2018, S. 96).

Das Konzept der Ernährungsumgebungen (→ Abb. 6.3) berücksichtigt ähnlich wie die zuvor beschriebene sozial-ökologische Perspektive die Erweiterung vom individuellen Verhalten zu den Verhältnissen. Darüber hinaus berücksichtigt das Konzept dezidiert weitere Aspekte und deren Wechselwirkungen untereinander, und kann so zusätzliche Hinweise für Interventionsstrategien liefern.

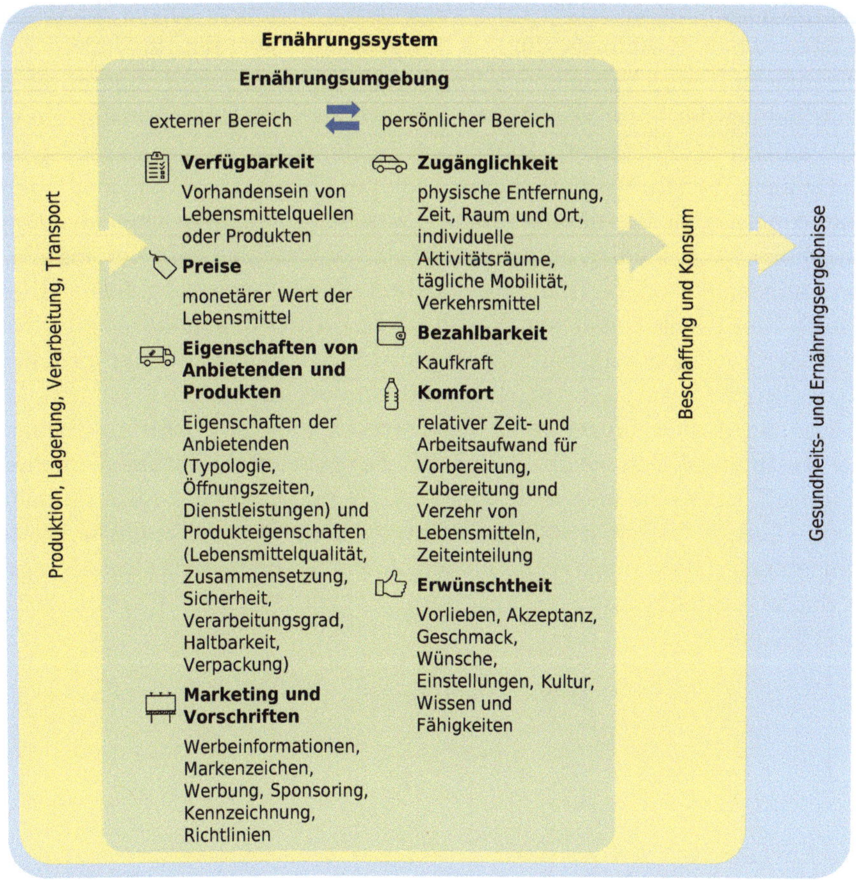

Abb. 6.3: Konzept Ernährungsumgebung (eigene Darstellung nach Turner et al., 2018, S. 96)

Kommunikation und Medien spielen in der postulierten Definition[7] und im dazugehörigen Modell von Turner et al. eine marginale Rolle und finden sich lediglich als Werbeinformationen (*promotional information*) wieder. Aus Sicht der (sozialwissenschaftlich-orientierten) Ernährungskom-

7 "The food environment is the interface that mediates people's food acquisition and consumption within the wider food system. It encompassesexternal dimensions such as the availability, prices, vendor and product properties, and promotional information; and personal dimensions such as the accessibility, affordability, convenience and desirability of food sources and products" (Turner et al., 2018, S. 95).

munikationsforschung sollte Ernährung als ein kommunikatives Phänomen (Godemann & Bartelmeß, 2021, S. 38) betrachtet werden, und nicht nur als außenstehende Variable des Ernährungsverhaltens. Der theoretischen Begründung der gesellschaftlichen Ernährungskommunikationsforschung (Godemann & Bartelmeß, 2021) folgend, basieren ernährungsbezogene Entscheidungen im Wesentlichen auf Kommunikation bzw. Informationen. Aufgrund von Mediatisierung und Digitalisierung sind Menschen im Alltag zunehmend von Medien umgeben, über die unterschiedliche Kommunikation stattfindet und Informationen übermittelt oder weitergegeben werden – auch zum Thema Ernährung. Vor allem die Verbreitung mobiler Endgeräte und die zunehmende Bedeutung sozialer Medien haben zu einer medialen Verwobenheit des Alltags beigetragen. Besonders für jüngere Personen stellen soziale Medien eine relevante Informationsquelle für Ernährungsthemen dar (Leismann & Godemann, 2025, S. 25). Bezogen auf Ernährungsverhalten erscheint daher eine marginale oder isolierte Betrachtung medialer Inhalte nicht sinnvoll. Vielmehr sollten Ernährungsumgebungen als mediatisierte Umgebungen verstanden werden. Mediale Inhalte können das Ernährungsverhalten sowohl positiv als auch negativ beeinflussen (Yildiz et al., 2024, S. 219–220).

5 Fazit und Implikationen für die Praxis

- **Ernährung sozialwissenschaftlich betrachten:** Ernährung ist nicht nur ein biologisch-medizinisches, sondern vor allem ein sozialwissenschaftliches Phänomen. Um Ernährungsverhalten zu verstehen, sind daher erweiterte Modelle heranzuziehen.
- **Ernährungsverhalten ist ein vielschichtiges Phänomen**: Zum Verstehen oder Verändern des Ernährungsverhaltens im Rahmen von Interventionen müssen unterschiedliche Dimensionen und Aspekte berücksichtigt werden. Neben endogenen Faktoren (Mikroebene), spielen auch soziale (Mesoebene) und gesellschaftliche Faktoren (Makroebene) eine Rolle.
- **Ernährungsverhalten ist nicht nur individuell, sondern kontextbezogen**: Ernährungsverhaltensinterventionen sollten nicht nur beim Individuum ansetzen, sondern der sozial-ökologischen Theorie folgend stärker Kontextfaktoren adressieren. Aus Public Health Perspektive sind hierbei vor allem Setting-Ansätze interessant.
- **Mediale Verwobenheit von Ernährungsverhalten**: Die Berücksichtigung ernährungsbezogener medialer Kommunikation trägt zu einem besseren Verständnis des Ernährungsverhaltens bei. Bei der Entwicklung von Ernährungsinterventionen sollte Ernährung als kommunikatives Phänomen betrachtet werden.

Autorin

Prof. Dr. Juliane Yildiz
Institut für Alltagskultur und Gesundheit, Professur für Verbraucher- und Ernährungsbildung,
Pädagogische Hochschule Karlsruhe, Deutschland
E-Mail: juliane.yildiz@ph-karlsruhe.de

Literatur

Abels, H., & König, A. (2016). Sozialisation: Über die Vermittlung von Gesellschaft und Individuum und die Bedingungen von Identität (2. Auflage). Wiesbaden: Springer VS.

Barlösius, E. (2016). Soziologie des Essens: Eine sozial- und kulturwissenschaftliche Einführung in die Ernährungsforschung (3., durchgesehene Auflage). Weinheim: Beltz Juventa.

Bartsch, S. (2018). Einflüsse auf das Essverhalten Jugendlicher. In M. Kersting (Hrsg.), Kinderernährung aktuell: Herausforderungen für Gesundheitsförderung und Prävention (2., komplett aktualisierte und erweiterte Auflage, S. 106–115). Wiesbaden: Umschau Zeitschriftenverlag GmbH.

Bodenstedt, A. (1983). Ernährungsverhalten und Ernährungsberatung. In H. D. Cremer (Hrsg.), Nahrung und Ernährung (2., völlig neubearbeitete und erweiterte Auflage, S. 239–267). Stuttgart: Verlag Eugen Ulmer.

Brombach, C. (2011). Soziale Dimensionen des Ernährungsverhaltens: Ernährungssoziologische Forschung. Ernährungs Umschau, 58(6), 318–324.

Bronfenbrenner, U. (1981). Die Ökologie der menschlichen Entwicklung: natürliche und geplante Experimente. Stuttgart: Klett-Cotta.

Bundesministerium für Landwirtschaft, Ernährung und Heimat (BMLEH) (2025). Statistisches Jahrbuch über Ernährung, Landwirtschaft und Forsten. https://www.bmel-statistik.de/archiv/statistisches-jahrbuch

Deutsche Gesellschaft für Ernährung e. V. (DGE) (o. J.). Gut essen und trinken. https://www.dge.de/gesunde-ernaehrung/gut-essen-und-trinken/

Diedrichsen, I. (1990). Ernährungspsychologie. In I. Diedrichsen (Hrsg.), Humanernährung – Ein interdisziplinäres Lehrbuch (S. 37–79). Heidelberg: Steinkopff. https://doi.org/10.1007/978-3-642-57872-4_3

Godemann, J., & Bartelmeß, T. (2021). Das Forschungsfeld der gesellschaftlichen Ernährungskommunikation. In J. Godemann & T. Bartelmeß (Hrsg.), Ernährungskommunikation: Interdisziplinäre Perspektiven – Theorien – Methoden (S. 29–45). Wiesbaden: Springer VS.

Hirschfelder, G. (2018). Facetten einer Ernährungsglobalgeschichte: Esskultur als Resultat historischer Prozesse. https://www.bpb.de/shop/zeitschriften/apuz/262254/facetten-einer-ernaehrungs-globalgeschichte/

Hurrelmann, K. (2012). Sozialisation: das Modell der produktiven Realitätsverarbeitung (10., vollständig überarbeitete Auflage). Weinheim: Beltz.

Klünder, N. (2020). Die Ernährungsversorgung in Familien zwischen Zeit, Alltag und Haushaltsführung. Weinheim, Basel: Beltz Juventa.

Leismann, K., & Godemann, J. (2025). Ernährungsbezogenes Informationsverhalten in sozialen Medien: Repräsentative Online-Befragung zu Stellenwert und Nutzung. Ernährungs Umschau, 72(2), 18–29.

Leonhäuser, I. U. (1993). Nutrition Behaviour as an Object of Research – An Overview of Special Points of View. In E. Feichtinger & B. M. Köhler (Hrsg.), Current Research into Eating Practices: Contributions of Social Sciences. Proceedings of the European Interdisciplinary Meeting (S. 139–141). Wiesbaden: Umschau Zeitschriftenverlag GmbH.

Leonhäuser, I. U. (1995). Ernährungswissenschaft. In I. Diedrichsen (Hrsg.), Humanernährung – Ein interdisziplinäres Lehrbuch (S. 4–36). Heidelberg: Steinkopff.

Leonhäuser, I. U., Meier-Gräwe, U., Möser, A., Zander, U., & Köhler, J. (2009). Essalltag in Familien: Ernährungsversorgung zwischen privatem und öffentlichem Raum. Wiesbaden: VS Verlag für Sozialwissenschaften.

Lewin, K. (1963). Feldtheorie in den Sozialwissenschaften. Bern: Huber-Verlag.

Max Rubner Institut (MRI) (2010). Definition von Ernährungsverhalten. https://www.mri.bund.de/de/institute/ernaehrungsverhalten-1/

Müller, S. D. (2014). Einführung in die Diät- und Ernährungsberatung. In E. Lückerath & S. D. Müller (Hrsg.), Diätetik und Ernährungsberatung: Das Praxisbuch (5., aktualisierte Auflage, S. 52–79). Heidelberg: Karl F. Haug Verlag.

Pudel, V., & Westenhöfer, J. (2003). Ernährungspsychologie (3. Auflage). Göttingen: Hogrefe.

Reitmeier, S. (2014). Ernährungssozialisation in der frühen Kindheit. Ernährungs Umschau, 61(7), 116–122.

Renner, B., & Stok, M. (o. J.). DONE Determinants of Nutrition and Eating: A DEDIPAC knowledge hub output. https://www.uni-konstanz.de/DONE/

Rützler, H. (2025). Food Report 2025. Frankfurt am Main: Zukunftsinstitut.

Schirrmeister, C. (2014). Bratwurst oder Lachsmousse: Die Symbolik des Essens – Betrachtungen zur Esskultur. Bielefeld: transcript.

Schmidt, S. (2018). Wie Essverhalten in der Familie geprägt wird. In M. Kersting (Hrsg.), Kinderernährung aktuell: Herausforderungen für Gesundheitsförderung und Prävention (2., komplett aktualisierte und erweiterte Auflage, S. 92–105). Wiesbaden: Umschau Zeitschriftenverlag GmbH.

Schneider, K., & Hoffmann, I. (2011). Das Konzept der Ernährungsökologie:

Herausforderungen annehmen. In I. Hoffmann, K. Schneider, & C. Leitzmann (Hrsg.), Ernährungsökologie: Komplexen Herausforderungen integrativ begegnen (S. 38–45). München: Oekom Verlag.

Sobal, J., & Bisogni, C. A. (2009). Constructing food choice decisions. Annals Of Behavioral Medicine, 38(S1), 37–46. https://doi.org/10.1007/s12160-009-9124-5

Statistisches Bundesamt (o. J.). Einkommens- und Verbrauchsstichprobe (EVS). https://www.destatis.de/DE/Themen/Gesellschaft-Umwelt/Einkommen-Konsum-Lebensbedingungen/Konsumausgaben-Lebenshaltungskosten/Methoden/einkommens-verbrauchsstichprobe.html

Stehle, P., & Ellinger, S. (2024). Einführung in die Humanernährung: Physiologische Grundlagen, Nährstoffe, Ernährungsformen. Heidelberg: Springer Spektrum.

Stok, F. M., Hoffmann, S., Volkert, D., Boeing, H., Ensenauer, R., Stelmach-Mardas, M., Kiesswetter, E., Weber, A., Rohm, H., Lien, N., Brug, J., Holdsworth, M., & Renner, B. (2017). The DONE framework: Creation, evaluation, and updating of an interdisciplinary, dynamic framework 2.0 of determinants of nutrition and eating. PLoS ONE, 12(2), e0171077. https://doi.org/10.1371/journal.pone.0171077

Straßburg, A. (2010). Ernährungserhebungen: Methoden und Instrumente. Ernährungs Umschau, 57(8), 422–430.

Turner, C., Aggarwal, A., Walls, H., Herforth, A., Drewnowski, A., Coates, J., Kalamatianou, S., & Kadiyala, S. (2018). Concepts and critical perspectives for food environment research: A global framework with implications for action in low- and middle-income countries. Global Food Security, 18, 93–101. https://doi.org/10.1016/j.gfs.2018.08.003

Von Koerber, K. (2014). Fünf Dimensionen der Nachhaltigen Ernährung und weiterentwickelte Grundsätze – Ein Update. Ernährung Im Fokus, 09, 260–268.

Willett, W., Rockström, J., Loken, B., Springmann, M., Lang, T., Vermeulen, S., Garnett, T., Tilman, D., DeClerck, F., Wood, A., Jonell, M., Clark, M., Gordon, L. J., Fanzo, J., Hawkes, C., Zurayk, R., Rivera, J. A., De Vries, W., Sibanda, L. M., … Murray, C. J. L. (2019). Food in the Anthropocene: the EAT–Lancet Commission on healthy diets from sustainable food systems. The Lancet, 393(10170), 447–492. https://doi.org/10.1016/s0140-6736(18)31788-4

Wissenschaftlicher Beirat für Agrarpolitik, Ernährung und gesundheitlichen Verbraucherschutz (WBAE) beim BMEL (2020). Politik für eine nachhaltigere Ernährung: Eine integrierte Ernährungspolitik entwickeln und faire Ernährungsumgebungen gestalten. Gutachten. https://www.bmel.de/SharedDocs/Archiv/Downloads/wbae-gutachten-nachhaltige-ernaehrung.pdf?__blob=publicationFile&v=3

Yildiz, J., Leismann, K., & Godemann, J. (2024). Wie soziale Medien den Essalltag junger Menschen beeinflussen. UGBforum, 41(5), 218–220.

Zukunftsinstitut (2023). Wie wir morgen essen werden. https://www.zukunftsinstitut.de/zukunftsthemen/wie-wir-morgen-essen-werden

Kapitel 7 | Migration und Ernährung: Hintergründe und Ansätze diversitätssensibler Interventionen

Solmaz Golsabahi-Broclawski

Zusammenfassung | Migration ist nicht nur ein Wechsel des Wohnorts, sondern betrifft auch die Gewohnheiten sowie die geographischen und kulturellen Gegebenheiten mit allen dazu resultierenden Folgen für die Ernährung, Gesundheit und Entstehung möglicher Krankheiten. Es ist unerlässlich für alle Beteiligten, sowohl auf Seiten derer, die helfen als auch derer, die betroffen sind, sich diesen Wechsel auf mehreren Ebenen zu vergegenwärtigen und ihm begegnen zu können. In der Ernährungswissenschaft ist insbesondere der Dialog zwischen Professionellen und Betroffenen unerlässlich, um Zusammenhänge zu erkennen. Der Fokus liegt nicht nur auf den Bestandteilen der Nahrung, sondern gerade auch auf der Art und Weise, wie Nahrung konsumiert wird, der Ernährungskultur.

Schlüsselwörter | Migration, Ernährung, Transkulturelle Ernährungskompetenz

1 Einleitung

Im Laufe der Menschheitsgeschichte hat der Umgang mit der Aufnahme von Nahrung einen Wandel durchlaufen. Dieser ist nicht nur ein Resultat der Industrialisierung, der Politik und der Wirtschaft, sondern auch der Migrationsbewegungen, die in der Geschichte der Menschheit stattfanden (Alt et al., 2022, S. 14). Nach einer Auswanderung bemühten sich die betroffenen Personen zunächst, ihre vertrauten Ernährungsgewohnheiten im neuen Aufenthaltsland aufrechtzuerhalten. Diese Bemühungen sich jedoch aus verschiedenen Gründen als nur begrenzt nachhaltig:

a. Benötigte Zutaten waren im neuen Land nicht endemisch
b. Die Zusammensetzung des Essens wird in der Region nicht vertragen (z. B. Laktose, scharfe Zutaten, sehr fettreiche Nahrung in eher warmen Ankunftsländern)
c. Die neue Generation der Heranwachsenden interessierte sich für Ernährung, Kultur und Gepflogenheiten des Aufnahmelandes.

Das Bewusstsein über eine Esskultur – Zusammensetzung der Bestandteile, Gewohnheiten, Alter, Geschlecht und Krankheiten – ist weltweit unterschiedlich geprägt (Rückert-John, 2017, S. M438). Oft sind diese Unterschiede die Grundlage der inhaltlichen, kulturellen oder auch sprachlichen Barrieren im Rahmen der jeweiligen Behandlungssprechstunden.

Wisemann et al. (2017, S. 3710) haben unter anderem epigenetische Faktoren von Mangelzuständen in den Herkunftsländern von Migrant:innen mit denen in Ankunftsländern verglichen. Dabei konnten sie feststellen, dass ein Mangel an bestimmten Nährstoffen bei der Mutter nicht nur die fetale Entwicklung beeinträchtigt, sondern auch ein erhöhtes Risiko für chronische Erkrankungen im Erwachsenenalter mit sich bringt (Wiseman et al., 2017, S. 3710).

Sprachliche und kulturelle Barrieren in Kombination mit der Angst vor Abweisung sowie fehlende Informationen über das hiesige Gesundheitssystem sind häufige Herausforderungen im klinischen Alltag (Brauchmann et al., 2019, S. 68).

2 Hintergründe: Migration und Ernährung

Migration bezeichnet den natürlichen Bewegungsdrang von Menschen, um ihre Lebensbedingungen zu verändern, zu verbessern oder um sich von einer Gefahr zu entfernen (Gillessen et al., 2020, S. 135). Die Rolle der Migration in der Biographie wird in der Medizin – je nach aktuellen politischen Ereignissen – unterschiedlich diskutiert. Objektiv betrachtet ist die Migration weder krankheitsverursachend noch krankheitsverschlechternd. Wer sein Herkunftsland, seine Herkunftsregion, seine Gruppe, seine Familie verlässt, kommt in eine neue Umgebung. Außerdem ändert sich die Umwelt, Geographie, Ideologie und auch die Lebensvorstellungen. Neben den kulturellen und geschlechtsspezifischen Überzeugungen können ebenso die nationalen und religiösen Überzeugungen anders sein. Dies führt dazu, dass die Betroffenen zum ersten Mal über die Fragen „Wer bin ich?“, „Wo komme ich her?“ und „Wie habe ich bis dato gelebt?“ nachdenken und versuchen, ihre Erfahrungen auf die neue Umwelt zu übertragen. Die Kompetenz besteht darin, Gemeinsamkeiten und Unterschiede in ihrem Ist-Zustand zu erkennen, ohne diese mit einer Über- oder Untertreibung zu untermauern. Das Erkennen von kulturellen, sprachlichen und umweltbedingten Barrieren sowie das Erfassen selbiger fällt gerade Menschen, welche in einen Ausnahmezustand geraten, sehr schwer. Warum auch immer sie in diese Ausnahmesituation geraten sind, sie werden versuchen, sich zu beruhigen, sei es durch die Aufnahme von Nahrung oder psychotrope Substanzen oder sonstige, von außen zugeführte Tätigkeiten. Dies kann im Rahmen von Migration unter anderem zu einer Fehlernährung führen. Thomas Hora (1959, S. 234–242) schrieb einst:

> *„Um sich selbst zu verstehen, muss man von einem anderen verstanden werden. Um von einem anderen verstanden zu werden, muss man auch den anderen verstehen können. Wir Menschen sind alle verschieden gleich und zwischen allen bestehen Unterschiede genauso wie Gemeinsamkeiten.“*

Daher bedarf es Antworten auf folgende Fragen: Was triggert im Rahmen der Migration? Wie definiert sich Migration? Ist die Migration gewollt oder ungewollt? Wo sind die Angstzustände? Welche Rolle spielen die Migrationsbewegungen, Herkunftskulturen, Herkunftsideologien und Nationen? Welche Rolle spielen Ernährungsformen, Verstoffwechselung etc. von Enzymen? Gibt es überhaupt Unterschiede in Bezug auf Enzyme innerhalb der menschlichen Population? Aus Sicht der ganzheitlichen Forschung ergibt sich folgende Frage:

Mit welchen physiologischen, pathophysiologischen, soziokulturellen und/oder psychischen Herausforderungen sind Migrant:innen im Ankunftsland konfrontiert?

Kultursensibilität ist ein bewusst gestalteter Prozess, um sich selbst, aber auch das Gegenüber zu verstehen, um Selbstreflexion, Lern- und Veränderungsprozesse zwischen unterschiedlichen Menschen und Lebensweisen zu ermöglichen, Zugangsbarrieren zu erkennen und diese auch überwinden zu können. In der Arbeit mit Menschen wird Interkulturalität nicht nur auf das Verständnis von Einheimischen und Zugewanderten reduziert, sondern auf verschiedene Formen der Diversität erweitert, etwa Unterschiede in Alter, Geschlecht, Religion, sexueller Orientierung oder Identität (Gillessen, 2020, S. 83).

Es stellt sich die Frage: „Ist die Migration als eine zusätzliche Variable in dem Verlauf einer Erkrankung zu betrachten?“ Die Hauptrisikofaktoren für Übergewicht und die Volkskrankheiten Diabetes mellitus, arterielle Hypertonie, aber auch für affektive Störungen werden laut Literatur in nicht situationsadäquater Ernährung, Bewegungsmangel, fehlendem Stressmanagement oder fehlenden Resilienzfaktoren gesehen.

Die SABRE-Studie (Southall And Brent Revisited) (Tillin et al., 2015, S. 972) vergleicht seit 1988 Menschen mit Wohnsitz in Westnordlondon, die aus Europa stammen, mit solchen, die aus Südasien stammen. Die Analyse der daraus resultierenden Daten zeigt einen deutlichen Zusammenhang zwischen den oben genannten Risikofaktoren und der Entwicklung eines Diabetes mellitus[8]. Bei Menschen, deren Wurzeln in Südasien liegen, wurde ein genetisch bedingt höherer Spiegel bestimmter Aminosäuren festgestellt, die mit einem höheren Risiko für Diabetes mellitus Typ 1 assoziiert sind. Gleichwohl wird kein signifikanter Unterschied der Aminosäurekonzentration und der Diabetesinzidenz zwischen Menschen hinduistischen und

8 Aus der Sicht der Diabetologie wäre an dieser Stelle eine genauere Einteilung in Typ 1, 2 oder in Sonderformen der Gestationsdiabetes oder eine medikamenteninduzierte Form erforderlich, um eine genaue Analyse zu ermöglichen (Heinemann et al., 2017, S. 267; Krüger, 2022). An dieser Stelle wird die Fragestellung von der biochemischen und enzymatischen Betrachtung zugunsten der psychosozialen ganzheitlichen Betrachtung entkoppelt. Dies dient der Übersicht, wird gleichwohl die in der Behandlung nötige Differenzierung nicht außer Acht lassen.

muslimischen Glaubens aus Südasien festgestellt, sodass ein Einfluss der Ernährungsgewohnheiten laut dieser Studie weitgehend ausgeschlossen werden kann (Tillin et al., 2015, S. 972). Von der durch europäische Fachkräfte für Diabetologie empfohlenen mediterranen Kost unterscheiden sich die von den anderen Kulturen präferierten Ernährungsstile zum Teil deutlich. So kann es leicht zu Konflikten innerhalb der Patient:innengruppen kommen (Barakat & Şat, 2020, S. 120).

Die Studien der letzten Jahre unterstreichen die Faktoren der Migration, Urbanisierung, Globalisierung u. a. als Risikofaktoren in der Entstehung der koronaren Herzkrankheit (KHK), Diabetes mellitus und Adipositas (Adli & Schöndorf, 2020, S. 2410–2418; Al Masri et al., 2022, S. 190; Gadd et al., 2003, S. 979–986; Ogden et al., 2018, S. 236–243).

Zumeist liegt das Hauptproblem in fehlender inhaltlicher Kommunikation, zu wenig Übersicht und mangelndem Verständnis für das Gesprochene, wie das folgende Beispiel veranschaulicht:

Eine Frau, aus Indien stammend, 35 Jahre alt, ist nach Deutschland migriert. Sie lebt seit ca. fünf Jahren in Deutschland. Nach der Geburt ihres ersten Sohnes entwickelt sie einen Gestationsdiabetes und wird hausärztlich mit Insulin behandelt. Sie stillt das Kind und arbeitet im Haushalt. Bereits im ersten Monat muss der Notdienst viermal eingesetzt werden, vor allem die nächtliche Unterzuckerung stellt ein großes Problem dar. Es zeigt sich, dass sie mit den Broteinheiten, die ihr in der Ernährungsberatung vorgestellt wurden, nicht zurechtkommt.

Als in der Ernährungsberatung Nahrungsmittel und Speiseplan akribisch besprochen wurden, war sie sehr still und schweigsam. Sie stimmte den Anweisungen zu und gab auch sehr genau an, was sie machen würde. Die Frage, ob sie alles verstanden habe, bejahte sie, doch stellte sich heraus, dass sie zu Hause mit den Empfehlungen nicht zurechtkam. Sie ernährte sich ausschließlich vegetarisch und gehört der Hindu-Kultur an. In ihrer Familie war eine besondere Kost an der Tagesordnung, darüber hinaus stellten sie die ihr vorgestellten Broteinheiten vor ein Rätsel: Weil sie überhaupt kein europäisches Brot zu sich nahm, stimmte die Tabelle zur Umrechnung der Broteinheiten nicht mit dem überein, was sie tatsächlich zu Hause zu sich nahm. Es kam zu einer ständigen Unterzuckerung. Erst als sich Ernährungsberaterin und die Patientin auf Augenhöhe begegneten und ohne Scham und falsche Bescheidenheit die Nahrungsmittel besprachen, die die Patientin tatsächlich zu Hause konsumierte, kristallisierte sich ihr tatsächlicher Insulinbedarf heraus. Dies ermöglichte es, die nächtliche Unterzuckerung einzustellen.

Fazit: Der Gestationsdiabetes wurde zu einer Herausforderung für die Betroffene, unabhängig von der Frage der Migration. Der aus ihrer Biografie bedingte Umgang mit dem Alltag und der Gestaltung der Ernährung stand in Widerspruch mit den Inhalten der Sprechstunde. Aus Respekt vor Autorität wurden die Anweisungen zwar wahrgenommen, aber die Umsetzung erfolgte aus Respekt und Vertrauen zu der „Herkunfts-Esskultur" nicht. Es gelang weder der Patientin noch dem professionellen Team, die Brücke zwischen den beiden Sichtweisen herzustellen. Dies führte dazu, dass die Problematik fortbestand und das klinische Bild sich verschlechterte.

Für eine Verbesserung mussten beide Parteien ihre jeweilige Sicht einander vorstellen. Als tatsächlich auf der Handlungsebene der Inhalt auf dem Teller ausgetauscht wurde und die Betroffene zeigen konnte, dass sie keine Brötchen isst, sondern „Naan" und somit die Liste mit Broteinheiten aus Deutschland für sie exotisch und zugleich unnütz war, begann der Dialog. Sie erhielt eine Liste mit Broteinheiten, die an die Ernährung aus indischem Raum angepasst war und die Behandlung konnte starten.

3 Interventionsentwicklung – im Kontext von Migration und Diversität

Bei der Betrachtung des Lebensstils spielen im Rahmen der Kontakte mit den Klient:innen folgende Faktoren eine Rolle:

- Ethnie und Genetik
- Lebensstil, Ernährung
- strukturelle Deprivation, also Arbeitslosigkeit
- psychosoziale Stressfaktoren, umweltbedingte Stressoren wie Lärm, Luft und Verschmutzung

Verschiedene Studien über Diabetes mellitus beschäftigen sich mit dem aus den Medien bekannt gewordenen Begriff „Indian Disease" als Synonym für Diabetes mellitus Typ 2. Der Anstieg der Insulinresistenz und von Diabetes-Typ-2-Erkrankungen sowie Hypertonie und Dyslipidämie in Südostasien hat den Fokus der Forschung auf Körperzusammensetzung und genetische Prädispositionen gelenkt (Ke et al., 2022, S. 420). In der PURE-Studie zeigen Teilnehmende aus Südostasien die geringste mit der Handgreifkraft bestimmte Muskelmasse. Die Muskelkraft wird als Prädiktor der Gesamtmortalität angenommen (Leong et al., 2016, S. 535–546). Unter Berücksichtigung der Diversität wäre u. a. die Kraftmessung ein sinnvollerer und aussagekräftigerer Index als der Body-Mass-Index (BMI) bei der Bestimmung der Risikofaktoren für Diabetes mellitus.

In einer langjährigen schwedischen Studie (Jacobs & Rathmann, 2017) zeigt sich deutlich, dass das Diabetesrisiko von Zugewanderten, die in einem sozial benachteiligten Wohngebiet leben, um 22 % größer ist als bei der einheimischen Bevölkerung in einer vergleichbaren Siedlung. Vandenheede et al. (2012) zeigten in ihrer Studie die Prävalenz von Diabetes in Europa auf. Die mit Diabetes assoziierte Mortalität ist um ca. 200 % höher als bei Einheimischen, wenn die Migrierten aus einem Land mit einem niedrigen sozioökonomischen Status stammen (Vandenheede et al., 2012).

Migration ist also unter Umständen nicht die Ursache ernährungsbedingter Folgestörungen und Erkrankungen. Vielmehr spielen psychosoziale Bedingungen, der Rollenverlust, überfüllte Lebensperspektiven, gesellschaftliche Konflikte mit Anpassungsdruck oder kulturelle Konflikte die größere

Rolle (Leong et al., 2016, S. 535–546; Son et al., 2017, S. 865–872; Wulan et al., 2010, S. 315–319).

Vor diesem Hintergrund wird deutlich, dass im Rahmen der Präventionsinterventionen eine isolierte Aufnahme der Anamnesedaten, die sich an Krankheitssymptomen orientiert, nicht ausreichend ist. Es bedarf vielmehr der mehrdimensionalen Berücksichtigung aller Faktoren des Lebensstils, um konzeptionell den Versorgungsanforderungen der Betroffenen gerecht zu werden.

4 Fazit und Implikationen für die Praxis

Um sich dem Problem kultureller Einflüsse auf Erkrankungen zu nähern, reicht es nicht, die Menschen in Gruppen wie Zugewanderte und Einheimische einzuteilen. Stattdessen ist es sinnvoll, sich die psychosozialen Faktoren genauer anzuschauen und dementsprechend zu handeln (Kupfer & Gamper, 2020, S. 4). Für die Überwindung von Differenzen kommt Sprache und Kultur eine Schlüsselrolle zu.

Um der Herausforderung im Bereich Ernährung und den daraus resultierenden Folgen für die Gesundheit der Betroffenen gerecht zu werden, sind entsprechende Fort- und Weiterbildungen des medizinischen Personals, eine Sensibilisierung für kulturspezifische Ernährungsformen, die kulturspezifische Wahrnehmung des Verständnisses von Körper, Krankheit und Gesundheit sowie ein Konzept der sozialhygienischen Lebensbedingungen unerlässlich. Die Implikationen für die Praxis können auf Basis der vorangestellten Befunde wie folgt zusammengefasst werden:

- **Fort- und Weiterbildung:** Es sollten Schulungen für Migrant:innen und deren Angehörige durchgeführt werden, die Ernährung und Körperzusammensetzung in den Mittelpunkt stellen, um die ernährungsbezogene Gesundheitskompetenz zu fördern, das Risiko ernährungsassoziierter Erkrankungen langfristig zu reduzieren und die Teilhabe an gesundheitsrelevanten Ressourcen zu stärken.
- **Kultursensible Gestaltung von Interventionen:** Präventionsangebote und Therapieansätze sollten kultursensibel gestaltet werden und die Diversität der migrantischen Bevölkerung berücksichtigen, um einen gleichberechtigten Zugang zu Gesundheitsversorgung zu gewährleisten und die Wirksamkeit gesundheitsfördernder Maßnahmen zu erhöhen.
- **Multilinguale Informationsveranstaltungen:** Multilinguale Informationsveranstaltungen sollten auf allen sozialen Kanälen durchgeführt werden, um die Mehrheitsbevölkerung ebenso wie Migrant:innen umfassend zu erreichen und den Zugang zu gesundheitsrelevanten Informationen zu verbessern.

Autorin

Dr. med. Solmaz Golsabahi-Broclawski
E-Mail: s.golsabahi-broclawski@mitk.eu

Literatur

Adli, M., & Schöndorf, J. (2020). Macht uns die Stadt krank? Wirkung von Stadtstress auf Emotionen, Verhalten und psychische Gesundheit. Bundesgesundheitsblatt – Gesundheitsforschung – Gesundheitsschutz, 63(8), 979–986. https://doi.org/10.1007/s00103-020-03185-w

Al Masri, F., Müller, M., Straka, D., Hahn, A., & Schuchardt, J. P. (2022). Nutritional and health status of adult Syrian refugees in the early years of asylum in Germany: A cross-sectional pilot study. BMC Public Health, 22(1), 2217. https://doi.org/10.1186/s12889-022-14684-7

Alt, K. W., Al-Ahmad, A., & Woelber, J. P. (2022). Nutrition and Health in Human Evolution-Past to Present. Nutrients, 14(17), 3594. https://doi.org/10.3390/nu14173594

Barakat, A., & Şat, S. (2020). Ernährung und Migration. Der Diabetologe, 16(8), 705–715. https://doi.org/10.1007/s11428-020-00681-0

Brauchmann, J., Radzuweit, T. M., & Hruschka, L. (2019, September 11). Partizipative Ernährungsschulung für Multiplikatorinnen mit Migrationshintergrund. https://www.ernaehrungs-umschau.de/print-artikel/11-09-2019-partizipative-ernaehrungsschulung-fuer-multiplikatorinnen-mit-migrationshintergrund/

Gadd, M., Johansson, S.-E., Sundquist, J., & Wändell, P. (2003). Morbidity in cardiovascular diseases in immigrants in Sweden. Journal of Internal Medicine, 254(3), 236–243. https://doi.org/10.1046/j.1365–2796.2003.01178.x

Gillessen, A. (Hrsg.) (2020). Interkulturelle Kommunikation in der Medizin. Berlin, Heidelberg: Springer.

Gillessen, A., Golsabahi-Broclawski, S., Biakowski, A., & Broclawski, A. (2020). Interkulturelle Kommunikation in der Medizin. Berlin, Heidelberg: Springer.

Heinemann, L., Göstemeyer, L., Adamczewski, H., Faber-Heinemann, G., & Weber, D. (2017). Diagnose Gestationsdia-betes in Diabetesschwerpunkt- und gynäkologischen Praxen. Diabetes Stoffw Herz, 263–269.

Hora, T. (1959). Tao, Zen and existential psychotherapy. Psychologia, 2(4), 236–242. https://doi.org/10.2117/psysoc.1959.236

Jacobs, E., & Rathmann, W. (2017). Epidemiologie des Diabetes. Diabetologie und Stoffwechsel, 12(06), 437–446. https://doi.org/10.1055/s-0043-120034

Ke, C., Narayan, K. M. V., Chan, J. C. N., Jha, P., & Shah, B. R. (2022). Pathophysiology, phenotypes and management of type 2 diabetes mellitus in Indian and Chinese populations. Nature Reviews Endocrinology, 18(7), 413–432. https://doi.org/10.1038/s41574-022-00669-4

Krüger, C. (2022). Gestationsdiabetes bei Frauen mit Migrations-hintergrund. https://www.ernaehrungs-umschau.de/print-artikel/12-01-2022-gestationsdiabetes-bei-frauen-mit-migrationshintergrund/

Kupfer, A., & Gamper, M. (2020). Migration als gesundheitliche Ungleichheitsdimension? Natio-ethno-kulturelle Zugehörig-keit, Gesundheit und soziale Netzwerke. In A. Klärner, M. Gamper, S. Keim – Klärner, I. Moor, H. Von Der Lippe, & N. Vonneilich (Hrsg.), Soziale Netzwerke und gesundheitliche Ungleichheiten (S. 369–397). Wiesbaden: Springer Fachmedien. https://doi.org/10.1007/978-3-658-21659-7_16

Leong, D. P., Teo, K. K., Rangarajan, S., Kutty, V. R., Lanas, F., Hui, C., Quanyong, X., Zhenzhen, Q., Jinhua, T., Noorhassim, I., Al-Habib, K. F., Moss, S. J., Rosengren, A., Akalin, A. A., Rahman, O., Chifamba, J., Orlandini, A., Kumar, R., Yeates, K., … Yusuf, S. (2016). Reference ranges of handgrip strength from 125,462 healthy adults in 21 countries: A prospective urban rural epidemiologic (PURE) study. Journal of Cachexia, Sarcopenia and Muscle, 7(5), 535–546. https://doi.org/10.1002/jcsm.12112

Ogden, C. L., Fryar, C. D., Hales, C. M., Carroll, M. D., Aoki, Y., & Freedman, D. S. (2018). Differences in Obesity Prevalence by Demographics and Urbanization in US Children and Adoles-cents, 2013–2016. JAMA, 319(23), 2410. https://doi.org/10.1001/jama.2018.5158

Rückert-John, J. (2017). Den Ernährungsalltag verstehen: Ein Beitrag der Ernährungssoziologie für eine interdisziplinäre Ernährungsforschung. Ernahrungs Umschau, 64(8), M436–M443. https://doi.org/10.4455/eu.2017.032

Son, J. W., Lee, S. S., Kim, S. R., Yoo, S. J., Cha, B. Y., Son, H. Y., & Cho, N. H. (2017). Low muscle mass and risk of type 2 diabetes in middle-aged and older adults: Findings from the KoGES. Diabetologia, 60(5), 865–872. https://doi.org/10.1007/s00125-016-4196-9

Tillin, T., Hughes, A. D., Wang, Q., Würtz, P., Ala-Korpela, M., Sattar, N., Forouhi, N. G., Godsland, I. F., Eastwood, S. V., McKeigue, P. M., & Chaturvedi, N. (2015). Diabetes risk and amino acid profiles: Cross-sectional and prospective analyses of ethnicity, amino acids and diabetes in a South Asian and European cohort from the SABRE (Southall And Brent REvisited) Study. Diabetologia, 58(5), 968–979. https://doi.org/10.1007/s00125-015-3517-8

Vandenheede, H., Deboosere, P., Stirbu, I., Agyemang, C. O., Harding, S., Juel, K., Rafnsson, S. B., Regidor, E., Rey, G., Rosato, M., Mackenbach, J. P., & Kunst, A. E. (2012). Migrant mortality from diabetes mellitus across Europe: The im-portance of socio-economic change. European Journal of Epidemiology, 27(2), 109–117. https://doi.org/10.1007/s10654-011-9638-6

Wiseman, E. M., Bar-El Dadon, S., & Reifen, R. (2017). The vicious cycle of vitamin a deficiency: A review. Critical Reviews in Food Science and Nutrition, 57(17), 3703–3714. https://doi.org/10.1080/10408398.2016.1160362

Wulan, S. N., Westerterp, K. R., & Plasqui, G. (2010). Ethnic dif-ferences in body composition and the associated metabolic profile: A comparative study between Asians and Caucasians. Maturitas, 65(4), 315–319. https://doi.org/10.1016/j.maturitas.2009.12.012

Teil 4 · Innovative und settingbezogene Ansätze der Ernährungsprävention

Kapitel 8 | Digitale Ernährungsprävention: Potenziale und Grenzen von Apps, Gamification, KI und smarter Technologie

Viviane Scherenberg

Zusammenfassung | Digitale Interventionen erfahren im Bereich der Ernährungsprävention eine zunehmende Relevanz. Der vorliegende Beitrag widmet sich der Untersuchung der Potenziale und Limitationen von Applikationen (Apps), Künstlicher Intelligenz (KI) sowie weiteren digitalen Lösungen. Nach einer Einführung in theoretische Hintergründe werden verschiedene Interventionsformen (z. B. Ernährungs-Apps) dargestellt. Zudem wird die Rolle von Gamification und Motivationsanreizen für nachhaltige Verhaltensänderungen erörtert. Neben Chancen zur Individualisierung und Reichweitensteigerung werden zentrale Herausforderungen aufgezeigt und abschließend praxisrelevante Implikationen für die Entwicklung und Implementierung digitaler Präventionsstrategien im Ernährungsbereich abgeleitet.

Schlüsselwörter | Digitalisierung, Ernährungsprävention, Ernährungs-Apps, künstliche Intelligenz, Gamification

1 Einleitung

Digitale Technologien haben einen wachsenden Einfluss auf das Gesundheitswesen. Sie sind im Zeitalter der Digitalisierung aus der Prävention und somit auch aus dem Bereich Ernährung nicht mehr wegzudenken. Damit haben sie für die öffentliche Gesundheit hohe Relevanz, um Präventionspotenziale auszuschöpfen. Dabei kommen angesichts der technologischen Dynamik unterschiedlichste neue Technologien (z. B. Künstliche Intelligenz (KI), smarte Devices) zum Einsatz. Ziel des Beitrags ist es daher, einen Überblick über die digitalen Präventionsansätze im Bereich der Ernährung aufzuzeigen, um die damit verbundenen Möglichkeiten und Grenzen näher zu beleuchten.

2 Hintergründe zu digitalen Präventionsansätzen im Bereich Ernährung

Laut einer Bitkom-Studie (n=981) verwenden hierzulande 69 % aller Smartphone-Nutzer:innen mindestens eine Gesundheits-App. Im Bereich Gesundheit und Wellness stehen Apps zum Thema Gewicht und Ernährung (23 %) direkt an zweiter Stelle auf der Beliebtheitsskala nach Apps zur psychischen Gesundheit (24 %) (Bitkom, 2024, S. 4). Zwar sehen 84 % eine große Chance in der Digitalisierung des Gesundheitswesens, allerdings fühlen sich fast die Hälfte (48 %) der Befragten (n=1.440) angesichts der technologischen Entwicklung überfordert (Bitkom, 2024, S. 11–12). Grundsätzlich können die Nutzer:innen digitaler Ernährungsinterventionen in drei Gruppen unterteilt werden (Abeltino et al., 2024, S. e575):

1. **Endnutzer:innen:** Endnutzer:innen verwenden digitale Ernährungsinterventionen um ihre Ernährung, körperliche Aktivität und ihre Fortschritte bei der Erreichung ihrer Gesundheitsziele effektiver zu verfolgen und zu überwachen (z. B. Ernährungs-Apps wie YAZIO, Lifesum, MyFitnessPal). Zudem sprechen Ernährungs-Apps personalisierte Empfehlungen zur Änderung des Ernährungsverhaltens aus.
2. **Ernährungsfachkräfte:** Ernährungsfachkräfte verwenden digitale Ernährungsinterventionen (z. B. Nutrium), um Diäten zu analysieren und zu generieren. Diese Funktionen umfassen Mahlzeitenplanung, Nährstoffanalyse und Rezeptentwicklung. Auch bieten sie Kommunikations- und Kollaborationsfunktionen, mit denen Ernährungsfachkräfte mit Klient:innen zusammenarbeiten und ihre Fortschritte bei der Erreichung ernährungsbezogener Ziele überwachen können.
3. **Ärzt:innen:** Ärzt:innen setzen digitale Ernährungsinterventionen ein, um Diäten zu analysieren und zu erstellen. Mithilfe genetischer und epigenetischer Tools (z. B. NutriGenomix) können sie ihren Patient:innen personalisierte Empfehlungen aussprechen. Die Tools analysieren die DNA und epigenetische Marker, um Ernährungsbedürfnisse zu ermitteln und einen Diätplan zu erstellen.

All diese direkten oder indirekten Zielgruppen benötigen Kompetenzen in Sachen digitaler Interventionen. Wie vielfältig solche digitalen Interventionen im Bereich Ernährung sein können, wird im nächsten Kapitel deutlich.

3 Technologien und digitale Anwendungsformen

Unter dem Begriff *„digitale Intervention im Bereich Ernährung"* können technologische Hilfsmittel subsumiert werden, die darauf abzielen, das Ernährungsverhalten zu erfassen, zu analysieren und gezielt zu beeinflussen. Solche Anwendungen können mediendidaktisch grob in die folgenden zwei Hauptkategorien unterteilt werden (Petko, 2014, S. 13):

1. **Softwarebasierte Interventionen** umfassen **Ernährungs-Apps**, digitale Ernährungstagebücher, Online-Coachings, webbasierte Ernährungsplattformen, Skills für Sprachassistenten oder Serious Games. Der Einsatz solcher Tools ermöglicht es, die Nahrungsaufnahme zu dokumentieren, individuell zugeschnittene Ernährungsempfehlungen zu erhalten oder Fortschritte zu verfolgen. Viele Software-Programme offerieren zur verhaltensbezogenen Unterstützung und Motivation zusätzliche Funktionen (z. B. Lebensmittel- bzw. Barcode-Scanner, Nährwertdatenbanken, Erinnerungsfunktionen, automatisierte Feedbacksysteme). Online-Coachings bieten zudem einen interaktiven Zugang zu Ernährungsfachkräften; aber auch KI-basierte Chatbots tragen dazu bei, individuell persönliche Empfehlungen auszusprechen.
2. **Hardwaregestützte Systeme**, insbesondere **Wearables** (z. B. Smartwatches, digitale Waagen, smarte Trinkflaschen), ergänzen softwarebasierte Anwendungen, z. B. durch die Möglichkeit, körperbezogene Daten nutzen zu können, die direkt (z. B. Kalorienverbrauch, Trinkverhalten) oder indirekt (z. B. Bewegungsverhalten, Schlafmuster) mit dem Ernährungsverhalten in Zusammenhang stehen. Wearables werden in diesem Zusammenhang auch als *„On-Body-Geräte"* bezeichnet, da sie eine starke „Verschmelzung" mit dem menschlichen Körper aufweisen. Demgegenüber werden Smartphones und Tablets als *„Off-Body-Technologien"* tituliert (Grünwied, 2017, S. 28). In Kombination mit den Softwarelösungen bzw. Apps können personalisierte Ernährungsempfehlungen abgeleitet werden – etwa zur Kalorienbilanz oder zur optimalen Mahlzeitenstruktur.

3.1 Formen und Wirksamkeit digitaler Ernährungsinterventionen

Digitale Ernährungsinterventionen können auf Menschen mit bereits manifestierten Erkrankungen ausgerichtet werden, um Komplikationen und Folgeerkrankungen zu verhindern (Egger et al., 2018, S. 9). Allerdings ist in der Praxis eine risikobezogene Einteilung oft schwer möglich, da sich Risikoverhaltensweisen, komplexe Risikokonstellationen und Komorbiditäten gegenseitig beeinflussen (Thomasius et al., 2017, S. 294). Die Einteilung in universelle, selektive und indizierte Prävention erweist sich bei der Umsetzung als vorteilhaft, da diese Klassifikation eine präzisere methodische Zielgruppenspezifität erlaubt (Gordon, 1983, S. 107–109; Mrazek & Haggerty, 1994, S. 493). Diese Klassifizierung stellt keine Alternative dar, sondern ist für die Erreichung der Zielgruppen und die Berücksichtigung rechtlicher Aspekte relevant. In Bezug auf die Ausrichtung kann folglich einer Differenzierung zwischen der Bevölkerungsgruppen-, Risikogruppen- und Hochrisikopersonenstrategie vorgenommen werden (→ Tab. 8.1).

Strategie	Zielgruppe	Beispiel Apps
Bevölkerungsgruppenstrategie	**universell:** gesamte Bevölkerung, da Intervention populationsübergreifend sinnvoll	Tracking-Apps zur Aufzeichnung des Ernährungsverhaltens (z. B. MyFitnessPal, YAZIO)
Risikogruppenstrategie	**selektiv:** gezielte Konzentration auf spezifische Risikogruppen, da Intervention für bestimmte Teilgruppen sinnvoll	Ernährungs-Apps mit Fokus auf spezielle Bedürfnisse, z. B. für Übergewichtige, Schwangere oder Personen mit Herz-Kreislauf-Risiko (z. B. Oviva, Noom)
Hochrisikopersonenstrategie	**indiziert:** starke Einschränkung der Zielgruppe, da gezielte Intervention eine spezifische Zielgruppenanpassung erfordert	krankheitsbezogene Apps (z. B. Diabetes-Management-Apps wie mySugr, FreeStyle LibreLink)

Tab. 8.1: Beispiele für universelle, selektive und indizierte Präventionsinterventionen (eigene Darstellung in Anlehnung an Scherenberg, 2019, S. 123).

Dabei können digitale Ernährungsinterventionen unterschiedliche Ausprägungsformen annehmen, je nachdem, welche Kommunikations- bzw. Distributionsform gewählt wird. Unterschieden werden können digitale Ernährungsinterventionen, die disseminative Informationsangebote umfassen, direkte, interaktive Anwendungen (wie z. B. Apps) sowie hybride Interventionen, die digitale und analoge Maßnahmen miteinander verknüpfen (Scherenberg, 2022a, S. 196):

- **Digitale Ernährungsinterventionen im weiteren Sinne:** Von digitalen Ernährungsinterventionen im weiteren Sinne wird gesprochen, wenn ernährungsbezogene Inhalte über digitale Medien (z. B. gesundheitliche Aufklärung über spezifische Webseiten oder soziale Medien) verbreitet werden.
- **Digitale Ernährungsinterventionen im engeren Sinne:** Unter digitalen Ernährungsinterventionen im engeren Sinne werden Interventionen verstanden, bei denen die Bereitstellung über digitale Medien (z. B. Ernährungs-App, bewegungsbezogene Online-Training- und Coaching-Plattformen) oder elektronische Technologien (z. B. digitale Fitness-Uhren, digitale Trinkflasche) erfolgt.
- **Hybride Ernährungsinterventionen:** Unter hybriden Ernährungsinterventionen werden Interventionen subsumiert, die Online- und Offline-Komponenten miteinander verknüpfen. Die Verknüpfung führt dazu, dass die Vorteile von Offline-Interventionen und digitalen Interventionen (z. B. Adipositas-App mit Telefon-Coaching-Elementen) genutzt werden.

Anzumerken ist, dass sich solche Ernährungsinterventionen nicht auf die Reduktion des Körpergewichts beschränken, vielmehr können sie auch danach differenziert werden, ob sie multimodal oder monomodal angelegt sind (Scherenberg, 2022b, S. 137). Bei einem **multimodalen Ansatz** wird versucht, mithilfe digitaler Interventionen das Gesundheitsverhalten auf **unterschiedlichen Ebenen** (z. B. Abnehm-Apps mit Bewegungs- und Ernährungsbestandteilen) positiv zu beeinflussen. Bei einem **monomodalen Ansatz** konzentriert sich die Intervention auf nur **ein präventives Handlungsfeld** (z. B. Abnehm-Apps zur reinen Dokumentation des Ernährungsverhaltens). Wie die folgende Tabelle zeigt, können Ernährungsinterventionen zudem für verschiedene Zwecke eingesetzt werden bzw. eine bestimmte Zielsetzung verfolgen. Die → Tab. 8.2 zeigt, wie vielfältig bspw. Ernährungs-Apps im Hinblick auf die Ausgestaltung und Zielsetzung sind.

Kategorie und App-Form	Kurzbeschreibung und Zielsetzung
Selbstmonitoring und Verhaltensänderung	
einfache Tracking-Apps	Erfassung von Kalorien, Nährstoffen und Mahlzeiten zur Förderung von Ernährungsbewusstsein
erweiterte Tracking-Apps mit Coaching-Elementen	Kombination aus Dokumentation, Coaching und behavioralen Interventionen zur Verhaltensänderung
ernährungsbezogene Achtsamkeits-Apps	Förderung achtsamkeitsbasierter Praktiken zur Wahrnehmung von Hunger- und Sättigungssignalen
Ernährungsplanung und praktische Umsetzung	
Ernährungsplanungs- und Liefer-Apps	Verknüpfung von Mahlzeitenplanung mit Einkauf oder Lieferung zur Reduktion von Barrieren
Apps für verschiedene Ernährungsformen	Unterstützung bei besonderen Ernährungsweisen (z. B. Fasten, Low Carb, Vegan)
Rezepte-Apps	Bereitstellung von Rezepten, ggf. mit Einkaufslisten, zur Förderung alltagstauglicher Ernährung
Wissensvermittlung und Entscheidungsunterstützung	
Informations- und Ratgeber-Apps	Wissensvermittlung zu Nährwerten, Saisonalität und Nachhaltigkeit
Scanner-Apps	Analyse von Inhaltsstoffen, Allergenen und Nachhaltigkeitsindikatoren durch Barcode-Scan
ernährungsbezogene Spiel-Apps (Serious Games)	spielerische Wissensvermittlung zur Ernährungsbildung (für Kinder)
medizinisch und zielgruppenspezifisch	
Community-Apps	Förderung von Motivation und Unterstützung durch Peer-Gruppen oder Challenges
medizinische Ernährungs-Apps	Unterstützung des Selbstmanagements bei ernährungsassoziierten Erkrankungen
Zielgruppen-Apps	Anpassung der Ernährung an besondere Bedürfnisse (z. B. Schwangerschaft, Kindheit, Sport)

soziale und gesellschaftliche Dimensionen	
Community-Apps	Förderung von Motivation und Unterstützung durch Peer-Gruppen oder Challenges
Apps gegen Lebensmittelverschwendung	Kompetenzsteigerung und Reduktion von Food Waste durch Umverteilung und Resteverwertung von Lebensmitteln (z. B. Rezepte)
kulturelle und religiöse Ernährungs-Apps	Unterstützung bei der Einhaltung kultureller oder religiöser Ernährungsvorgaben

Tab. 8.2: Formen und Ziele von Ernährungs-Apps (eigene Darstellung in Anlehnung an Scherenberg & Heldt-Döpel, 2023, S. 88)

Digitale Gesundheitsanwendungen (**DiGAs**) bzw. sogenannte „**Apps auf Rezept**“, die in das DiGA-Verzeichnis (https://diga.bfarm.de) aufgenommen werden, unterliegen der Pflicht, einen positiven Versorgungseffekt durch eine herstellerunabhängige Institution (bzw. Universität) nachzuweisen. Solche DiGAs, die von Ärzt:innen oder auch den gesetzlichen Krankenkassen bei einer vorliegenden Diagnose verschrieben werden können, können für einen Zeitraum von zwölf Monaten auf Probe ins Verzeichnis aufgenommen werden, sofern eine spätere positive Nachweisführung wahrscheinlich ist (BfArM, 2023, S. 9). Derzeit (Stand: 24.08.2025) sind in 13 der 72 gelisteten *„Apps auf Rezept“* Ernährungs-Elemente integriert. Diese Apps fokussieren sich auf die Behandlung von Adipositas, Diabetes mellitus Typ 1 und 2, Reizdarm, Brustkrebs, Impotenz sowie Hypertonie.

Übergreifend weisen Metaanalysen darauf hin, dass Ernährungs-Apps durchaus zu signifikanten, wenngleich moderaten Verbesserungen des Ernährungsverhaltens und der damit assoziierten Gesundheitsparameter (z. B. Gewichtsverlust, BMI, Bauchfett) führen können (Scarry et al., 2022, S. 14; Seid et al., 2024, S. 6–8; Villinger et al., 2019, S. 1468–1473). Insbesondere Ernährungs-Apps, die Verhaltensänderungstechniken (z. B. Zielsetzung, Feedback, Selbstmonitoring, soziale Unterstützung) integriert haben, weisen einen hohen Effektivitätsgrad auf (Villinger et al., 2019, S. 1473). Dabei ist die positive Wirksamkeit nicht auf spezifische Zielgruppen beschränkt, sondern schließt gesunde Erwachsene, Menschen mit chronischen Erkrankungen, ältere Erwachsene sowie Kinder und Jugendliche mit ein. Anzumerken ist, dass die Aussagekraft von Metaanalysen stark limitiert ist, da sich die Studienpopulationen, die Studiendesigns und der Studienzeitraum unterscheiden.

Auch die Ausgestaltung bzw. der Funktionsumfang von Apps steht in einem direkten Zusammenhang mit der Nutzungsintensität und der Wirksamkeit der Apps (Scarry et al. 2022, S. 16). Zentrale Herausforderungen von Ernährungs-Apps stellen die Nutzerbindung sowie die Personalisierung dar. Daher werden im Folgenden die Themen Anreizsysteme bzw. Gamification sowie Künstliche Intelligenz näher beleuchtet.

3.2 Gamification und Motivationsansätze in digitalen Ernährungsinterventionen

Spielerische Design-Elemente in Nicht-Spielkontexten, wie digitalen Ernährungsinterventionen, werden unter dem Begriff **Gamification** (zu Deutsch: Spielifizierung) subsumiert (Deterding et al., 2011, S. 9). Hierbei erfreuen sich Belohnungssysteme in Form von Auszeichnungen oder Ranking-Listen in Gesundheits- und Tracking-Apps, die durch die Koppelung mit sozialen Medien (z. B. Facebook) integriert werden, großer Beliebtheit. Auch die Verknüpfung klassischer Präventionsinterventionen (wie z. B. Bonusprogramme und Tracking-Apps der GKVn) kann als Gamification verstanden werden, um die Motivation spielerisch zu fördern. Von Gamification zu unterscheiden sind **Serious Games** (for Health), bei denen gesundheitsbezogene Lerninhalte (z. B. Ernährung, Blutzucker) in einen spielerischen Kontext gestellt werden. Solche ernsthaften Spiele gehen über den reinen Spaß- und Unterhaltungszweck hinaus und können allein oder auch in Gruppen (Social Games) gespielt werden (Lampert & Tolks, 2016, S. 220). Die → Tab. 8.3 zeigt exemplarisch, wie und mit welcher Zielsetzung ernährungsbezogene Aufklärungsinhalte vermittelt werden können.

Kategorie	Beispiele für Umsetzung	Zielsetzung
Zuordnung und Klassifikation	Lebensmittel nach „gesund/ungesund“ einordnen, Nährstoffvergleiche	Wissensvermittlung, Einstellungsänderung
Reflexion und Selbstmonitoring	Dokumentation von Mahlzeiten, Nährstoffen, Kalorien mit Feedback (Avatare, Fortschrittsanzeigen)	Bewusstsein für eigenes Ernährungsverhalten, Sensibilisierung
Nachahmung und Training	Videos oder animierte Koch- und Essensszenen zum Mitmachen	direkte Verhaltensbeeinflussung, praktische Kompetenz
Wettbewerb und Ranking	Koch-Challenges, Punkte für gesunde Ernährung, Community-Ranglisten	Motivation, soziale Verstärkung, Routinen festigen
Belohnungssysteme und Gamification	Punkte, Abzeichen, Level-Aufstieg für gesunde Entscheidungen	Habit-Building, positive Verstärkung
Quiz und Wissensspiele	Frage-Antwort-Spiele zu Lebensmitteln, Nährstoffen, Nachhaltigkeit	kognitive Aktivierung, Ernährungsbildung
Storytelling und Narrative	Avatare, die durch gesunde Ernährung stärker/erfolgreicher werden	emotionale Bindung, nachhaltige Verhaltensänderung
Simulation und Exploratives Lernen	virtuelles Kochen, Einkaufssimulation, Resteverwertungsspiele	Aufbau praktischer Ernährungskompetenz
soziale Interaktion und Peer-Support	Team-Challenges, Freundesvergleiche, Community-Support	soziale Motivation, gemeinsames Lernen

Tab. 8.3: Kategorisierung von Gesundheits-Apps mit Spiel-Elementen (eigene Darstellung, in Anlehnung an Scherenberg & Lampert, 2017, S. 50)

Gamification-Elemente, die besonders bevorzugt werden, da sie eine Orientierung über die eigene Entwicklung bieten, stellen Fortschrittsbalken, Punkte und selbstgesetzte Ziele dar. Am schlechtesten bewertet werden Rankings, Abzeichen, soziale Interaktion und Avatare, da sie wenig greifbar sind oder Vergleiche mit anderen einen unerwünschten Versagensdruck auslösen (Berger & Jung, 2024, S. 14). Werden spielerische Elemente in Ernährungs-Apps integriert, sollte mithilfe eines interdisziplinären Teams (aus z. B. Ernährungswissenschaftler:innen, Gesundheitswissenschaftler:innen, Pädagog:innen, Psycholog:innen) dafür gesorgt werden, dass der motivierende Unterhaltungsfaktor nicht die präventive Intention überlagert. Eine Studie zu 80.000 pädagogischen Apps offenbarte, dass zur Motivierung von Kindern oft zuckerhaltige Lebensmittel oder Fast Food abgebildet wurden (Hirsh-Pasek et al., 2015, S. 14–15). Anzumerken ist, dass sinnvolle Serious Games (for Health) über ein reines Auswendiglernen und Erinnern (z. B. Zuordnung gesunder und ungesunder Lebensmittel) hinausgehen sollten. Nur so ist gewährleistet, dass Gesundheitsinformationen verstanden und mit vorhandenem Wissen verknüpft werden können. Der Einsatz von Serious Games und spielerischen Elementen kann zur Steigerung der Wirksamkeit zudem in übergreifende Präventionskampagnen multimedial eingebettet werden. Ein Beispiel hierfür stellt das digitale Quiz des Bundeszentrums für Ernährung für Schulen dar (BZfE, o. J., o. S.).

Der Vollständigkeit halber sei angemerkt, dass im Bereich der Ernährungsbildung und -beeinflussung auch **Augmented Reality** (AR)- und **Virtual Reality** (VR)-Anwendungen (kurz VR) zunehmend zum Einsatz kommen, um auf spielerische Weise (z. B. virtuelle Supermärkte oder gamifizierte Lernumgebungen) das Ernährungsverhalten und das Ernährungswissen positiv zu beeinflussen. Während bei VR eine virtuelle Umgebung (z. B. Supermarkt) dargestelllt wird, erfolgt bei AR die Darstellung einer Intervention in einer realen Umgebung. Durch die sensorische Wahrnehmung der Umwelt werden virtuelle Objekte (z. B. Lebensmittel) in Echtzeit und maßstabsgetreu im Raum platziert oder die Umgebung mit Informationen angereichert. Erste Forschungen deuten darauf hin, dass VR-basierte Anwendungen das Engagement und die Merkfähigkeit der Nutzer:innen, insbesondere von Kindern und Jugendlichen, steigern können (Onita et al., 2025, S. 3; Yigitbas & Mazur, 2024, S. 88). Andere Studien konnten hingegen keine Unterschiede zur traditionellen Interventionsform feststellen (z. B. Rosati et al., 2025, S. 385–386). Im Ernährungsfachbereich (z. B. für Diätassistent:innen) wird VR bisher weniger eingesetzt, wenn, dann insbesondere zur Simulation von Beratungsgesprächen in der Aus- und Weiterbildung (z. B. Oculus: Nutrition Counselor VR) (Quick et al., 2024, S. A13). Ob und inwiefern AR- und VR-Anwendungen tatsächlich (langfristig) Einfluss auf das Ernährungswissen und -verhalten nehmen, müssen zukünftige Langzeitstudien noch zeigen.

3.3 Künstliche Intelligenz in der Ernährungsprävention

Digitale Interventionen im Ernährungsbereich ermöglichen eine engmaschige, alltagsnahe und datenbasierte Begleitung von Menschen. Ziel ist es, gesundheitsförderliches Essverhalten zu etablieren oder aufrechtzuerhalten. Oft kommt dabei künstliche Intelligenz (KI) zum Einsatz. Die zentralen Anwendungsfelder des maschinellen Lernens liegen insbesondere darin, das Ernährungsverhalten zu erfassen, auszuwerten und individuelle Empfehlungen abzuleiten.

1. **Lebensmittelerkennung und Nährwertanalyse:** KI-gestützte Ernährungsbewertungsinstrumente können mithilfe von Fotos Lebensmittel und Mahlzeiten automatisch identifizieren. Solche Ernährungsbewertungsinstrumente werden als benutzerfreundlich und zeiteffizient eingestuft, allerdings weisen sie laut einer Metaanalyse nur eine Genauigkeit von 60 % bis 95 % auf (Phalle & Gokhale, 2025, S. 16). Anzumerken ist, dass die Messungen bzw. Schätzungen der Makro- und Mikronährstoffaufnahme (z. B. Eiweiß, Fett, Kohlenhydrate, Vitamine, Mineralstoffe) mittels KI-Bildanalyse oder -Sensorik eine vergleichbare Präzision aufweisen wie die Ergebnisse, die mit klassischen Instrumenten der Ernährungsforschung erzielt werden (z. B. 24-Stunden-Erinnerungsrückruf bzw. *„24-hour dietary recall"*) (Phalle & Gokhale, 2025, S. 16).
2. **Verhaltensanalysen und personalisierte Ernährungsempfehlungen:** Algorithmen für maschinelles Lernen zur personalisierten Ernährung lassen sich in vier Gruppen (Clustern, Vorhersagen, Klassifizieren, Deep Learning) einteilen (Ngugi Mwaura, 2024, S. 24). Beim Clustern werden Menschen mit ähnlichen Ernährungsgewohnheiten oder Stoffwechselprofilen in Gruppen zusammengefasst. Bei der Vorhersage und Klassifizierung wird auf Basis von Daten (z. B. Ernährung: Kalorien, Nährstoffe; Körpermaße: Gewicht, Taillenumfang; genetische Informationen: Erbanlagen, die den Stoffwechsel beeinflussen) zum einen die Gesundheitsentwicklung vorhergesagt und zum anderen Menschen nach ihrem Gesundheitszustand eingeordnet. Bei der Verhaltensanalyse sowie der Erkennung und Bewertung von Lebensmitteln werden Deep-Learning-Methoden eingesetzt, die es erlauben, sehr große und komplexe Datensätze auszuwerten (Ngugi Mwaura, 2024, S. 24). Insgesamt können durch den Einsatz von KI maßgeschneiderte Ernährungspläne und -empfehlungen abgeleitet und mithilfe virtueller Assistenten

bzw. Chatbots der Zugang zu kontextbezogenen Empfehlungen erleichtert werden. Anzumerken ist, dass der Einsatz von KI-Chatbots in Echtzeit und bei hohem Interaktionsvolumen die Wahrscheinlichkeit von Fehlern erhöht, die insbesondere bei sensiblen Themen (z. B. Essstörungen) unerwünschte Folgen haben können (Aggarwal et al., 2023, o. S.).

3. Trotz dieser Potenziale und der Weiterentwicklung von Learning Systemen sowie der Integration von tragbaren Technologien (Wearables) und Echtzeit-Feedback-Systemen, welche die Genauigkeit von Ernährungsmuster- und Nährstoffaufnahmebewertungen sowie die Lebensmittelbildidentifikation verbessern (Kassem et al., 2025, S. 17), bleibt eine Herausforderung darin bestehen, dass die Ergebnisse stark von der Qualität der Trainingsdaten und der Genauigkeit der Nutzereingaben abhängen. Zudem wirft die Verarbeitung sensibler Gesundheitsdaten erhebliche Datenschutzfragen auf. Insgesamt lässt sich festhalten, dass KI-basierte digitale Interventionen einen vielversprechenden Ansatz für die personalisierte Ernährung darstellen. Zukünftige Studien sollten daher angesichts des zunehmenden Einsatzes von KI-Technologien deren Leistungsfähigkeit nicht nur technisch, sondern auch unter ethischen und sicherheitsrelevanten Gesichtspunkten bewerten (Aggarwal et al., 2023, o. S.). Ungeachtet dessen setzt ein kritischer und verantwortungsvoller Umgang mit KI-Technologien nicht nur Kompetenzen bei Laien, sondern auch bei Fachprofessionen voraus (Phalle & Gokhale, 2025, S. 20).

4 Zentrale Herausforderungen digitaler Ernährungsprävention

Neben den bereits angesprochenen Herausforderungen ergeben sich im Kontext der digitalen Ernährungsprävention weitere zentrale Herausforderungen:

- **Digitale Spaltung und Zugangsunterschiede**: Unterschiede beim Zugang zu digitalen Technologien und Infrastrukturen sowie bei der digitalen Gesundheitskompetenz verhindern, dass alle Menschen gleichermaßen von digitalen Ernährungsangeboten profitieren. Dies resultiert in nachweislichen gesundheitlichen Ungleichheiten. Die Liter@te-Studie, in der Personen mit geringer Literalität (d. h. mit geringen Lese- und Schreibkompetenzen) befragt wurden, bestätigt erneut, dass digitale Gesundheitsangebote (Apps, Online-Kurse, Websites etc.) weniger nachgefragt werden und die digitale Gesundheitskompetenz geringer ausgeprägt ist als bei Menschen aus höheren Bildungsschichten (Brand et al., 2024, S. 271–272).
- **Integration wissenschaftlicher Erkenntnisse:** Bei der Entwicklung und Ausgestaltung digitaler Ernährungsinterventionen findet die Integration wissenschaftlicher Evidenz bislang nur unzureichend statt. Dies ist darauf zurückzuführen, dass viele Interventionen ohne klare theoretische Fundierung konzipiert werden und etablierte Modelle der Verhaltensänderung nur selten berücksichtigt werden. Laut einer Metaanalyse digitaler Ernährungsinterventionen waren es lediglich 20 % (2 von 10 Studien), die über die Verwendung von Verhaltensänderungstheorien in Bezug auf die Ausgestaltung der Interventionen berichten (Karimi et al., 2024, S. 15).
- **Mangel an Langzeitdaten und standardisierte Evaluation**: Die Evidenz zur langfristigen Wirksamkeit digitaler Ernährungsinterventionen ist begrenzt. Einer Vielzahl von Studien mangelt es an systematischen Evaluationsrahmen, zudem ist die Heterogenität der Studienergebnisse sehr hoch und Vergleiche daher schwer möglich (Castro et al., 2022, S. 11; Scarry et al. 2022, S. 16). Die Fallzahlen sind oft gering. Daher besteht Forschungsbedarf hinsichtlich der Langzeiteinsätze und -wirkungen bei größeren Zielgruppen. Dies trifft auch auf die Verwendung

unterschiedlicher Interventionskomponenten (z. B. Gamification, Coaching) zu (Karimi et al., 2024, S. 20; Villinger et al. 2019, S. 1479). Die Generierung valider Aussagen zur Nachhaltigkeit solcher Interventionen wird durch hohe Abbruchraten (Wang et al., 2024, S. 14) und fehlende Langzeitstudien erschwert.

5 Fazit und Implikationen für die Praxis

Digitale Prävention bietet hohe Potenziale, insbesondere durch KI und smarte Technologien. Auf Basis der vorangestellten Befunde können folgende Implikationen für die Praxis abgeleitet werden:

- **Qualitätssicherung und Vertrauensbildung in digitalen Präventionsangeboten:** Digitale Präventionsangebote erfordern eine klare Evidenzbasis sowie standardisierte Evaluationsverfahren, um ihre Wirksamkeit und Nachhaltigkeit nachzuvollziehen. Ebenso ist Transparenz hinsichtlich der eingesetzten Algorithmen und Wirkprinzipien entscheidend, um das Vertrauen und die Akzeptanz von Nutzer:innen und Gesundheitsfachkräften zu stärken (Rojanaphan, 2024, S. 1761). Dabei geht es um die Nachvollziehbarkeit, wie z. B. digitale Ernährungsempfehlungen entstehen und auf welcher Grundlage sie beruhen. Auch sollten zukünftig u. a. verständliche und vertrauensfördernde Datenschutzerklärungen entwickelt und evaluiert werden (Brand et al., 2024, S. 274), um das Vertrauen zu stärken.
- **Integration der anvisierten Zielgruppe:** Die Integration der anvisierten Zielgruppe in die Konzeption und Entwicklung digitaler Ernährungsinterventionen erhöht die Akzeptanz, die Nutzerfreundlichkeit und die Wirksamkeit. Partizipative Ansätze sind daher eine zentrale Voraussetzung für nachhaltige Präventionsstrategien – insbesondere bei spezifischen Zielgruppen wie z. B. Kindern, deren Bedürfnisse und Wünsche sich deutlich von denen Erwachsener unterscheiden (van der Heijden et al., 2024, S. 29).
- **Aus- und Weiterbildung von gesundheitsbezogenen Fachkräften:** Gesundheitsfachkräfte müssen im Umgang mit digitalen Anwendungen geschult werden, da z. B. der Umgang mit KI-basierten Technologien (auf der Seite der Öffentlichkeit und der Forschenden) einen gründlichen Überprüfungsprozess und entsprechende Kompetenzen voraussetzen, um mit neuen Technologien effektiv, verantwortungsvoll und kritisch umgehen zu können (Phalle & Gokhale, 2025, S. 20; Scherenberg et al., 2025, S. 69).
- **Förderung digitaler Gesundheitskompetenz in allen Bevölkerungsgruppen:** Niedrigschwellige Angebote und Bildungsmaßnahmen sind erforderlich, um den kompetenten Umgang mit digitalen Ernäh-

rungsinterventionen sowie den darin integrierten neuen Technologien (z. B. KI, VR) zu stärken. Denn die Qualifizierung reduziert neben der einfachen und übersichtlichen Gestaltung digitaler Gesundheitsangebote Ungleichheiten im Zugang und Umgang und steigert so die Reichweite präventiver Effekte (Brand et al., 2024, S. 274).

Autorin

Prof. Dr. Viviane Scherenberg
Fachbereich Public Health und Umweltgesundheit,
APOLLON Hochschule der Gesundheitswirtschaft, Bremen, Deutschland
E-Mail: viviane.scherenberg@apollon-hochschule.de

Literatur

Abeltino, A., Riente, A., Bianchetti, G., Serantoni, C., De Spirito, M., Capezzone, S., Esposito, R., & Maulucci, G. (2024). Digital applications for diet monitoring, planning, and precision nutrition for citizens and professionals: a state of the art. *Nutrition Reviews, 83,* e574–e601. https://doi.org/10.1093/nutrit/nuae035

Aggarwal, A., Tam, C. C., Wu, D., Li, X., & Qiao, S. (2023). Artificial Intelligence-Based Chatbots for Promoting Health Behavioral Changes: Systematic Review. *Journal of medical Internet research, 25,* e40789. https://doi.org/10.2196/40789

Berger, M., & Jung, C. (2024). Gamification preferences in nutrition apps: Toward healthier diets and food choices. *Digital health, 10,* 20552076241260482. https://doi.org/10.1177/20552076241260482

Bitkom (2024). *Digital Health.* https://www.bitkom.org/sites/main/files/2024-07/240716bitkomchartshealth2024final.pdf

Brand, T., Herrera-Espejel, P., Muellmann, S., Wiersing, R., & Busse, H. (2024). Soziale Ungleichheit im Zusammenhang mit digitalen Gesundheitsanwendungen: Digitale Spaltungen in den Bereichen Zugang, Nutzung, Wirksamkeit und Privatsphäre. *Bundesgesundheitsblatt – Gesundheitsforschung – Gesundheitsschutz, 67*(3), 268–276. https://doi.org/10.1007/s00103-024-03832-6

Bundesinstitut für Arzneimittel und Medizinprodukte (2023). *Das Fast-Track-Verfahren für digitale Gesundheitsanwendungen (DiGA) nach § 139e SGB V. Ein Leitfaden für Hersteller, Leistungserbringer und Anwender. Version 3.5 vom 28.12.2023.* https://www.bfarm.de/SharedDocs/Downloads/DE/Medizinprodukte/diga_leitfaden.pdf?__blob=publicationFile

Bundeszentrum für Ernährung (BZfE) (o. J.). *Digitale Quizze.* https://www.bzfe.de/schule-und-kita/material-fuer-die-schule/digitale-quizze#teaser

Castro, R., Ribeiro-Alves, M., Oliveira, C., Romero, C. P., Perazzo, H., Simjanoski, M., Kapciznki, F., Balanzá-Martínez, V., & De Boni, R. B. (2022). What Are We Measuring When We Evaluate Digital Interventions for Improving Lifestyle? A Scoping Meta-Review. *Frontiers in public health, 9,* 735624. https://doi.org/10.3389/fpubh.2021.735624

Deterding, S., Dixon, D., Khaled, R., & Nacke, L. E. (2011). From game design elements to gamefulness: Defining „gamification". In *Proceedings of the 15th International Academic MindTrek Conference: Envisioning Future Media Environments* (S. 9–15). New York: ACM. https://doi.org/10.1145/2181037.2181040

Egger, M., Razum, O., & Rieder, A. (2018). Public Health: Konzepte, Disziplinen und Handlungsfelder. In M. Egger, O. Razum, & A. Rieder (Hrsg.), *Public Health kompakt* (3. Auflage, S. 1–30). Berlin, München, Boston: De Gruyter. https://doi.org/10.1515/9783110466867-005

Gordon, R. (1983). An operational classification of disease prevention. *Public Health Reports, 98*(2), 107–109.

Grünwied, G. (2017). *Usability von Produkten und Anleitungen im digitalen Zeitalter: Handbuch für Entwickler, IT-Spezialisten und technische Redakteure: Mit Checklisten und Fallstudien.* Erlangen: Publicis Publishing.

Hirsh-Pasek, K., Zosh, J. M., Golinkoff, R. M., Gray, J. H., Robb, M. B., & Kaufman, J. (2015). Putting education in "educational" apps: Lessons from the science of learning. *Psychological Science in the Public Interest, 16*(1), 3–34. https://doi.org/10.1177/1529100615569721

Karimi, N., Opie, R., Crawford, D., O'Connell, S., & Ball, K. (2024). Digitally Delivered Interventions to Improve Nutrition Behaviors Among Resource-Poor and Ethnic Minority Groups With Type 2 Diabetes: Systematic Review. *Journal of medical Internet research, 26,* e42595. https://doi.org/10.2196/42595

Kassem, H., Beevi, A. A., Basheer, S., Lutfi, G., Cheikh Ismail, L., & Papandreou, D. (2025). Investigation and Assessment of AI's Role in Nutrition—An Updated Narrative Review of the Evidence. *Nutrients, 17*(1), 190. https://doi.org/10.3390/nu17010190

Lampert, C., & Tolks, D. (2016). Grundtypologie von digitalen Spieleanwendungen im Bereich Gesundheit. In K. Dadaczynski, S. Schiemann, & P. Paulus (Hrsg.), *Gesundheit spielend fördern: Potenziale und Herausforderungen von digitalen Spieleanwendungen für die Gesundheitsförderung und Prävention* (S. 218–233). Weinheim: Beltz.

Mrazek, P. J., & Haggerty, R. J. (1994). *Reducing risks for mental disorders: Frontiers for preventive intervention research.* Washington, D.C.: National Academy Press. https://doi.org/10.17226/2139

Ngugi Mwaura, J. (2024). The role of artificial intelligence in personalized nutrition. *Research Invention Journal of Public Health and Pharmacy, 3*(2), 22–25. https://doi.org/10.59298/RIJPP/2024/322225

Onita, C., Matei, D., Onu, I., Iordan, D., Chelarasu, E., Tupita, N., Petrescu-Miron, D., Rădeanu, M., Juravle, G., Corciova, C., Fuior, R., & Mocanu, V. (2025). Using VR Supermarket for Nutritional Research and Education: A Scoping Review. *Nutrients, 17*(6), 999. https://doi.org/10.3390/nu17060999

Petko, D. (2014). *Einführung in die Mediendidaktik: Lehren und Lernen mit digitalen Medien* (Bd. 25). Weinheim: Beltz.

Phalle, A., & Gokhale, D. (2025). Navigating next-gen nutrition care using artificial intelligence-assisted dietary assessment tools-a scoping review of potential applications. *Frontiers in nutrition, 12*, 1518466. https://doi.org/10.3389/fnut.2025.1518466

Quick, V., Panchal, P., Golem, D., Phillips, S., Chamberlin, B., & Byrd-Bredbenner, C. (2024). Formative testing of virtual reality simulations for dietetic interns. *Journal of the Academy of Nutrition and Dietetics, 124*(10, Suppl. 1), A13. https://doi.org/10.1016/j.jand.2024.06.024

Rojanaphan, P. (2024). Automated Nutrient Deficiency Detection and Recommendation Systems Using Deep Learning in Nutrition Science. *International Journal of Scientific Research and Management (IJSRM), 12*(11), 1764–1763. https://doi.org/10.18535/ijsrm/v12i11.ec09

Rosati, R., Regini, L., Pauls, A., De Lorenzo, A., Merra, G., & Gualtieri, P. (2025). Gamification in nutrition education: The impact and the acceptance of digital game-based intervention for improving nutritional habits. *Journal of Computers in Education, 12*, 367–390. https://doi.org/10.1007/s40692-024-00314-1

Scarry, A., Rice, J., O'Connor, E. M., & Tierney, A. C. (2022). Usage of Mobile Applications or Mobile Health Technology to Improve Diet Quality in Adults. *Nutrients, 14*(12), 2437. https://doi.org/10.3390/nu14122437

Scherenberg, V. (2019). Prävention und Gesundheitsförderung in und mit digitalen Medien. In C. Dockweiler, & F. Fischer (Hrsg.), *ePublic-Health – Einführung in ein neues Forschungs- und Anwendungsfeld* (S. 121–135). Göttingen: Hogrefe Verlag.

Scherenberg, V. (2022a). *Präventionsmarketing – Ziel- und Risikogruppen gewinnen und motivieren* (2. Auflage). München: UVK Verlag.

Scherenberg, V. (2022b). Bewegungsmotivation via App: Hintergründe, Möglichkeiten und Grenzen. In V. Scherenberg, & J. Pundt (Hrsg.), *Gesundheit in Bewegung*

– *Herausforderungen und Möglichkeiten körperlicher Aktivierung* (S. 149–171). Bremen: APOLLON University Press Verlag.

Scherenberg, V., & Heldt-Döpel, R. (2023). Ernährungs-Apps – neue Hoffnungsträger gegen Adipositas? *Dr. med. Mabuse, 259*(1/2023), 87–89.

Scherenberg, V., & Lampert, C. (2017). Gesundheits-Apps für Kinder – Undurchsichtiger Markt mit vielen Möglichkeiten. *Dr. med. Mabuse*, (229), 50–52.

Scherenberg, V., Müller, D., & Erhart, M. (2025). Künstliche Intelligenz und Gesundheitskompetenz: Möglichkeiten und Grenzen öffentlich zugänglicher KI-Sprachmodelle. *Monitor Versorgungsforschung, 18*(2), 65–70. https://doi.org/10.24945/MVF.02.25.1866-0533.2707

Seid, A., Fufa, D. D., & Bitew, Z. W. (2024). The use of internet-based smartphone apps consistently improved consumers' healthy eating behaviors: a systematic review of randomized controlled trials. *Frontiers in digital health, 6*, 1282570. https://doi.org/10.3389/fdgth.2024.1282570

Thomasius, R., Heinz, A., Detert, S., & Arnaud, N. (2017). Prävention von Alkohol- und Drogenabhängigkeit. In J. Klosterkötter, & W. Maier (Hrsg.), *Handbuch präventive Psychiatrie: Forschung – Lehre – Versorgung* (S. 285–318). Stuttgart: Schattauer.

van der Heijden, Z., Lucassen, D., Faessen, J., Camps, G., Lu, Y., Schipper, H., Nijhof, S., & Brouwer-Brolsma, E. (2024). Digital behavioral dietary interventions to promote a healthy diet among children and adolescents: a scoping review of technologies, design, behavioral theory, and assessed outcomes. *Health psychology and behavioral medicine, 12*(1), 2430965. https://doi.org/10.1080/21642850.2024.2430965

Villinger, K., Wahl, D. R., Boeing, H., Schupp, H. T., & Renner, B. (2019). The effectiveness of app-based mobile interventions on nutrition behaviours and nutrition-related health outcomes: A systematic review and meta-analysis. *Obesity reviews, 20*(10), 1465–1484. https://doi.org/10.1111/obr.12903

Wang, J., Mahe, J., Huo, Y., Huang, W., Liu, X., Zhao, Y., Huang, J., Shi, F., Li, Z., Jiang, D., Li, Y., Perceval, G., Zhao, L., & Zhang, L. (2024). Framework development for reducing attrition in digital dietary interventions: Systematic review and thematic synthesis. *Journal of Medical Internet Research, 26,* e58735. https://doi.org/10.2196/58735

Yigitbas, E., & Mazur, J. (2024). Augmented and Virtual Reality for Diet and Nutritional Education: A Systematic Literature Review. In *The Pervasive Technologies Related to Assistive Environments (PETRA) conference (PETRA '24)* (S. 88–97). New York: ACM. https://doi.org/10.1145/3652037.3652048

Kapitel 9 | Ernährungsprävention in Schulen

Lisa-Marie Schütz

Zusammenfassung | Die Prävalenz von Übergewicht und Adipositas im Kindes- und Jugendalter ist auf einem hohen Niveau. Dies erhöht das Risiko für ernährungsmitbedingte Erkrankungen, die nicht nur die Gesundheit junger Menschen beeinträchtigen, sondern auch das Gesundheitssystem stark belasten. Daher ist es entscheidend, die Ess- und Trinkgewohnheiten von Kindern frühzeitig positiv zu beeinflussen, um Übergewicht und ernährungsmitbedingte Erkrankungen wie Adipositas und deren Folgen langfristig zu vermeiden. Das Bewusstsein für die Auswahl qualitativ hochwertiger Lebensmittel und die Esskultur wird nicht nur zu Hause, sondern auch in der Schule geprägt. Trotz der Bedeutung von Ernährungsbildung wird sie im Lehrplan bisher nicht ausreichend berücksichtigt. Hier können Ernährungspräventionsprogramme ansetzen. Neben der Wissensvermittlung über eine ausgewogene Ernährung werden u. a. praktische Fertigkeiten in der Zubereitung gesunder Mahlzeiten vermittelt. Public Health Nutrition verknüpft evidenzbasierte Leitlinien und politische Maßnahmen mit praxisnaher Ernährungserziehung und der engen Zusammenarbeit von Pädagog:innen, Eltern, Betreuungspersonen und Fachpersonen, um Präventionsmaßnahmen zu gewährleisten, eine gesunde Ernährung im Lehrplan zu integrieren und Übergewicht bei Kindern vorzubeugen.

Schlüsselwörter | Ernährungsbildung, Ernährungsprävention, Übergewicht, Adipositas, Kinder, Jugendliche Schulprogramme und -initiativen, gesundheitsfördernde Schulumgebung

1 Aktuelle Ernährungssituation bei Kindern und Jugendlichen

Seit Mitte der 1970er-Jahre ist ein Anstieg in der Prävalenz von Übergewicht und Adipositas im Kindes- und Jugendalter zu verzeichnen. Es ist zwar seit den 2000er-Jahren kein weiterer Anstieg beobachtet worden, die Prävalenz bewegt sich jedoch noch immer auf einem hohen Niveau (Schienkiewitz, 2018, S. 17). In der zweiten KiGGS Welle (Studie zur Gesundheit von Kindern und Jugendlichen in Deutschland), die zwischen 2014 und 2017 durchgeführt wurde, wiesen 15,4 % der Mädchen und Jungen in Deutschland Übergewicht auf. Davon waren 5,9 % adipös. Ein Geschlechtsunterschied konnte nicht beobachtet werden (Schienkiewitz, 2018, S. 18). Kinder und Jugendliche essen insgesamt zu wenig Obst und Gemüse, während der Konsum von Fleisch und Wurstwaren zu hoch ist. Positiv ist jedoch, dass der Konsum von zuckergesüßten Getränken zurückgegangen ist und stattdessen mehr Wasser getrunken wird. Auffällig ist, dass im Vergleich zur ersten EsKiMo Untersuchung aus dem Jahre 2006 der Anteil der Kinder und Jugendlichen abgenommen hat, die die Empfehlungen für Vitamine und Mineralstoffe erreichen. Nur bei Vitamin D konnte ein leichter Anstieg beobachtet werden. Dennoch wird der Referenzwert für Vitamin D von 95 % der Kinder und Jugendlichen nicht erreicht (Mensink et al., 2020, S. 103). Es wird angenommen, dass die Abnahme der Vitamin- und Mineralstoffversorgung zum Teil auch durch den Rückgang der Energieaufnahme erklärt werden kann, die zwischen den beiden Untersuchungen beobachtet wurde (Mensink et al., 2020, S. 105).

2 Die Schule als Ort für Ernährungsprävention

Mit der Zeit haben immer mehr Schulen auf Ganztagsschulen umgestellt, d. h. Kinder und Jugendliche verbringen heutzutage wesentlich mehr Zeit in der Schule. Die Ernährungsbildung in Ganztagsschulen fördert durch ein gezieltes Verpflegungsangebot nicht nur die Ernährungskompetenz, sondern trägt auch zur Verbesserung des Ernährungsverhaltens bei Kindern und Jugendlichen bei (Mensink et al., 2020, S. 107).

2.1 Ernährungsbildung im Lehrplan

Zwar ist die Ernährungsbildung im Lehrplan an deutschen Schulen verankert, jedoch zeigt sich, dass in der Umsetzung noch deutliche Defizite bestehen (Dankers et al., 2020, S. 146). Aufgrund des Bildungsförderalismus können die Bundesländer über das Schulwesen eigenverantwortlich entscheiden. Dadurch existieren teilweise große Unterschiede im Schulsystem und der Schulform zwischen den Bundesländern (Dankers et al., 2020, S. 148). Die Ernährungslehre wird in den Schulen unterschiedlich integriert. In Grundschulen werden ernährungsbezogene Inhalte im Sachunterricht behandelt, auf weiterführenden Schulen in Biologie oder Naturwissenschaften und je nach Bundesland in Fächern wie Hauswirtschaft, Verbraucherbildung, Arbeit-Wirtschaft-Technik, Alltagskultur, Ernährung, Soziales usw. Doch auch in Fächern der Gesellschaftswissenschaften, wie beispielsweise Erdkunde oder Religion sowie in Chemie, Fremdsprachen und Sport kommen Ernährungsinhalte vor (Dankers et al., 2020, S. 148). Es fällt direkt auf, dass es kein eigenständiges Ernährungsfach gibt. Lediglich in Nordrhein-Westfalen an Gymnasien kann in der Sekundarstufe 2 das Fach Ernährungslehre im Wahlpflichtbereich belegt werden. Doch hier stehen andere Fächer zur Konkurrenz, weswegen nicht jeder Schüler Ernährungslehre belegen wird. Weiterhin kann davon ausgegangen werden, dass in den naturwissenschaftlichen Fächern die Ernährungsbildung nicht kontinuierlich gelehrt wird, was ebenfalls ein Defizit darstellt (Dankers et al., 2020, S. 152). Um eine gute Ernährungsbildung zu gewährleisten, muss ein neues Kerncurriculum entwickelt werden. Die Ernährungsbildung muss in die schulische Gesundheitsbildung aktiv integriert werden. Mindestens genauso wichtig ist die Aus- und Fortbildung von Fachkräften und die

Entwicklung von qualitativ hochwertigem Schulmaterial (Prade et al., 2022, S. 815). Aus Public Health Perspektive ist die Integrierung der Ernährungsbildung in den Lehrplan essenziell. Sie leistet einen wichtigen Beitrag zur Prävention von ernährungsmitbedingten Erkrankungen (Kroke et al., 2020, S. 33).

2.2 Schulprogramme und Initiativen

Schulprogramme und -initiativen können einen bedeutenden Beitrag zur Verbesserung von Ernährungswissen und -kompetenz leisten. Es zeigte sich, dass dies vor allem bei Programmen Erfolg hat, die durch Fachkräfte durchgeführt wurden und über einen Zeitraum länger als 6 Monate erfolgten (Prade et al., 2022, S. 815). Zum Schuljahr 2017/2018 wurde das **EU-Schulprogramm** eingeführt, das bei Kindern und Jugendlichen zu einem verbesserten Ernährungsverhalten beitragen soll (BMLEH, o. J.). Ziel des Programms ist die frühzeitige Etablierung gesundheitsförderlicher Ernährungsgewohnheiten, indem in den Schulen frisches Obst und Gemüse sowie Milch und ausgewählte Milchprodukte verteilt werden. Finanziert wird das Programm aus Mitteln der EU und den teilnehmenden Bundesländern (BMLEH, o. J.).

Darüber hinaus spielt die Initiative **IN FORM** (Deutschlands Initiative für gesunde Ernährung und mehr Bewegung) eine bedeutende Rolle. Im Jahr 2008 wurde sie vom Bundesministerium für Ernährung und Landwirtschaft (BMEL) und vom Bundesministerium für Gesundheit (BMG) entwickelt. Ziel der Initiative ist das Ernährungs- und Bewegungsverhalten dauerhaft zu verbessern (BMEL & BMG, 2014, S. 12).

Auch der **DGE-Qualitätsstandard für die Schulverpflegung** trägt zur Ernährungsprävention bei. Hier werden wissenschaftlich fundierte Empfehlungen zur Zusammensetzung und Qualität von Schulmahlzeiten herausgegeben (DGE, 2023, S. 9). Ziel des DGE-Qualitätsstandards ist die optimale, gesundheitsfördernde und nachhaltige Verpflegung (DGE, 2023, S. 11).

Mithilfe des **Ernährungsführerscheins**, der vom Bundeszentrum für Ernährung (BZfE) konzipiert und herausgegeben wurde, sollen Kindern praktische Alltagskompetenzen beim Zubereiten von Lebensmitteln beigebracht werden. Er richtet sich an Schüler:innen der 3. und 4. Klasse und setzt sich aus unterschiedlichen Einheiten zusammen, die die Basis der

Ernährungspyramide bilden. In jeder Einheit bereiten die Kinder ein einfaches Gericht aus den unterschiedlichen Lebensmittelgruppen zu. Am Ende der Unterrichtsreihe können die Kinder den Ernährungsführerschein durch eine praktische Prüfung erwerben (BZfE, o. J.). Neben diesen bundesweiten Angeboten bestehen zahlreiche weitere Initiativen, die zur Ernährungsprävention in Deutschland beitragen.

2.3 Einbeziehung der unterschiedlichen Zielgruppen

Die Wirksamkeit von Ernährungsprävention in Schulen hängt stark von der Einbeziehung der unterschiedlichen Zielgruppen ab. Hier stehen nicht nur die Schüler:innen im Vordergrund, sondern auch Lehrkräfte, pädagogisches Personal, Eltern, Schulträger, externe Akteure wie Caterer oder Bildungseinrichtungen sowie politische Entscheidungsträger (DGE, 2023, S. 11). Schüler:innen können beispielsweise an gesundheitsfördernden Maßnahmen teilnehmen oder sich aktiv in die Gestaltung einer gesunden Schulumgebung einbringen. Hierfür ist es wichtig, das Interesse der Schüler:innen zu wecken. Lehrkräfte sind dafür verantwortlich, das Wissen über eine gesunde Ernährung zu vermitteln und Bewegung in den Schulalltag zu integrieren. Eine Herausforderung hierbei ist, dass den Lehrkräften oft eine entsprechende Ausbildung dazu fehlt. Die Schulleitung entwickelt und implementiert gesundheitsfördernde Maßnahmen, stellt ein gesundes Schulumfeld sicher und unterstützt und koordiniert vor allem die Zusammenarbeit zwischen allen Zielgruppen (Stiftung Kindergesundheit, 2024, S. 30). Auch die Eltern haben eine hohe Verantwortung, indem sie die schulische Gesundheitsförderung durch ein gesundheitsbewusstes Verhalten zu Hause weiterführen und so eine Vorbildfunktion für die Kinder einnehmen. Dies ist nicht immer einfach, da durch mangelndes Wissen oder andere Ansichten hier Defizite bestehen (Stiftung Kindergesundheit, 2024, S. 31). Externe Gesundheitspartner wie Krankenkassen, Sportvereine oder Beratungsstellen können die Schulen aktiv bei der Umsetzung gesundheitsfördernder Maßnahmen unterstützen (Stiftung Kindergesundheit, 2024, S. 32). Mit dem DGE-Qualitätsstandard für die Schulverpflegung wird versucht, alle Akteure zu vernetzen. Durch ein abgestimmtes Schnittstellenmanagement können die Abläufe zwischen allen Akteuren verbessert werden (DGE, 2023, S. 18). Doch auch die Politik muss sich aktiv einbringen, um präventive und gesundheitsfördernde Maßnahmen in Schulen zu etablieren, wie z. B.

mit der Ernährungsstrategie 2050. Hier steht vor allem die Entwicklung von Bildungsplänen, Richtlinien und Curricula im Vordergrund, die Themen zur Ernährungsprävention beinhalten. Auch die Bereitstellung der infrastrukturellen Rahmenbedingungen und finanziellen und personellen Ressourcen für gesundheitsfördernde Maßnahmen ist Aufgabe der Politik (Stiftung Kindergesundheit, 2024, S. 32).

3 Maßnahmen zur Ernährungsprävention

Aufgrund der starken Zunahme des Ganztagskonzepts stehen Schulen in der Verantwortung das Setting Schule gesundheitsförderlicher zu gestalten. Durch gezielte Maßnahmen kann das Gesundheitsverhalten von Kindern und Jugendlichen positiv beeinflusst werden (Lohaus et al., 2025, S. 459; Stiftung Kindergesundheit, 2024, S. 12). → Abb. 9.1 gibt einen Überblick dazu.

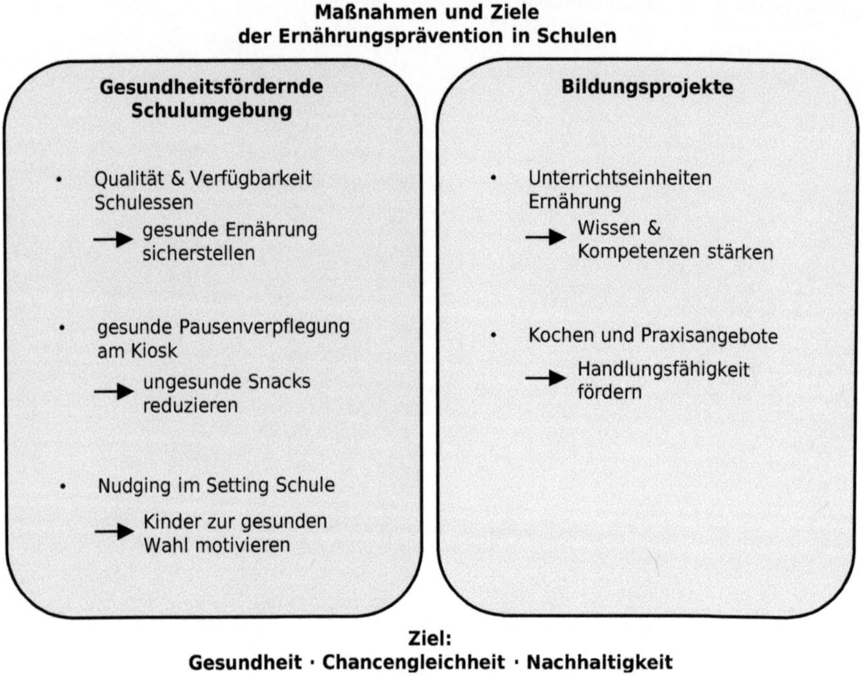

Abb. 9.1: Maßnahmen und Ziele der Ernährungsprävention in Schulen (eigene Darstellung)

3.1 Gesundheitsfördernde Schulumgebung

Im Vordergrund steht hier vor allem eine gesundheitsfördernde Schulumgebung, die sich auf gesunde Pausenverpflegung und qualitativ hochwertiges

Essen konzentriert. Da die Schulumgebung für Kinder und Jugendliche einen Teil ihres Alltags darstellt, kann sich ein förderliches Verhalten auch auf andere Lebensbereiche der Schüler übertragen (Lohaus et al., 2025, S. 463).

3.1.1 Verfügbarkeit und Qualität von Schulessen

In vielen Schulen entspricht das aktuelle Mahlzeitenangebot nicht den Anforderungen einer gesunden Ernährung (RKI, 2020). Um die Verfügbarkeit und die Qualität des Schulessens hochwertig zu gestalten, müssen verbindliche Qualitätsstandards eingeführt werden. Hier bietet sich der in Kapitel 2.2 erwähnte DGE-Qualitätsstandard für die Schulverpflegung an. Er unterstützt bei der Etablierung eines gesundheitsfördernden und nachhaltigen Verpflegungsangebots (DGE, 2023, S. 11). Die Schulverpflegung muss nach ernährungswissenschaftlichen Kriterien geplant und umgesetzt werden. Der Großteil dieser Kriterien bezieht sich auf die Gestaltung der Verpflegung (DGE, 2023, S. 11). Die Basis für ernährungswissenschaftliche Kriterien stellen die Referenzwerte für die Nährstoffzufuhr und die evidenzbasierten Leitlinien zur Fett- und Kohlenhydratzufuhr dar (DGE, 2023, S. 34). Für eine gute Qualität von Schulessen bedarf es jedoch mehr als nur des Angebots gesunder und nachhaltiger Mahlzeiten. Aus diesem Grund werden beim DGE-Qualitätsstandard alle Akteure einbezogen. Auch Aspekte wie beispielsweise rechtliche Vorgaben, die Qualifikation des Personals, die Schulumgebung, die Kommunikation oder die Einbindung der Verpflegung in das Leitbild der Schule werden berücksichtigt (DGE, 2023, S. 12). Schulen können den DGE-Qualitätsstandard als Orientierungshilfe und Maßstab für ihr Verpflegungsangebot nutzen (DGE, 2023, S. 15). Um dieses umzusetzen, ist es wichtig, dass die Schule ein Verpflegungskonzept entwirft. Hier werden das Mahlzeitenangebot, die Essenausgabe und die Strukturen vor Ort, aber auch schulspezifische Ansprüche an die Verpflegung definiert. Der DGE-Qualitätsstandard entwirft für dieses Verpflegungskonzept die Kriterien für eine gesunde Ernährung und trägt damit dazu bei, dass ein entsprechendes Angebot für jede Mahlzeit vorhanden ist (DGE, 2023, S. 15).

3.1.2 Gesunde Pausenverpflegung im Kiosk

Der Kiosk in der Schule kann eine gute Ergänzung zum Mittagsangebot sein, wenn hier gesunde und ausgewogene Pausensnacks und Getränke angeboten werden (Stiftung Kindergesundheit, 2024, S. 62). Noch immer werden in vielen Kiosken an Schulen eher ungesunde Snacks wie belegte Weißmehl-Brötchen mit Wurst, süße Snacks oder Softdrinks angeboten. Frisches Obst und Gemüse sowie ungesüßte Getränke sind eher weniger zu finden. Oftmals ist es schwierig allen Anforderungen gerecht zu werden. Kinder und Jugendliche bevorzugen oft Snacks, die lecker, günstig und leicht zu verzehren sind (Verbraucherzentrale Hessen, 2025). Hier könnte die Akzeptanz gesteigert werden, indem die Snacks ansprechend gestaltet werden, beispielsweise in Form von Obstsalat, der in mundgerechte Stücke geschnitten und ansehnlich präsentiert wird.

3.1.3 Nudging im Setting Schule

Das Ernährungsverhalten ist nicht nur von bewussten Entscheidungen abhängig. Auch äußere Einflüsse, wie vorhandene Angebote und die Gestaltung der Essumgebung tragen unbewusst zum Ernährungsverhalten bei. Im Zusammenhang mit Schule wird unter Nudging verstanden, dass Veränderungen in der Essumgebung zu einer leichteren Entscheidung beitragen, gesundheitsförderliche Lebensmittel auszuwählen. Dabei ist es wichtig, dass die Wahl zwischen den Lebensmitteln weiterhin besteht, das gesündere Produkt jedoch durch eine gezielte Platzierung oder Gestaltung für die Schüler:innen attraktiver erscheint (DGE, 2023, S. 67). Ziel von Nudging-Maßnahmen ist es, durch „sanfte Anstupser" erwünschtes Verhalten zu fördern und unerwünschtes Verhalten zu vermindern (DGE, 2023, S. 69). Es gibt unterschiedliche Nudges. **Kognitive Nudges** machen auf die gesündere Option aufmerksam und vermindern die Sichtbarkeit der weniger ausgewogenen Option. Beispielsweise durch eine Platzierung auf Augenhöhe oder der Einsatz von farbigem Geschirr kann dies erreicht werden (DGE, 2023, S. 68). **Emotionale Nudges** sprechen Wünsche und Präferenzen an. Sie machen die gesünderen Optionen attraktiver und interessanter. Hier wird z. B. mit verbalen Aufforderungen versucht, die gesunde Option attraktiv zu machen. Auch eine attraktive Benennung der Speise oder attraktive Bilder und Fotos im Ausgabenbereich können die Auswahl beeinflussen (DGE, 2023, S. 69). **Verhaltensbezogene Nudges** sollen die gesündere Option leichter zugänglich machen. Dies kann z. B. bewirkt werden, indem sie als Erstes angeboten wird. Eine praktische Darreichungsform (z. B. vorgeschnittenes Obst) kann die Auswahl ebenfalls attraktiver erscheinen lassen (DGE, 2023, S. 69).

3.2 Bildungsprojekte

Mit Bildungsprojekten an der Schule können gesunde Lebensgewohnheiten der Kinder gefördert werden. Gleichzeitig können bei Kindern das Umweltbewusstsein und die Nachhaltigkeit gesteigert werden, da viele Bildungsprojekte in Deutschland die Nutzung regionaler Produkte integrieren und den Kindern den Zusammenhang von Umwelt, Ernährung und dem eigenen Handeln beibringen. Eine der größten Initiativen Deutschlands zur praktischen Ernährungsbildung von Kita- und Grundschulkindern ist das Bildungsprojekt **Ich kann kochen!** (Sarah Wiener Stiftung, 2019). Es handelt sich dabei um eine Zusammenarbeit der Sarah Wiener Stiftung und der BARMER Krankenkasse. Ziel ist es, Kindern im Alter von drei bis zehn Jahren das Kochen näherzubringen, um somit früh mit der Ernährungsbildung zu beginnen und Kindern zu einer selbstbestimmten Ernährung zu verhelfen (Sarah Wiener Stiftung, 2019).

Mit dem Bildungsprojekt **Klasse2000**, Deutschlands größtem Programm zur Gesundheitsförderung, Sucht- und Gewaltprävention bei Grundschulkindern, sollen Kinder unter anderem eine gesunde Ernährung kennenlernen. Hier hat sich gezeigt, dass, wenn das Programm vollständig durchgeführt wird, ein verbessertes Ernährungs- und Bewegungsverhalten im Grundschulalter beobachtet werden kann (Verein Programm Klasse2000, 2025).

Mit dem EU-Projekt **SchoolFood4Change** soll europaweit eine nachhaltigere Ernährungskultur erreicht werden. Das Projekt möchte ein nachhaltiges und gesundes Kita- und Schulverpflegungssystem auf kommunaler Ebene anregen. Hier steht nicht nur die Ernährung im Vordergrund, sondern auch die nachhaltige Beschaffung der Lebensmittel sowie die Integration von Ernährungsbildung auf allen Ebenen. Finanziert wird das Projekt durch die Europäische Union, Horizon2020 (SchoolFood4Change, 2025).

Es existieren viele weitere Bildungsprojekte EU- und deutschlandweit, die hier nicht alle aufgezählt werden können. Insgesamt zeigt sich aber, dass durch gezielte Maßnahmen bereits vielfach versucht wird, eine Ernährungsprävention an Schulen zu etablieren.

4 Fazit und Implikationen für die Praxis

Die aktuelle Ernährungssituation bei Kindern und Jugendlichen zeigt, dass die Ernährungsprävention einen hohen Stellenwert einnehmen sollte. Die Schule stellt dafür ein ideales Setting dar, da immer mehr Schulen auf das Ganztagskonzept gewechselt haben und die Kinder und Jugendlichen somit einen Großteil ihres Alltags in der Schule verbringen. Weil die Ernährungsbildung in Deutschland noch immer nicht einheitlich im Lehrplan verankert ist, setzen hier Bildungsprojekte an, die die Schulen dabei unterstützen, eine gesunde Schulumgebung zu gestalten und durch ausgebildete Fachkräfte ein gesundes Ernährungsverhalten bei Kindern und Jugendlichen zu etablieren. Für die Praxis lassen sich beispielhaft folgende Maßnahmen ableiten:

- **Einsatz von Schulprogrammen und Initiativen:** Bestehende Schulprogramme und -initiativen können helfen, einen bedeutenden Beitrag zur Ernährungsprävention zu leisten. Das EU-Schulprogramm für Obst, Gemüse und Milch beispielsweise bietet Kindern einen Zugang zu gesunden Lebensmitteln und ist mit Bildungsangeboten verknüpft.
- **Einbezug aller Zielgruppen:** Werden alle Zielgruppen (z. B. Eltern, Schulträger, Lehrkräfte) eingebunden, ist die Aussicht auf Erfolg der Maßnahmen höher. So sollten insbesondere vulnerable Schüler:innen aktiv in die Gestaltung einer gesunden Schulumgebung einbezogen werden, um die Akzeptanz zu fördern.
- **Förderung einer gesunden Schulumgebung:** Hier steht an erster Stelle für eine ausgewogene und gesunde Ernährung zu sorgen. Vor allem das Angebot im Schulkiosk hat großes Potenzial zur Ernährungsprävention beizutragen, indem gesunde Lebensmittel angeboten werden, z. B. belegte Vollkornbrote und Gemüsesnacks.
- **Gezielter Einsatz von Nudges im Setting Schule:** Nudging-Maßnahmen helfen, ein gewünschtes Verhalten zu erzielen. Besonders bei Kindern kann durch ein attraktives Angebot von Lebensmitteln (Platzierung von gesunden Mahlzeiten auf Augenhöhe, buntes Geschirr, ansprechende Plakate etc.) eine Verhaltensänderung erreicht werden.
- **Integration von Bildungsprojekten an Schulen:** Niedrigschwellige und spielerische Bildungsprojekte (z. B. Ich kann kochen!) leisten einen bedeutenden Beitrag zur Ernährungsprävention. Alle gemeinsam haben die Förderung einer gesunden Lebensweise von Schüler:innen als Ziel.

Hier wird oft auch der Fokus auf Nachhaltigkeit und ein verbessertes Umweltbewusstsein gelegt.

Autorin

Dr. Lisa-Marie Schütz
Fachbereich Public Health und Umweltgesundheit,
APOLLON Hochschule der Gesundheitswirtschaft, Bremen, Deutschland
E-Mail: marie.lisa.schuetz@gmail.com

Literatur

Bundesministerium für Ernährung und Landwirtschaft (BMEL) & Bundesministerium für Gesundheit (BMG) (2014). *IN FORM – Deutschlands Initiative für gesunde Ernährung und mehr Bewegung.* https://www.in-form.de/fileadmin/SITE_MASTER/content/Struktur-IN-FORM/Downloads/Downloads_Broschueren/Nationaler-Aktionsplan-IN-FORM-.pdf

Bundesministerium für Landwirtschaft, Ernährung und Heimat (BMLEH) (o. J.). *Das EU-Schulprogramm.* https://www.bmleh.de/DE/themen/ernaehrung/gesunde-ernaehrung/kita-und-schule/schulobst.html

Bundeszentrum für Ernährung (BZfE) (o. J.). *Der Ernährungsführerschein.* https://www.bzfe.de/schule-und-kita/material-fuer-die-schule/grundschule/der-ernaehrungsfuehrerschein

Dankers, R., Hirsch, J., & Heseker, H. (2020). Ernährungsbildung in allgemeinbildenden Schulen. *Ernährungs Umschau, 67*(8), 146–154.

Deutsche Gesellschaft für Ernährung e. V. (DGE) (2023). *DGE-Qualitätsstandard für die Verpflegung in Schulen* (5. Auflage, 2. korrigierter und aktualisierter Nachdruck). Bonn: DGE.

Kroke, A., Jansen, C., Depa, J., Sladkova, V., & Byken, A. (2020). Public Health Nutrition-Perspektiven auf das Handlungsfeld Schule. *Ernährungs Umschau, 1,* 32–39.

Lohaus, A., Domsch, H., Rüth, J. E. (2025). Gesundheitsförderung im Unterricht. In M. K. W. Schweer (Hrsg.), *Lehrer-Schüler-Interaktionen* (S. 459–479). Wiesbaden: Springer VS.

Mensink, G. B. M., Haftenberger, M., Barbosa, C. L., Brettschneider, A. K., Lehmann, F., Frank, M., Heide, K., Mossburger, R., Patelakis, E., & Perlitz, H. (2020). *EsKiMo II – Die Ernährungsstudie als KiGGS-Modul.* Berlin: Robert Koch-Institut.

Prade, L., Richter, M., Stangl, G. I., Hoßfeld, U., Fink, A., & Knöchelmann, A. (2022). Der Stellenwert gesundheitsbewusster Ernährungsbildung in der Schule. Ergebnisse einer Analyse ausgewählter deutscher Rahmenlehrpläne. *Bundesgesundheitsbl, 65*, 814–822.

Robert Koch Institut (RKI) (2020). *Themenblatt: Verpflegung in Schulen.* https://www.rki.de/DE/Themen/Nichtuebertragbare-Krankheiten/Studien-und-Surveillance/Studien/Adipositas-Monitoring/Verhaeltnisse/HTML_Themenblatt_Schule_Verpflegung.html

Sarah Wiener Stiftung (2019). *Ernährungsbildung mit allen Sinnen.* https://ichkannkochen.de/die-initiative/

Schienkiewitz, A., Brettschneider, A., Damerow, S., Schafrath Rosario, A. (2018). Übergewicht und Adipositas im Kindes- und Jugendalter in Deutschland – Querschnittsergebnisse aus KiGGS Welle 2 und Trends. *Journal of Health Monitoring, 3*(1), 16–23.

SchoolFood4Change (2025). *Schulverpflegung als Hebel für einen nachhaltigen Wandel.* https://schoolfood4change.eu/de/ueber-sf4c/

Stiftung Kindergesundheit (2024). *Kindergesundheitsbericht der Stiftung Kindergesundheit.* https://www.kindergesundheit.de/_docs/Kindergesundheitsbericht_Digital-2024_241112.pdf

Verbraucherzentrale Hessen (2025). *Alles unter einem Hut – Anforderungen an einen Schulkiosk.* https://www.verbraucherzentrale-hessen.de/lebensmittel/alles-unter-einem-hut-anforderungen-an-einen-schulkiosk-79042

Verein Programm Klasse2000 e. V. (2025). *Klaro, Stark + Gesund in der Grundschule.* https://www.klasse2000.de/das-programm/klasse2000-wirkt

Kapitel 10 | Ernährungsprävention im betrieblichen Setting

Michael Wurm

Zusammenfassung | Betriebe bieten mit über 45 Millionen Erwerbstätigen in Deutschland ein großes Potenzial für Gesundheitsförderung. Neben gesundheitlichen Vorteilen für Mitarbeitende profitieren Unternehmen von geringeren Fehlzeiten und höherer Produktivität. Gesetzliche Krankenkassen unterstützen entsprechende Maßnahmen finanziell im Rahmen des Präventionsgesetzes. Zentrale Maßnahmen im Bereich Ernährung erfolgen auf Verhaltens- oder Verhältnisebene. Neben Gesundheitsinformation, Beratung und Workshops geht es um die gesunde Gestaltung von Kantinenangeboten z. B. im Rahmen des DGE-Qualitätsstandards, der auch gesunde Ernährung durch Nudging fördern möchte. Moderne Programme der Ernährungsprävention, z. B. aus Australien, setzen auf komplexe Interventionen, die Ernährung, Bewegung und persönliche Beratung kombinieren. Darüber hinaus sind Nachhaltigkeit und Achtsamkeit zu wichtigen Trends in der Ernährungsprävention geworden. Eine besondere Bedeutung in der Betriebsverpflegung haben die Auswirkungen der Schichtarbeit auf das Ernährungsverhalten.

Schlüsselwörter | Betriebsverpflegung, Präventionsgesetz, Nudging, Nachhaltigkeit, Achtsamkeit

1 Hintergrund

Mehr als 45,8 Millionen Personen sind in Deutschland erwerbstätig (DESTATIS, 2025a). Diese Personen können für Maßnahmen der Gesundheitsförderung und Prävention an ihren Arbeitsplätzen angesprochen werden. Ein großer Vorteil des Zugangs über die sog. betrieblichen Lebenswelten stellt die Möglichkeit dar, hier eine Vielzahl von Personen erreichen zu können, selbst wenn diese sich bisher nicht aktiv für Gesundheitsthemen interessiert haben. Darüber hinaus ermöglicht die Länge üblicher Arbeitstage große Zeitfenster, in denen Präventionsangebote umgesetzt werden können (Lippke & Dilger, 2022, S. 104).

Das Interesse der Betriebe an Gesundheitsförderung und Prävention begründet sich nicht nur in der Gesundheit der Beschäftigten, sondern auch in der daraus folgenden Reduktion von Fehlzeiten und der Verbesserung der Produktivität. Am Beispiel von ernährungsbezogenen Maßnahmen konnte gezeigt werden, dass ein gesundheitsförderndes Ernährungsangebot zu einer Verbesserung der Arbeitsfähigkeit (Rapisarda et al., 2021, S. 8), der Arbeitsleistung (van der Put et al., 2023, S. 955) und der Reduktion von Fehlzeiten (Grimani et al., 2019, S. 11) beiträgt. Für ihre Aktivitäten im Bereich der Gesundheitsförderung und Prävention können Betriebe eine finanzielle Förderung durch die Gesetzliche Krankenversicherung (GKV) erhalten; zuletzt waren dies mehr als 18.000 Betriebe, die vom Engagement der Krankenkassen profitiert haben (NPK, 2023, S. 33).

2 Ernährungsprävention als Maßnahme der GKV

Die Regelungen zur Finanzierung der Maßnahmen wurden 2015 im Präventionsgesetz niedergelegt, das verschiedene Träger der Sozialversicherung (Unfall-, Kranken- und Rentenversicherung) zu einer Unterstützung von Aktivitäten zur Gesundheitsförderung und Prävention verpflichtet. Über die finanzielle Beteiligung hinaus wurden durch dieses Gesetz auch inhaltliche Schwerpunkte gesetzt. Zum einen handelt es sich im Sinne der Ottawa-Charta der WHO um die Verankerung von Prävention und Gesundheitsförderung auf der Ebene der Lebenswelten sowie deren gesundheitsförderliche Umgestaltung. Zum anderen bekamen angesichts der Zunahme von nicht-übertragbaren chronischen Erkrankungen die Präventionsmaßnahmen eine besondere Bedeutung, die auf die Veränderung des Lebensstils setzen (Breucker, 2017, S. 131, 133). Die inhaltliche Umsetzung des Präventionsgesetzes wird durch den GKV-Leitfaden Prävention geregelt, der den Rahmen für die Aktivitäten zur Prävention und Gesundheitsförderung vorgibt, die auf betrieblicher Ebene durch die gesetzlichen Krankenkassen unterstützt werden können. Hier hat Ernährung als Thema Eingang in die Präventionsaktivitäten im betrieblichen Kontext auf Verhaltens- und Verhältnisebene gefunden.

Die verhaltensorientierten Angebote in diesem Bereich beinhalten insbesondere Information, Beratung und Schulung zur Förderung eines gesundheitsförderlichen Ernährungsstils bzw. zur Reduktion von Übergewicht. Auch in Form von Aktionswochen und Gesundheitstagen können Beschäftigte angesprochen werden (GKV, 2025, S. 132).

Bei den verhältnisorientierten Angeboten rücken die Gestaltung von Kantinen und anderer Angebote zur **Betriebsverpflegung** in den Fokus der Aufmerksamkeit. So hat nahezu die Hälfte der erwerbstätigen Bevölkerung einen Zugang zu Betriebsverpflegung (DEHOGA, 2024, S. 6) bzw. 23 % der Beschäftigten essen mindestens einmal im Monat in Kantinen. Besonders häufig nutzen Männer Betriebsverpflegung sowie Beschäftigte unter 45 Jahren (forsa, 2024, S. 34). Entsprechend groß ist der Einfluss der Betriebsverpflegung auf die Ernährungssituation der Bevölkerung. Aufgrund gesellschaftlicher Entwicklungen hin zu mehr Singlehaushalten und einer Individualisierung der Ernährungsgewohnheiten kann davon ausgegangen werden, dass die Bedeutung der Betriebsverpflegung weiterhin hoch bleiben wird (Pefferle et al., 2021, S. 470). Darüber hinaus gilt ein ansprechendes Angebot der Betriebsverpflegung als ein relevanter Faktor, um die Rückkehrbereitschaft der Mitarbeitenden aus dem Home-Office ins Büro zu fördern (Bockstahler et al., 2021, S. 16) bzw. um die Arbeitgeberattraktivität insgesamt zu fördern (Pefferle et al., 2021, S. 470).

Im Rahmen der gesundheitsförderlichen Gestaltung der Betriebsverpflegung sieht der GKV-Präventionsleitfaden eine Ausrichtung des Angebots am „**DGE-Qualitätsstandard** für die Verpflegung in Betrieben, Behörden und Hochschulen" vor. Der Standard beinhaltet insbesondere die Verwendung von möglichst lokalen, saisonalen, ökologisch erzeugten und fair gehandelten Lebensmitteln. Darüber hinaus ist ein vielfältiges pflanzenbasiertes Angebot mit moderatem Einsatz tierischer Produkte vorgesehen; eine ovo-lakto-vegetarische Mahlzeit soll fest in das Angebot aufgenommen werden. Zudem soll der Anteil hochverarbeiteter bzw. frittierter Lebensmittel reduziert werden. Auch Allergien bzw. **Nahrungsmittelunverträglichkeiten** müssen in der **Speiseplanung** insoweit berücksichtigt werden, dass alle Beschäftigten an den Mahlzeiten teilnehmen können. Insgesamt soll die Speiseplanung abwechslungsreich gestaltet sein und die Wünsche und Rückmeldungen der Gäste berücksichtigen (DGE, 2023, S. 37 ff.).

Neben der ernährungsphysiologischen Verbesserung des Angebots zielen die Maßnahmen darauf ab, dass das optimierte Angebot möglichst leicht in Anspruch genommen werden kann. Hierzu gehören eine flexible Verfügbarkeit, eine ansprechende Präsentation und Ausgabe der Speisen, umfassende Auswahlmöglichkeiten und eine transparente Kennzeichnung der Mahlzeiten. Kommunikations- und Informationsmaßnahmen sowie der Einsatz von Nudges sollen zur Wahl gesünderer Mahlzeiten motivieren (DGE, 2023, S. 37 ff.; GKV, 2025, S. 122).

3 Nudging als Methode der Ernährungsprävention

Mit Nudging wird die Anwendung von Methoden empfohlen, die häufig diskutiert und vielfältig im Bereich der Gesundheitsförderung aber auch des Umweltschutzes angewandt werden. Im Fokus steht jeweils die Art und Weise, wie menschliche Entscheidungen getroffen werden. Am Anfang der Entwicklung des Konzepts stand die Beobachtung, dass Menschen Entscheidungen nicht völlig rational treffen (Eichhorn & Ott, 2019, S. 8). Die Auswahl von Gerichten in der Kantine wird z. B. dadurch beeinflusst, welche Speisen im zentralen Sichtbereich der Gäste platziert werden. Die Überlegung ist daher, ob die Platzierung von gesunden Speisen an zentralen Stellen in der Kantine die Gäste nicht zu besseren, d. h. gesundheitsförderlichen Entscheidungen bewegen kann. Durch solche kleinen Interventionen, englisch Nudges, die weder die Wahlfreiheit einschränken, noch Vorschriften beinhalten oder Zwang ausüben, sollen Menschen angestupst (englisch „nudge“) werden, eine bessere Entscheidung zu treffen – oder wie es Thaler und Sunstein als Entwickler des Konzepts beschreiben: „Das Obst in der Kantine auf Augenhöhe zu drapieren, zählt als Nudge. Junk Food aus dem Angebot zu nehmen hingegen nicht.“ (Thaler & Sunstein, 2009, S. 15). Mittlerweile existieren verschiedene Frameworks wie MINDSPACE (Eichhorn & Ott, 2019, S. 19 ff.), um Nudges zu entwickeln:

- **Messenger/Absender:** Informationen durch Personen, die Vertrauen genießen oder Expertise haben.
- **Incentives/Anreize:** Kleine Vergünstigungen wie die Anrechnung von Arbeitszeit für die Teilnahme an Bildungsangeboten.
- **Norms/Normen:** Vorleben bestimmter sozialer Normen durch Führungskräfte als Vorbilder.
- **Defaults/Voreinstellungen:** Die vegetarische Variante eines Gerichts als Standard. Fleisch kann dazu bestellt werden.
- **Salience/Salienz:** Gut sichtbare Hinweise an zentralen Orten.
- **Priming/Hervorhebung:** Sichtbarkeit und ansprechende Gestaltung der gesünderen Mahlzeit.
- **Affect/Affekt:** Verwendung abschreckender Bilder der Folgen von sicherheits- und gesundheitsgefährdendem Verhalten.

- **Commitments/Selbstbindung:** Teilnahme an Wettbewerben z. B. zu sportlichen Aktivitäten und damit (innere) Selbstbindung.
- **Ego-/Ichbezug:** Hervorhebung des individuellen Beitrags zum Erfolg (eines Gesundheitsprojekts).

Da die Existenz von Nudges selbst von den Gästen einer Kantine nicht automatisch bewusst wahrgenommen wird, wurde ethische Regeln zum Einsatz formuliert: So muss es Hinweise geben, die das Nudging transparent machen und erläutern. Der jeweilige Nudge muss leicht zu umgehen sein, so dass die individuelle Wahlfreiheit nicht eingeschränkt wird. Die Verhaltensänderung, auf die der Nudge abzielt, muss einem wichtigen gesellschaftlichen Ziel dienen wie der Gesundheitsförderung (Eichhorn & Ott, 2019, S. 29; Stegemann, 2024, S. 400).

Mittlerweile liegt eine Vielzahl von Studien vor, die die Wirksamkeit von Nudges in der Praxis untersuchen. Mehrheitlich kommen diese Studien zu der Erkenntnis, dass Nudging durchaus eine signifikante Wirkung auf das Verhalten hat, die Effektgrößen aber im kleineren bis mittleren Bereich liegen (Arno & Thomas, 2016; Broers et al., 2017; Ensaff, 2021; Lindstrom et al., 2023; Mertens et al., 2022; Sapio & Vecchio, 2024). So wurden in einer randomisierten, kontrollierten Studie insgesamt 30 Betriebskantinen in den Niederlanden untersucht. In den 14 Kantinen der Versuchsgruppe wurden insgesamt 14 Nudges implementiert. Diese umfassten z. B. die Kennzeichnung der gesünderen Mahlzeitenoption mit „Better Choice", die Präsentation der gesunden Produkte wie Obst und Salat zu Anfang der Speiseausgabe sowie direkt an der Kasse. Die Auswertung des Experiments zeigte, dass in den Kantinen der Versuchsgruppe signifikant mehr gesündere („Better Choice") Sandwiches verkauft wurden (durchschnittlich 3,3 im Vergleich zu 0,9 pro 100 Kund:innen in der Kontrollgruppe). Auch wurden in der Interventionsgruppe durchschnittlich 0,7 Stück Obst pro 100 Kund:innen mehr verkauft als in der Kontrollgruppe. Es konnten jedoch keine signifikanten Unterschiede zwischen den beiden Gruppen für den Konsum von Snacks, der gesünderen Salat- bzw. gesünderen Fleischoption nachgewiesen werden (Velema et al., 2018, S. 241).

Um die menschliche Entscheidungsarchitektur umfassender adressieren zu können, kann Nudging in ein ganzheitliches Verständnis von Behavioural Insights eingebettet werden, das alle Faktoren betrachtet, die bei menschlichen Entscheidungen herangezogen werden (z. B. einschließlich der Wissensgrundlage) (BAG, 2022, S. 8).

4 Ernährungsprävention als komplexe Intervention

Die fachlichen Standards zur Betriebsverpflegung adressieren vorrangig das Essensangebot in Unternehmen. Wie bereits der GKV-Leitfaden Prävention verhaltens- und verhältnisbezogene Maßnahmen miteinander verbindet, geht die Entwicklung in den Gesundheitswissenschaften hin zu komplexen Interventionen, die Essensangebot, Essverhalten und Bewegungsförderung miteinander verbinden. Komplexe Interventionen werden dabei als die Zusammenführung unabhängiger Maßnahmen verstanden, die gemeinsam auf ein Ziel hinwirken. Vom Zusammenwirken dieser Maßnahmen hängt entscheidend der Erfolg der Gesamtintervention ab (Mühlhauser et al., 2012, S. 22). So zeigen Interventionen, die neben einer Verbesserung des Verpflegungsangebots auch auf Gesundheitsinformation, individuelle Beratung und Vorsorgeuntersuchungen setzen, bessere Ergebnisse im Hinblick auf Ernährungsverhalten und Gesundheitszustand (Nyhus Dhillon & Ortenzi, 2023, S. 2–8). Inhaltlich umfassen Gesundheitsinformation und Beratung typischerweise die Prinzipien einer ausgewogenen Ernährung sowie die Vermittlung der empfohlenen Mengenverhältnisse bestimmter Lebensmittelgruppen für eine Mahlzeit („gesunder Teller") (Harvard T.H. Chan School of Public Health, 2023). Hinzu kommen Aspekte der Motivation und der (dauerhaften) Verhaltensänderung (Gea Cabrera et al., 2021, S. 16).

Den Ansatz, mehrere Interventionen in ein Gesamtkonzept zu integrieren, um die Wirksamkeit zu erhöhen, wird in Programmen wie dem südaustralischen „Healthy Workplace" aufgegriffen. Dieses Programm bietet einen strukturellen Rahmen, um verschiedene Gesundheitsthemen in einer Organisation entlang des PDCA-Zyklusses (Plan, Do, Check, Act) implementieren zu können. Ein relevantes Thema stellt dabei Ernährung dar, da auch ein Großteil der Menschen in Südaustralien von Fehlernährung betroffen ist, z. B. im Hinblick auf den Konsum der empfohlenen Mengen an Obst und Gemüse (Government of South Australia, 2023, S. 16). Dieser strukturelle Rahmen integriert mehrere Einzelvorhaben in ein Gesamtkonzept mit drei Handlungsfeldern:

- **Healthy Vision (Policy und Kultur):** Entwicklung einer umfassenden Ernährungspolitik für alle Standorte (inkl. Catering, Automaten, Alkoholausschank) und Information aller Beschäftigten, Unterstützung für stillende Beschäftigte sowie Flexibilisierung von Arbeitszeiten, um ausreichend Räume für gesundheitsförderliche Esspausen zu schaffen.
- **Healthy Places (Infrastruktur):** Kostenfreie Bereitstellung von Trinkwasser, Angebot gesundheitsfördernder Mahlzeiten in angenehmer Atmosphäre durch Kantinen, Küchen- und Pausenräume für Beschäftigte oder durch Kooperationen mit Anbietern außerhalb des Unternehmens (z. B. Cafés). Reduktion ungesunder Lebensmittel, wie Kuchen und Keksen, zu Besprechungen.
- **Healthy People (Information und Beteiligung):** Nutzung der internen Kommunikation zur Information und Aufklärung, Organisation von Seminaren und Kochvorführungen, Angebot von Gesundheitscoachings z. B. im Rahmen von Angeboten zur externen Mitarbeiterberatung (EAP), Durchführung gesundheitsförderlicher Wettbewerbe.

Zur Implementierung eines Healthy Workplace-Programms werden Handreichungen zum Projektmanagement genauso wie inhaltliche Informationen zu den jeweiligen Gesundheitsthemen auf organisationaler Ebene bereitgestellt (Government of South Australia, 2024, S. 2). Zudem existiert mit dem „Better Health Coaching Service" ein Beratungsangebot für die Bürgerinnen und Bürger, das auch in Unternehmensprogrammen mitgedacht werden kann, um Beschäftigte mit Übergewicht (BMI>27) bei ihren individuellen Fragen zur Verhaltensänderung zu unterstützen (Better Health Company, 2024).

Auch die Best Practice-Empfehlungen der Harvard TH Chan School of Public Health setzen auf eine Mischung aus strukturellen und verhaltensbezogenen Maßnahmen. Neben der gesundheitsförderlichen Gestaltung der Betriebsverpflegung werden Beratungs- und Informationsangebote zu gesunder Ernährung, Verhaltensänderung und Bewegungsförderung empfohlen. Darüber hinaus sollen praktische Kursangebote dazu beitragen, die individuellen Kompetenzen im Bereich der Ernährung (Kochen) und der körperlichen Aktivität (Bewegung) zu fördern, zur Verhaltensänderung zu motivieren bzw. diese aufrechtzuerhalten. Hier sollen die Angebote, die sich an die Beschäftigten insgesamt richten, durch individuelle Beratungsangebote ergänzt werden. Relevant ist ebenfalls der Hinweis, dass die Beschäftigten über partizipative Formate in die Gestaltung der Maßnahmen einbezogen werden sollten. Die Beteiligung der Beschäftigten bei der Gestaltung des Angebots fördert die Akzeptanz und Wirksamkeit der Maßnahmen (Harvard T.H. Chan School of Public Health, 2022).

Die technischen Entwicklungen der letzten Jahre machen es möglich, weitere Instrumente zu komplexen Interventionen hinzuzufügen. Über Online-Angebote können Informationen schnell verbreitet werden, Videokonferenzen machen Beratungs- und Informationsangebote ortsunabhängig und soziale Medien ermöglichen den direkten Austausch mit der Zielgruppe. Auch Funktionen in Online-Plattformen bzw. Apps wie Tagebücher oder (Kalorien-/Bewegungs-)Tracker sollen Motivation und Verhaltenskontrolle stärken. Alarmfunktionen können an Mahlzeiten, Flüssigkeitszufuhr oder Bewegungseinheiten erinnern (Forberger et al., 2022, S. 10; Gea Cabrera et al., 2021, S. 16).

5 Nachhaltigkeit und Achtsamkeit als aktuelle Trends

Die Debatte zum Umgang mit den planetaren Grenzen schlägt sich auch in Fragen einer nachhaltigen Ernährungsweise nieder. Auf Gemeinschafts- bzw. Betriebsverpflegung heruntergebrochen, bezieht sich Nachhaltigkeit vor allem auf die Verwendung von lokal erzeugten, saisonalen und fair gehandelten Produkten (von Koerber, 2016, S. 1089–1093). Zudem stellt der vorrangige Einsatz von pflanzlichen Lebensmitteln im Verhältnis zu Fleisch und anderen tierischen Produkten das zentrale Merkmal einer gleichermaßen gesundheitsförderlichen wie ökologisch nachhaltigen Ernährung dar (von Koerber, 2016, S. 1083 ff.). Nicht nur die DGE-Qualitätsstandards haben sich in diese Richtung entwickelt (Schäfer et al., 2024, S. 159), auch mit dem Klimateller (NAHhaft, 2025) oder der Planetary Health Diet (Willett et al., 2019) liegen etablierte Konzepte vor, die sich in der Praxis der Gemeinschaftsverpflegung umsetzen lassen. Weitere Aspekte der Nachhaltigkeit sind die Erhöhung der Energieeffizienz der Küchengeräte (z. B. bei Neuanschaffungen) sowie die Reduktion der Verpackungs- und Lebensmittelabfälle (von Koerber, 2016, S. 1098–1099; Lutz & Otto, 2016, S. 1184 ff.), da das gesamte Segment der Außerhausverpflegung inkl. Gastronomie 17 % oder 1,9 Millionen Tonnen (Stand 2022) der Lebensmittelabfälle in Deutschland verursacht (UBA, 2024, S. 104).

Mindful Eating betrachtet nicht nur die Lage unseres Planeten (Nachhaltigkeit), sondern auch die Situation des Individuums im konkreten Moment (Achtsamkeit) (BKK, 2024, S. 20). Achtsamkeit kann dabei verstanden werden als ein aufmerksames Wahrnehmen der Lebensmittel (Farbe, Temperatur, Textur) und des eigenen Körpers (Hungergefühl, Sättigung, Verlangen nach bestimmten Lebensmitteln) sowie einer Akzeptanz der (dadurch ausgelösten) Gefühle im Wissen, dass es sich um vergängliche Momente handelt (Tapper, 2022, S. 170). Mit der bewussteren Wahrnehmung einher geht meist ein langsameres Essen (BKK, 2024, S. 19). Auf betrieblicher Ebene fügt Mindful Eating einem nachhaltigen Verpflegungsangebot noch die Gestaltung der (Essens-)Pausen hinzu, damit diese von Arbeit ungestört, in Gesellschaft oder allein (je nach Bedürfnis), aber immer in einer angenehmen Atmosphäre (Raumgestaltung) verbracht werden können (BKK, 2024, S. 17–18). Die Prinzipien des Mindful Eating können ebenso wie andere Ansätze der Ernährungsprävention in Informations- und Workshopangeboten vermittelt werden (Tapper, 2022, S. 172). In verschiedenen Studien konnte Mindful Eating einen positiven Einfluss auf das individuelle Stressempfinden, das Gewichtsmanagement (BMI) sowie auf den Umgang mit Essstörungen wie Binge Eating nachweisen (Tapper, 2022, S. 179–180).

6 Besonderheiten der Ernährungsprävention in der Schichtarbeit

Eine Besonderheit, die im Rahmen einer Betriebsverpflegung betrachtet werden muss, ist die gesundheitliche Situation der Beschäftigten in Schichtarbeit, sowohl in Wechselschicht- als auch in Dauerschichtsystemen (mit Nachtschicht). Davon betroffen sind ca. 15 % der abhängig Beschäftigten, die zumindest gelegentlich im Schichtsystem arbeiten bzw. 9 %, die nachts zwischen 23 und 6 Uhr arbeiten (DESTATIS, 2025b).

Durch Schichtarbeit wird der individuelle Schlaf-Wach-Rhythmus unterbrochen. Daraus kann eine Vielzahl an (gesundheitlichen) Belastungen resultieren. Durch Länge und Lage der Schicht werden Konzentrationsfähigkeit und Fehlerhäufigkeit negativ beeinflusst, was Auswirkungen auf das Unfallrisiko am Arbeitsplatz haben kann (DGAUM, 2021, S. 15–16). Auch die Work-Life-Balance, die für wichtige Räume zur Regeneration sorgt, verschlechtert sich (DGAUM, 2021, S. 17–19). Darüber hinaus erhöhen sich z. B. die Risiken für Herz- und Gefäßerkrankungen (DGAUM, 2021, S. 19–20), gastrointestinalen Beschwerden (DGAUM, 2021, S. 24–25) oder das metabolische Syndrom (DGAUM, 2021, S. 22–23). Neben der Störung des circadianen Rhythmus und Schlafmangel hat die Nahrungsaufnahme in der Nacht, also zu Zeiten, in denen der Körper nicht auf Verdauung eingestellt ist, negative Auswirkungen auf den Stoffwechsel (DGAUM, 2021, S. 21). Zudem wurden in Studien deutliche Veränderungen des Ernährungsverhaltens bei Beschäftigten in Schichtarbeit beobachtet. Hierunter fallen insbesondere die unregelmäßige Nahrungseinnahme sowie der Konsum hochkalorischer Snacks (Betz, 2017, S. 224). Auch psychosoziale Faktoren beeinflussen das Ernährungsverhalten entscheidend. Ungesunde Snacks werden zur Belohnung, zur (Selbst-)Motivation oder zur Kompensation belastender Schichtdienste eingesetzt. Nehmen die Beschäftigten einer Nachtschicht die Mahlzeiten gemeinsam ein, hängt es von dem kollektiven Ernährungsverständnis in der Gruppe ab, ob die Wahl eher auf gesunde Mahlzeiten fällt oder nicht (Hemling & Pahr-Hosbach, 2024, S. 115).

Die bekannten Empfehlungen zur Förderung einer gesunden Ernährung im betrieblichen Gesundheitsmanagement durch Information, Beratung und Seminarangebote gelten hier weiterhin (Demou et al., 2018, S. 8–9). Besondere Empfehlungen zu einer gesunden Ernährung während der Nachtschicht sind die Einnahme von leicht verdaulichen, fettarmen Mahlzeiten sowie der Verzicht auf koffeinhaltige Getränke min. vier Stunden vor der Schlafenszeit (Hemling & Pahr-Hosbach, 2024, S. 117). Im Hinblick auf die Gestaltung der Betriebsverpflegung ist zu ergänzen, dass auch während der Nachtschichten ausreichend gesunde Mahlzeiten (z. B. über Verkaufsautomaten) bereitgestellt werden sollten, damit nicht auf ungesunde Snacks zurückgegriffen werden muss.

7 Fazit und Implikationen für die Praxis

- **(Ernährungs-)Prävention wird durch die GKV unterstützt:** Der GKV-Leitfaden Prävention bietet einen inhaltlichen Rahmen für die verschiedensten Maßnahmen zur Prävention und Gesundheitsförderung. Bei der Entwicklung und Umsetzung dieser Maßnahmen unterstützen die Krankenkassen, die über dieses Portal angefragt werden können: https://www.bgf-koordinierungsstelle.de
- **Nudging hilft, aber leistet keine Wunder**: Bei der Präsentation der Speisen in der Kantine und bei Informationen zum Mahlzeitenangebot sollte auf die Sichtbarkeit der gesünderen Speisen geachtet werden. Dies unterstützt gesundheitsförderliche Entscheidungen. Aus Transparenzgründen sollte Nudging erklärt und kommuniziert werden.
- **Komplexe Interventionen wirken besser**: Die Betriebsverpflegung sollte nicht isoliert betrachtet werden, sondern durch weitere Angebote zu Information, Beratung und Schulung ergänzt werden. Die Verbindung mit Bewegungsangeboten leistet weitere Beiträge zur Gesundheitsförderung und Prävention.
- **Nachhaltigkeit und Achtsamkeit fördern nicht nur die individuelle Gesundheit**: Auch durch Betriebsverpflegung, insbesondere durch die Reduktion tierischer Produkte, können Beiträge zur planetaren Gesundheit (Planetary Health) geleistet werden.
- **Beschäftigte mit Schichtdiensten nicht vergessen**: Neben spezifischen Informationsangeboten sollte insbesondere darauf geachtet werden, dass auch in den Nachtschichten gesunde Verpflegungsangebote (z. B. Automaten) vorhanden sind.

Autor

Prof. Dr. Michael Wurm
Fachbereich Soziale Arbeit, Gesundheit und Medien
Hochschule Magdeburg-Stendal, Magdeburg, Deutschland
E-Mail: michael.wurm@h2.de

Literatur

Arno, A., & Thomas, S. (2016). The efficacy of nudge theory strategies in influencing adult dietary behaviour: a systematic review and meta-analysis. *BMC Public Health, 16*, 676. https://doi.org/10.1186/s12889-016-3272-x

Better Health Company (Hrsg.) (2024). *About the Better Health Coaching Service.* https://betterhealth.sa.gov.au/about-the-service/

Betz, M. (2017). Gesundheit und Ernährung bei Schichtarbeit. *Ernährung im Fokus 07–08*, 222–226.

BKK Dachverband (Hrsg.) (2024). *Mindful Eating: Mehr Gesundheit für Mensch und Erde.* https://www.bkk-dachverband.de/fileadmin/Artikelsystem/Publikationen/2024/BKK_Dachverband_Leitfaden_Mindful_Eating.pdf

Bockstahler, M., Jurecic, M., & Rief, S. (2021). *Homeoffice Experience 2.0 – Veränderungen, Entwicklungen und Erfahrungen zur Arbeit aus dem Homeoffice während der Corona-Pandemie.* https://www.iao.fraunhofer.de/content/dam/iao/images/dokumente/2022_Homeoffice_Experience2_0.pdf

Breucker, G. (2017). Prävention und Gesundheitsförderung – Schlüsselfelder für eine nachhal-tige Gesundheitspolitik. In F. Knieps (Hrsg.), *Gesundheitspolitik* (S. 131–144). Berlin: MWV.

Broers, V., de Breucker, C., van den Broucke, S., & Luminet, O. (2017). A systematic review and meta-analysis of the effectiveness of nudging to increase fruit and vegetable choice. *European Journal of Public Health, 27*(5), 912–920. https://doi.org/10.1093/eurpub/ckx085

Bundesamt für Gesundheit Schweiz (BAG) (Hrsg.) (2022). *Verhaltensökonomischer Leitfaden.* https://www.bag.admin.ch/dam/bag/de/dokumente/npp/ncd/verhaltenskonomie/leitfaden.pdf.download.pdf/Verhaltensoekonomischer_Leitfaden.pdf

Demou, E., MacLean, A., Cheripelli, L., Hunt, K., & Gray, C. (2018). Group-based healthy lifestyle workplace interventions for shift workers: a systematic review. *Scandinavian journal of work, environment & health, 44*(6), 568–584. https://doi.org/10.5271/sjweh.3763

Deutsche Gesellschaft für Arbeitsmedizin und Umweltmedizin (DGAUM) (Hrsg.) (2021). *Gesundheitliche Aspekte und Gestaltung von Nacht- und Schichtarbeit. Kurzfassung S2k Leitlinie.* https://register.awmf.org/assets/guidelines/002-030k_S2k_Gesundheitliche-Aspekte-Gestaltung-Nacht-und-Schichtarbeit_2021-08.pdf

Deutsche Gesellschaft für Ernährung (DGE) (Hrsg.) (2023). *DGE-Qualitätsstandard für die Verpflegung in Betrieben, Behörden und Hochschulen.* https://www.jobundfit.de/fileadmin/user_upload/medien/DGE-QST/DGE-Qualitaetsstandard_Betriebe_Behoerden_Hochschulen.pdf

Deutscher Hotel- und Gaststättenverband Bundesverband (DEHOGA) (Hrsg.) (2024). *Gemeinschafts-Gastronomie in Deutschland.* https://www.dehoga-bundesverband.de/fileadmin/user_upload/DEHOGA_Gemeinschaftsgastronomie_2024.pdf

Eichhorn, D., & Ott, I. (2019). *Iga.Report 38. Nudging im Unternehmen: Den Weg für gesunde Entscheidungen bereiten.* Dresden: iga.

Ensaff, H. (2021). A nudge in the right direction: the role of food choice architecture in changing populations' diets. *The Proceedings of the Nutrition Society, 80*(2), 195–206. https://doi.org/10.1017/S0029665120007983

Forberger, S., Wichmann, F., & Comito, C. (2022). Nudges used to promote physical activity and to reduce sedentary behaviour in the workplace: Results of a scoping review. *Preventive medicine, 155*, 106922. https://doi.org/10.1016/j.ypmed.2021.106922

forsa (Hrsg.) (2024). *Ernährungsreport 2024.* https://www.bmel.de/SharedDocs/Downloads/DE/_Ernaehrung/forsa-ernaehrungsreport-2024-tabellen.pdf

Gea Cabrera, A., Caballero, P., Wanden-Berghe, C., Sanz-Lorente, M., & López-Pintor, E. (2021). Effectiveness of Workplace-Based Diet and Lifestyle Interventions on Risk Factors in Workers with Metabolic Syndrome: A Systematic Review, Meta-Analysis and Meta-Regression. *Nutrients, 13*(12), 4560. https://doi.org/10.3390/nu13124560

GKV-Spitzenverband (GKV) (Hrsg.) (2025). *Leitfaden Prävention: Handlungsfelder und Kriterien nach § 20 Abs. 2 SGB V zur Umsetzung der §§ 20, 20a und 20b SGB V.* https://www.gkv-spitzenverband.de/media/dokumente/krankenversicherung_1/praevention__selbsthilfe__beratung/praevention/praevention_leitfaden/20251218_Leitfaden_Pravention_2025_barrierefrei.pdf

Government of South Australia (Hrsg.) (2023). *South Australian Population Health Survey.* https://www.preventivehealth.sa.gov.au/assets/downloads/SAPHS/SAPHS-2023-Annual-Report.pdf

Government of South Australia (Hrsg.) (2024). *The Healthy Workplace Toolkit.* https://www.healthyworkplaces.sa.gov.au/documents/healthy-workplace-toolkit-online.pdf

Grimani, A., Aboagye, E., & Kwak, L. (2019). The effectiveness of workplace nutri-tion and physical activity interventions in improving productivity, work performance and workability: a systematic review. *BMC Public Health, 19*(1), 1676. https://doi.org/10.1186/s12889-019-8033-1

Harvard T.H. Chan School of Public Health (Hrsg.) (2022). *Healthy Workplaces.* https://nutritionsource.hsph.harvard.edu/healthy-workplaces

Harvard T.H. Chan School of Public Health (Hrsg.) (2023). *Healthy Eating Plate.* https://nutritionsource.hsph.harvard.edu/healthy-eating-plate/

Hemling, E., & Pahr-Hosbach, S. (2024). Nutritional behavior in shift work in health and social services. *Ernährungs Umschau, 71*(9), S. 112–118.

Lindstrom, K., Tucker, J., & McVay, M. (2023). Nudges and choice architecture to promote healthy food purchases in adults: A systematized review. *Psychology of addictive behaviors: journal of the Society of Psychologists in Addictive Behaviors, 37*(1), 87–103. https://doi.org/10.1037/adb0000892

Lippke, S., & Dilger, E. (2022). Ansätze zur Förderung gesunder Ernährung und Bewegung. In A. Michel, & A. Hoppe (Hrsg.), *Handbuch Gesundheitsförderung bei der Arbeit* (S. 101–120). Wiesbaden: Springer Fachmedien.

Lutz, P., & Otto, K. (2016). One Two We. In V. Peinelt & J. Wetterau (Hrsg.), *Handbuch der Gemeinschaftsgastronomie* (2., überarb. und erw. Auflage, S. 1166–1192). Berlin: Rhombos Verlag.

Mertens, S., Herberz, M., Hahnel, U., & Brosch, T. (2022). The effectiveness of nudging: A meta-analysis of choice architecture interventions across behavioral domains. *Pro-ceedings of the National Academy of Sciences of the United States of America, 119*(1), e2107346118. https://doi.org/10.1073/pnas.2107346118

Mühlhauser, I., Lenz, M., & Meyer, G. (2012). Bewertung von komplexen Interventionen: Eine methodische Herausforderung. *Deutsches Ärzteblatt, 109*(1–2), 22–23.

NAHhaft (2025). *Zutaten für die klimafreundliche Küche.* https://www.klimateller.de/fileadmin/KlimaTeller/In_der_Praxis/KlimaTeller_Kuechenposter__A1-A4_.pdf

Nationale Präventionskonferenz (NPK) (Hrsg.) (2023). Zweiter Präventionsbericht nach § 20d Abs. 4 SGB V. https://www.npk-info.de/fileadmin/user_upload/ueber_die_npk/downloads/2_praeventionsbericht/zweiter_npk_praeventionsbericht_kurzfassung_barrierefrei.pdf

Nyhus Dhillon, C., & Ortenzi, F. (2023). Assessing the Impact of Workforce Nutrition Pro-grammes on Nutrition, Health and Business Outcomes: A Review of the Global Evidence and Future Research Agenda. *International journal of environmental research and public health, 20*(9), 5733. https://doi.org/10.3390/ijerph20095733

Pefferle, H., Hagspihl, S., & Clausen, K. (2021). Gemeinschaftsverpflegung in Deutschland – Stellenwert und Strukturen. *Ernährungs Umschau,* (8), 470–483.

Rapisarda, V., Cannizzaro, E., Barchitta, M., Vitale, E., Cinà, D., Minciullo, F., Matera, S., Bracci, M., Agodi, A., & Ledda, C. (2021). A Combined Multidisciplinary Intervention for Health Promotion in the Workplace: A Pilot Study. *Journal of clinical medicine, 10*(7), 1512. https://doi.org/10.3390/jcm10071512

Sapio, S., & Vecchio, R. (2024). The effect of nudges on healthy food choices of individuals with a low socio-economic position: A systematic literature review.

Trends in Food Science & Technology, 147, 104475. https://doi.org/10.1016/j.tifs.2024.104475

Schäfer, A., Boeing, H., Conrad, J., & Watzl, B. (2024). Wissenschaftliche Grundlagen der lebensmittelbezogenen Ernährungsempfehlungen für Deutschland. *Ernährungs Umschau, 71*(3), 158–166.

Statistisches Bundesamt (DESTATIS) (Hrsg.) (2025a). *Erwerbstätigkeit im April 2025 saisonbereinigt unverändert. Pressemitteilung Nr. 189 vom 28. Mai 2025.* https://www.destatis.de/DE/Presse/Pressemitteilungen/2025/05/PD25_189_132.html

Statistisches Bundesamt (DESTATIS) (Hrsg.) (2025b). *Atypische Arbeitszeiten: Mehr als ein Viertel der Beschäftigten arbeitete im Jahr 2023 am Wochenende. Pressemitteilung.* https://www.destatis.de/DE/Presse/Pressemitteilungen/2025/04/PD25_N022_13.html

Stegemann, M. (2024). *Konsumverhalten Verstehen, Beeinflussen und Messen: Die Psychologie hinter effektivem Marketing.* Wiesbaden: Springer Gabler.

Tapper, K. (2022). Mindful eating: what we know so far. *Nutrition bulletin, 47*(2), 168–185. https://doi.org/10.1111/nbu.12559

Thaler, R., & Sunstein, C. (2009). *Nudge: Wie man kluge Entscheidungen anstößt* (3. Auflage). Berlin: Econ.

Umweltbundesamt (UBA) (2024). *Ermittlung der Lebensmittelabfälle in Deutschland im Jahr 2020, Erfüllung der Berichtspflicht gegenüber der EU-Kommission im Jahr 2022 und Ableitung von Handlungsempfehlungen.* https://www.umweltbundesamt.de/sites/default/files/medien/11850/publikationen/144_2024_texte_lebensmittelabfaelle.pdf

van der Put, A., Mandemakers, J., de Wit, J., & van der Lippe, T. (2023). Work-site Health Promotion and Work Performance: Both Awareness and Use Matter. *Journal of occupational and environmental medicine, 65*(11), 949–957. https://doi.org/10.1097/JOM.0000000000002942

Velema, E., Vyth, E., Hoekstra, T., & Steenhuis, I. (2018). Nudging and social marketing techniques encourage employees to make healthier food choices: a randomized control-led trial in 30 worksite cafeterias in The Netherlands. *The American journal of clinical nutrition, 107*(2), 236–246. https://doi.org/10.1093/ajcn/nqx045

von Koerber, K. (2016). Nachhaltigkeit. In V. Peinelt, & J. Wetterau (Hrsg.), *Handbuch der Gemeinschaftsgastronomie* (2., überarb. und erw. Auflage, S. 1071–1111). Berlin: Rhombos Verlag.

Willett, W., Rockström, J., Loken, B., Springmann, M., Lang, T., Vermeulen, S., Garnett, T., Tilman, D., DeClerck, F., Wood, A., Jonell, M., Clark, M., Gordon, L. J., Fanzo, J., Hawkes, C., Zurayk, R., Rivera, J. A., de Vries, W., Majele Sibanda, L., ...

& Murray, C. J. L. (2019). Food in the Anthropocene: the EAT-Lancet Commission on healthy diets from sustainable food systems. *The Lancet, 393*(10170), 447–492. https://doi.org/10.1016/S0140-6736(18)31788-4

Kapitel 11 | Ernährungskommunikation im öffentlichen Gesundheitskontext: Strategien und Herausforderungen von Ernährungskampagnen

Viviane Scherenberg

Zusammenfassung | Ernährungskampagnen sind ein zentrales Instrument der Public Health Nutrition. Das Ziel ernährungsbezogener Kampagnen kann in der Motivation der Bevölkerung bzw. spezifischer Bevölkerungsgruppen zu einem gesundheitsfördernden Ernährungsverhalten oder dem Abhalten von gesundheitsschädlichen Ernährungsverhaltensweisen bestehen. Der Beitrag beleuchtet Hintergründe solcher Kampagnen, stellt unterschiedliche Kampagnentypen und Zielsetzungen vor und analysiert den Einsatz klassischer und digitaler Kommunikationskanäle. Der Fokus liegt auf aktuellen Herausforderungen (z. B. sozialer Ungleichheit, Informationsflut, Einfluss kommerzieller Akteure). Der Beitrag schließt mit Implikationen für die Praxis für die Konzeption und Umsetzung evidenzbasierter, zielgruppengerechter Ernährungskampagnen ab.

Schlüsselwörter | Ernährungskampagnen, Gesundheitsmarketing, Präventionsmarketing, Gesundheitsbotschaften, Kampagneneffektivität

1 Einleitung

Für die öffentliche Gesundheit sind ernährungsbezogene Gesundheitskampagnen relevant, da mit ihrer Hilfe die Bevölkerung bzw. unterschiedliche Bevölkerungsgruppen (z. B. ältere Menschen) leicht erreicht werden können. Auf diese Weise können unterschiedlichste gesundheitsbezogene Botschaften verbreitet werden, die einen positiven Einfluss auf Ernährungsgewohnheiten nehmen können. Ernährungskampagnen können dabei nicht nur dazu beitragen, Übergewicht und chronische Erkrankungen (z. B. Diabetes mellitus) zu minimieren, sondern auch den Klimawandel einzudämmen, da eine nachhaltige Ernährung den Ressourcenverbrauch und CO_2-Emissionen reduzieren kann (Koelman et al., 2022, S. 4). Ernährungskampagnen können daher als Instrumentarium angesehen werden, um die breite Öffentlichkeit für unterschiedlichste Ernährungsthemen zu sensibilisieren, präventiv zu aktivieren und gleichzeitig die Umwelt zu schonen.

2 Grundlagen und Hintergründe ernährungsbezogener Kampagnen

Ernährungsbezogene Kampagnen (als Teil des Gesundheits- bzw. Präventionsmarketings) können als Subdisziplin des Sozialmarketings betrachtet werden, das als *„Marketing für aktuelle soziale Ziele und Ideen"* definiert wird (Wiedmann & Raffée, 1995, S. 4). Im Gegensatz zum kommerziellen Marketing fokussiert sich das Sozialmarketing auf soziale Ziele und stellt das Engagement zugunsten der Allgemeinheit in den Mittelpunkt. Wie bereits angeführt, können diese Ziele auf individueller (z. B. der Reduktion des Körpergewichts) und auf kollektiver (z. B. der Reduktion des CO_2-Ausstoßes) Ebene verortet sein. Eine Maßnahme, die sowohl individuelle als auch gesellschaftliche Ziele verfolgt, stellt die Kampagne *„Zu gut für die Tonne"* (www.zugutfuerdietonne.de) des Bundesministeriums für Landwirtschaft, Ernährung und Heimat (BMLEH) zur Reduzierung der Lebensmittelverschwendung dar (Debbeler et al., 2021, S. 254). Zur Beeinflussung von Einstellungs- und Verhaltensänderungen werden beim Sozialmarketing die gleichen Techniken eingesetzt wie im kommerziellen Marketing. Die Verbreitung sozialer Ideen im öffentlichen Interesse kann sich auf den direkten „Verkauf" (z. B. ernährungsbezogener Interventionen) oder auch auf die langfristige Motivation und Verhaltensänderung in Bezug auf die Ernährung konzentrieren. Häufig angewandte Formen des Sozialmarketings sind das Reduktions-, Kontra- und Stimulusmarketing (Schauer, 2015, S. 165). Das Reduktionsmarketing (oder De-Marketing) bezeichnet die Initiierung spezifischer Marketingaktivitäten, deren Ziel die Reduktion einer überhöhten Nachfrage (Zuckerkonsum etc.) ist (Hesse, 2023, S. 16). Das Kontra-Marketing (bzw. das Counter-Marketing) stellt eine Weiterentwicklung des Reduktionsmarketings dar, bei dem eine als schädlich eingestufte Nachfrage (bspw. zuckerhaltiger Getränke) vollständig eingedämmt werden soll (Hesse, 2023, S. 28). Das Stimulierungs- oder auch Anreizmarketing fokussiert sich wiederum darauf, Anreize zur Steigerung einer (gesundheitsförderlichen) Nachfrage (z. B. Konsum von Obst und Gemüse) zu bewirken. Im Folgenden geht es darum, unterschiedliche Kampagnenarten im Hinblick auf ihre Zielsetzung näher zu beleuchten.

3 Kampagnenarten und Kampagnenziele

Kampagnen, deren Zielsetzung darin besteht, eine ungesunde bzw. gesunde Ernährungsweise zu reduzieren bzw. zu fördern, werden in Anbetracht ihrer divergierenden Zielsetzungen auch als **„Stop"**- oder **„Go"-Kampagnen** bezeichnet (Abril & Dempsey, 2019, S. 41). Wie → Tab. 11.1 zeigt, sind die Zielrichtungen ernährungsbezogener Kampagnen nicht zwingend dichotom. Zahlreiche Kampagnen verfolgen sowohl direkt als auch indirekt gesundheitsförderliche und -schädliche Verhaltensziele und integrieren zudem umweltbezogene bzw. nachhaltige Aspekte.

Kampagne	Förderung bzw. Reduktion gesundheitsförderlicher bzw. -schädlicher Verhaltensweisen	Aspekte im Hinblick auf umweltbezogene/nachhaltige Verhaltensweisen
Weniger Zucker ist mehr (BZgA)	Reduktion von Zucker speziell bei Getränken und Fertigprodukten	
Alkohol? Kenn dein Limit (BZgA)	Aufklärung über risikoarmen Konsum Reduktion des Alkoholkonsums	
Nutri-Score-Kampagne (BMLEH)	Förderung gesunder Produktwahl durch Nährwertangaben Reduktion stark verarbeiteter Lebensmittel	Unterstützung pflanzenbasierter Alternativen durch bessere Sichtbarkeit im Nährwertvergleich
5 am Tag (DGE, BZfE)	Förderung des täglichen Verzehrs von Obst und Gemüse	Förderung pflanzenbasierter Ernährung mit eher niedrigerem CO_2-Fußabdruck
Zu gut für die Tonne! (BMLEH)	Wertschätzung für Lebensmittel bewusstes Einkaufen und Kochen	Förderung der Lebensmittelwertschätzung Reduktion von Lebensmittelabfällen
Bärenhitze (Berlin)	Förderung des Trinkverhaltens, leichte Kost Vermeidung von Alkohol und Dehydration	Förderung des Trinkens von Leitungswasser über öffentliche Trinkbrunnen (Abfallvermeidung)

Tab 11.1: Beispiele für Ziele von Ernährungskampagnen (eigene Darstellung)

Werden Kampagnen initiiert, stehen in Abhängigkeit der jeweiligen Zielsetzung unterschiedliche Kampagnenarten zur Verfügung, um ernährungsbezogene Verhaltensweisen positiv zu beeinflussen (Kotler et al., 2015, S. 793):

- **Kognitive Kampagnen:** Kognitive Kampagnen dienen der Wissensvermittlung, insbesondere im Rahmen der Gesundheitserziehung. Ihr Ziel ist es, durch gezielte Informationen für spezifische Themen zu sensibilisieren. *Ein Beispiel einer solchen Informationskampagne ist die Aufklärung über den Zuckergehalt in bestimmten Lebensmitteln.*
- **Aktionsorientierte Kampagnen:** Aktions- oder auch handlungsorientierte Kampagnen haben zum Ziel, kurzfristig eine bestimmte ernährungsbezogene Handlung bei der anvisierten Zielgruppe auszulösen. *Ein Beispiel für eine aktionsorientierte Kampagne stellen Kampagnen zur Förderung der Teilnahme an einem Gesundheitstag zum Thema Ernährung bei Diabetes mellitus dar.*
- **Verhaltenskampagnen:** Verhaltenskampagnen zielen darauf ab, bei den Adressaten eine dauerhafte Verhaltensänderung zu bewirken. *Ein Beispiel stellen Kampagnen dar, die konkret zur Reduktion des Zuckerkonsums aufrufen.*
- **Wertekampagnen**: Wertekampagnen, die auf die Veränderung des Wertesystems abzielen, versuchen Vorstellungen, Einstellungen und Vorurteile zu bestimmten Gesundheitsthemen positiv zu beeinflussen und zu verändern. *Ein Beispiel für Wertekampagnen stellen Kampagnen zum Thema artgerechte Ernährung dar.*

Die Auflistung zeigt, dass Kampagnen sowohl einen informativen bzw. edukativen Charakter einnehmen als auch als politisch flankierende Maßnahmen eingesetzt werden können, um gesetzliche Maßnahmen kommunikativ zu begleiten (z.B. die Einführung einer Zuckersteuer oder freiwillige Lebensmittelkennzeichnungen wie dem Nutri-Score). Gerade gesundheitspolitische Maßnahmen sind immer auf massenmediale Kommunikationsmaßnahmen angewiesen (Bonfadelli & Friemel, 2020, S. 18), um möglichst viele Menschen zu erreichen.

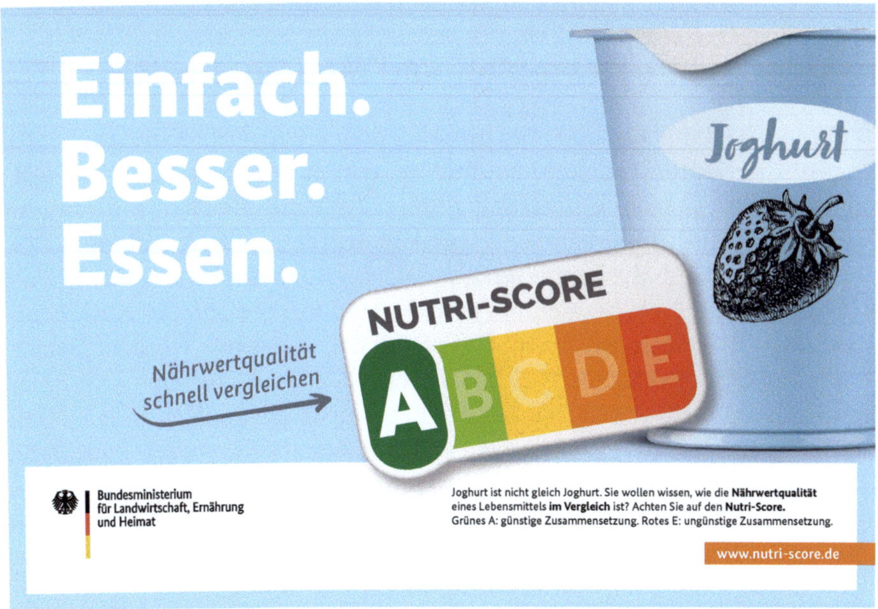

Abb. 11.1: Kampagne Nutri-Score (© BMLEH, 2025)

4 Kampagnenstrategien und Medieneinsatz

Während die Kampagnenart den grundlegenden Typ einer Kampagne (z. B. kognitiv, verhaltensbezogen) beschreibt, geht es bei der Kampagnenstrategie um die konkrete Umsetzung, d. h., darum, mit welchen Mitteln und Maßnahmen das Kampagnenziel erreicht werden soll (Angelone, 2023, S. 125). Dabei kann die kommunikative Verbreitung ernährungsbezogener Themen mithilfe von Massenmedien oder/und interpersonaler Kommunikation (z. B. Meinungsführern, Testimonials) verbreitet werden. Solche Kommunikationsaktivitäten zielen darauf ab, spezifische Ziele mit einer gewissen Intensität und Dauerhaftigkeit zuvor definierter Botschaften bei zuvor festgelegten Zielgruppen zu erreichen (Bonfadelli & Pott, 2022, S. 31). Initiiert werden Gesundheitskampagnen sowohl von staatlichen und überstaatlichen Institutionen (WHO, RKI, Ministerium für Gesundheit etc.) als auch von Krankenversicherungen, Non-Profit (Reifegerste & Ort, 2024, S. 189) oder auch von Profit-Institutionen. Wie sensibel Marketingaktivitäten im Bereich der Prävention sein können, zeigen z. B. zahlreiche negative Reaktionen auf die Werbekampagne „*Eatkarus*" (Edeka, 2017, o. S.) zur gesunden Ernährung des Unternehmens Edeka (Scherenberg, 2022, S. 108). Dabei bedienen sich solche Kampagnen traditionell analoger Medien (wie z. B. Printanzeigen, Plakate, Fernseh- oder Radiospots). Diese Kanäle sind besonders für eine breite Ansprache geeignet und erreichen auch (z. B. ältere) Bevölkerungsgruppen, die nur einen eingeschränkten Zugang zu digitalen Medien haben. Anzumerken ist, dass im Zuge des digitalen Wandels digitale Kanäle (Websites, Social Media etc.) immer wichtiger werden. Sie ermöglichen eine Ansprache, die sich durch eine geringe Hemmschwelle, Interaktivität sowie einer partiellen Individualisierbarkeit auszeichnet. So besteht bei Social-Media-Kampagnen die Möglichkeit der Segmentierung bzw. direkten Ansprachemöglichkeit der Zielgruppe, durch Anzeigen-Targeting bzw. Facebook- und Instagram-Werbeanzeigen, um ernährungsbezogene Gesundheitsbotschaften gezielt an Rezipienten (nach Geschlecht, Alter, Standort und Sprache) zu senden. Zudem können Anzeigen mithilfe von Keywords auf die Interessensgebiete der User:innen ausgerichtet werden, die aus Informationen der Chronik bzw. Timeline (der Profilseite der User:innen) generiert wurden (Kreutzer, 2018, S. 55). Ob eine Anzeige für User:innen sichtbar ist, hängt vom Algorithmus ab (Reiter et al., 2017, S. 3). Um auch Migrant:innen zu erreichen, ist es entscheidend, Gesundheitsbotschaften auf bestimmte Sprachen auszurichten. Die Effektivität solcher Maßnahmen lässt sich anhand gezielter Social-Media-Werbung während der Pandemie belegen: So konnte eine Steigerung der Buchungen von Impfterminen (in Arabisch um 133 % und in Russisch um 76 %) beobachtet werden (Tjaden & Haarmann, 2022, S. 7). Bedacht werden muss, dass soziale Medien oft der Kritik ausgesetzt sind, Gesundheitsmythen zu verbreiten; daher bieten sich diese Medien an, um Fehlinformationen und populäre Ernährungsmythen öffentlich wirksam zu korrigieren. Zwar sind oft Wiederholungen nötig, doch diese sind sinnvoll, da neue Informationen überzeugender sind als bereits verbreitete Fehlinformationen (Lewandowsky et al., 2012, S. 123).

Eine Metaanalyse ergab, dass die meisten Gesundheitskampagnen (z. B. über Facebook, Twitter, Instagram oder YouTube) darauf abzielen, das Bewusstsein zu erhöhen und die individuelle Verhaltensänderung zu beeinflussen (Kite et al., 2023, S. 5). Um insbesondere junge Zielgruppen zu erreichen, scheinen soziale Medien aufgrund ihres Mediennutzungsverhaltens daher ideal. So erzielte die 2014 gestartete kanadische Hautkrebs-Präventionskampagne *„Dear 16-year-old Me"* (Myrick & Oliver, 2015, o. S.) bis heute über zehn Millionen YouTube-Aufrufe (Stand 03/2025) (David Cornfield Melanoma Fund, 2021). Zur Erfolgsmessung solcher Kampagnen werden im Rahmen einer „Impact Evaluation" direkte Indikatoren (d. h. die Wirkung des Engagements, z. B. Aufrufe, Likes, Weiterleitungen) am häufigsten verwendet (Chan et al., 2020, S. 4). Solche Indikatoren, die im direkten Zusammenhang mit der Kampagne stehen, sagen im Vergleich zu indirekten Indikatoren (z. B. Wissen, Einstellungs- und Verhaltensänderung) nur wenig über den tatsächlichen Erfolg aus. Daher sollten kurzfristige (Impact Evaluation) sowie langfristige (Outcome Evaluation) Indikatoren bzw. Kampagnenziele immer bei der Planung, Gestaltung und Evaluation von Gesundheitskampagnen bedacht werden (→ Tab. 11.2).

Start	Impact Evaluation				Outcome Evaluation
	Wahrnehmung	**Engagement**	**kurzfristige Wirkung**	**langfristige Wirkung**	**gesundheitliche Folgen**
Durchführung der Kampagne	Sichtung und Wahrnehmung der Kampagne	Interesse an der Kampagne oder der Botschaft durch eine Handlung	Vorbereitung; der erste Schritt der Verhaltensänderung	erste Umstellung des Verhaltens inkl. der Ursachen des Verhaltens	Veränderung des gewünschten Verhaltens
Fernsehwerbung, digitale Videoanzeigen oder Banneranzeigen etc.	Kampagnenerinnerung (inkl. Häufigkeit), Zuordnung des Kanals (wo die Kampagne gesehen wurde), Kampagnenreaktion (z. B. Relevanz, wahrgenommene Wirksamkeit, Gläubigkeit)	Website-Besuche der Kampagne, Social-Media-Engagement (Likes, Kommentare, Shares, Follows), Klickraten (auf Anzeigen/ Social-Media-Posts), Informationssuche online, Anmeldung zur Intervention	Wissen und Überzeugungen, Einstellung über die Ernährung und Absicht das Ernährungsverhalten umzustellen, Informationssuche offline (Gespräche mit Ernährungsberatern)	Kontakt zu Ernährungsberatung oder Anmeldung zum Programm, konkreter Versuche der gewünschten Umstellung des Ernährungsverhaltens	langfristige Ernährungsumstellung, Prävalenzraten (Adipositas etc.) in der Bevölkerung, Gespräch mit Familie oder Freunden über das Ernährungsverhalten etc.

Tab. 11.2: Konzeptioneller Rahmen von Kampagnenmaßnahmen (eigene Darstellung in Anlehnung an Chan et al., 2020, S. 4)

Anzumerken ist, dass mithilfe von Social Media zudem eine dialogorientierte Kommunikation möglich ist, in der nicht nur Informationen vermittelt (mithilfe von (kurzen) Videos bzw. Stories), sondern auch ein direktes Feedback eingeholt und Interaktionen initiiert werden können. Dabei haben sich Influencer:innen mit gesundheitsbezogener Reichweite als zentrale Meinungsführer etabliert, die insbesondere dann einen Einfluss auf das Wissen, die Einstellungen und das Ernährungsverhalten von Rezipienten haben, wenn sie sich selbst als Expert:innen ausgeben (Lissens et al., 2025, S. 8).

Werden Gesundheitsbotschaften in Medien platziert, so kann zwischen *„Paid Media"* und *„Free Media"* differenziert werden. Während Paid Media die kostenpflichtige Platzierung von Botschaften in unterschiedlichen Verbreitungskanälen (z. B. Online, Print, Out of Home) bezeichnet, wird unter dem Begriff Free Media die kostenlose Berichterstattung im redaktionellen Teil von Massenmedien subsumiert (Bonfadelli & Friemel, 2020, S. 122). Um die Sichtbarkeit zu erhöhen und unterschiedliche Kommunikationsbedürfnisse zu bedienen, sollten Kampagnen auf eine medienübergreifende Strategie setzen. Denn die Kombination von Offline-Elementen (z. B. Plakatwerbung) und Online-Elementen (z. B. Social-Media-Kampagne) kann die Reichweite deutlich steigern. Zugleich steigt die Bedeutung von partizipativen Ansätzen, bei denen Zielgruppen aktiv in die Kampagnenentwicklung einbezogen werden. Dies erhöht nicht nur die inhaltliche Passung, sondern die Glaubwürdigkeit und Relevanz. Methoden wie „Co-Creation", nutzergenerierte Inhalte oder interaktive Formate fördern Identifikation und Engagement.

5 Zentrale Herausforderungen ernährungsbezogener Kampagnen

Werden ernährungsbezogene Gesundheitskampagnen initiiert, sind einige Herausforderungen zu beachten, auf die im Folgenden näher eingegangen wird. Dabei ist zu beachten dass das Ernährungsverhalten komplex ist und von einer Vielzahl an individuellen (Alter, Geschlecht, Sozialisation etc.) sowie umweltbezogenen Faktoren (z. B. Zugang zu Fast-Food-Restaurants) abhängt (Emilien & Hollis, 2017, S. 240).

- **Informationsüberflutung und Vertrauensaufbau:** Die Fülle an Werbung und teils widersprüchlichen Informationen rund um das Thema Gesundheit, denen Menschen – online und offline – ausgesetzt sind, führt oft zu einer Überforderung. Dies wirkt sich nachteilig auf die Kampagnen-Effektivität aus und untergräbt das Vertrauen in öffentliche Botschaften. Die hohe Werbeexposition kann die Informationsverarbeitung verändern, da Werbequellen zwar besser erkannt, Inhalte jedoch schlechter erinnert werden. Hinzu kommt, dass durch die Reizüberflutung die Skepsis gegenüber Werbung wächst (Bell et al., 2022, S. 17). Zudem können zu viele Gesundheitsbotschaften bei den Rezipienten Stress und Überforderung auslösen. Je höher der empfundene Stress, desto geringer ist die Wirksamkeit der Kampagne. Eine hohe Selbstwirksamkeit, sprich, das Gefühl, etwas bewirken zu können, kann zwar diesen Effekt abmildern, aber nicht vollständig aufheben (Lee, 2020, S. 1719).
- **Fehlinformationen:** Gerade in den sozialen Medien stellen Fehlinformationen (bzw. Misinformationen) und Fake News (bzw. Desinformationen) eine erhebliche Herausforderung für die öffentliche Gesundheit dar. Oft werden Fehlinformationen (z. B. irreführende Werbepraktiken von Influencer:innen oder der Lebensmittelindustrie) durch Diskussionen (z. B. über „Wunderdiäten") weiter verbreitet. Die Botschaften solcher Diäten versprechen oft schnelle Erfolge bei minimalem Aufwand, bergen allerdings erhebliche Gesundheitsrisiken in sich (Segado Fernández et al., 2025, S. 373). Die zunehmende Verbreitung von Fehlinformationen (insbesondere im digitalen Raum) kann die Wirkung

von Gesundheitsbotschaften im Rahmen von Ernährungskampagnen erheblich schwächen.

- **(Digitale) Ungleichheit:** Nicht alle Bevölkerungsgruppen haben einen gleich guten Zugang zu digitalen Angeboten (z.B. ältere Menschen, Menschen mit niedrigem sozioökonomischem Status, Migrant:innen). Bekannt ist zudem, dass sozial benachteiligte Menschen über eine geringere ernährungsbezogene Gesundheitskompetenz verfügen und ihnen damit weniger Ressourcen zur Verfügung stehen, sich gesundheitsbewusst zu ernähren (Kolpatzik & Zaunbrecher, 2020, S. 13). Die Erreichung dieser Zielgruppe und ihre Akzeptanz sind somit eine zentrale Herausforderung ernährungsbezogener Gesundheitskampagnen, da bei ihnen das größte Präventionspotenzial aufgrund gesundheitsschädlicher Verhaltensweisen besteht und sie besonders stark von ernährungsbezogenen Erkrankungen betroffen sind.
- **Begrenzte Wirkungen von Gesundheitskampagnen:** Klassische Gesundheitskampagnen stoßen häufig an ihre Grenzen, wenn es darum geht, langfristige Verhaltensänderungen zu bewirken. Ein Grund dafür, dass Gesundheitskampagnen nicht wirksam sind, ist die psychologische Reaktanz. Eine Ablehnung präventiver Botschaften entsteht, wenn Menschen das Gefühl haben, in ihrer Entscheidungsfreiheit eingeschränkt zu werden, weil sie die Existenz einer dargestellten Gesundheitsbedrohung im Rahmen von Gesundheitskampagnen leugnen. Starke oder bevormundende Botschaften in Gesundheitskampagnen können Reaktanz auslösen und somit die angestrebte Verhaltensänderung verhindern und mitunter sogar das Gegenteil („boomerang-effect") bewirken (McGuire & Ball, 2022, S. 142; Sprengholz et al., 2023, S. 388).

6 Fazit und Implikationen für die Praxis

Ernährungsbezogene Kampagnen können einen wirksamen Beitrag zur Förderung einer gesunden Ernährungsweise leisten. In diesem Zusammenhang sollten die umfangreichen Erfahrungen vergangener Gesundheitskampagnen (z. B. COVID-Pandemie) berücksichtigt werden. Im Folgenden werden die Implikationen auf Basis der zentralen Herausforderungen des vorherigen Kapitels abgeleitet:

- **Maßnahmen gegen Informationsüberflutung und Vertrauensaufbau:** Da Menschen einer Vielzahl an Gesundheitsinformationen ausgesetzt sind, die häufig inkonsistent sind, sollten Kompetenzen vermittelt werden, um Informationen aus (ernährungsbezogenen) Gesundheitskampagnen als glaubwürdig einzustufen. Zudem sollte für die nachhaltige Wirkung ernährungsbezogener Gesundheitskampagnen auf Überforderung verzichtet, die Selbstwirksamkeit gestärkt und auf positive sowie motivierende Botschaften gesetzt werden. Kampagnen, die auf positive Emotionen wie Humor, Hoffnung, Stolz oder Dankbarkeit setzen und eher die positiven Aspekte der angestrebten präventiven Verhaltensänderung hervorheben, haben sich eher bewährt als solche, die nur Risiken des unerwünschten Verhaltens ins Visier nehmen (Reifegerste & Ort, 2024, S. 209–211).
- **Maßnahmen gegen Fehlinformationen:** Da Rezipienten zunehmend mit Fehlinformationen konfrontiert werden, ist der Einsatz einer durchdachten Kommunikationsstrategie bedeutend. Möglich sind Faktenchecks in Form verständlich aufbereiteter Richtigstellungen, proaktive Aufklärung durch evidenzbasierte Information sowie die Förderung der *„Health Literacy“* bzw. *„Nutrition Literacy“*, um verlässliche Gesundheitsinformationen erkennen, bewerten und anwenden zu können. Da sowohl Laien als auch Gesundheitsexpert:innen Fehlinformationen ausgesetzt sind, sollte die Kompetenzstärkung den kritisch-reflektiven Umgang mit Gesundheitsinformationen sowie die Entstehung von Gesundheitsmythen bzw. psychologischen Phänomenen (z. B. *„illusory truth effect“*) der menschlichen Wahrnehmungsverzerrung (schon in der Aus- und Weiterbildung) mit einbeziehen (Scherenberg & Eckert, 2023, S. 63–67). Zudem sollte ihre Präsenz in den sozialen Medien ausgebaut werden, um der Verbreitung falscher Narrative entgegenzuwirken

(Segado Fernández et al., 2025, S. 374) und die Wirkung öffentlicher Kampagnen zu erhöhen.

- **Maßnahmen zum Abbau von (digitalen) Ungleichheiten:** Da nicht alle Bevölkerungsgruppen einen gleich guten Zugang zu digitalen Angeboten haben, sollten Kampagnen einen mehrkanaligen Ansatz wählen, der massenmediale Offline-Medien, digitale Plattformen und gemeindebasierte Initiativen miteinander kombiniert und die Reichweite erhöht. Eine Mehrkanalstrategie gewährleistet, dass die Kampagne die Menschen dort erreicht, wo sie Informationen am ehesten wahrnehmen und umsetzen (Odongo, 2024, S. 65). Dies kann bspw. in der Nähe von Supermärkten, im Wohnumfeld oder in der Nähe relevanter gesundheitsbezogener Settings wie Schulen der Fall sein (Abu-Omar et al., 2021, S. 343). Dabei sollte darauf geachtet werden, dass die Inhalte barrierefrei sind, eine laienverständliche Sprache verwendet wird und die (kultursensible) Botschaften bzw. „sanften" Anstupser zur Verhaltensänderung („Nudges") bei Bedarf in andere Sprachen übersetzt werden. Um die Akzeptanz zu erhöhen, ist es essenziell, die Zielgruppe und bedeutende Interessensgruppe (ggf. auf lokaler Ebene) in den Prozess miteinzubeziehen und die Effektivität der Botschaften sowie deren Wirkung zu evaluieren (Odongo, 2024, S. 65; Peters et al., 2022, S. 550).
- **Maßnahmen zur Steigerung der Wirkung:** Da klassische Gesundheitskampagnen oft an ihre Grenzen stoßen und um die Wirksamkeit ernährungsbezogener Kampagnen zu steigern, sollten verhaltenswissenschaftliche Modelle (z. B. Health Belief Model, Theory of Planned Behavior) berücksichtigt werden. Sie bieten die Basis für das Verständnis psychologischer und sozialer Faktoren und ermöglichen es, wirksamere Botschaften zu entwickeln, die informativ, überzeugend und nachhaltig sind. Auch eine Zielgruppensegmentierung und die damit verbundene Anpassung der Botschaften kann sicherstellen, dass Inhalte relevant und ansprechend sind. Zielgerichtete Ansätze stellen sicher, dass die „richtigen" Botschaften die „richtigen" Menschen über die effektivsten Kanäle erreichen (z. B. junge Menschen über Social-Media-Influencer:innen; ältere Menschen über traditionelle Medien und gemeindebasierte Ansätze). Zudem können in Kampagnen interaktive digitale Inhalte (z. B. Social-Media-Challenges, Quizze, Serious-Games-Apps) integriert werden, die das Engagement steigern und ein Echtzeit-Feedback ermöglichen, um die Gesundheitsbotschaften zu festigen (Odongo, 2024, S. 65).

Autorin

Prof. Dr. Viviane Scherenberg
Fachbereich Public Health und Umweltgesundheit,
APOLLON Hochschule der Gesundheitswirtschaft, Bremen, Deutschland
E-Mail: viviane.scherenberg@apollon-hochschule.de

Literatur

Abril, E. P., & Dempsey, P. R. (2019). Outcomes of Healthy Eating Ad Campaigns: A Systematic Review. *Progress in cardiovascular diseases, 62*(1), 39–43. https://doi.org/10.1016/j.pcad.2018.12.008

Abu-Omar, K., Frahsa, A., & Till, M. (2021). Kampagnen in der Prävention und Gesundheitsförderung. In M. Tiemann & M. Mohokum (Hrsg.), *Prävention und Gesundheitsförderung* (S. 327–338). Wiesbaden: Springer.

Angelone, R. (2023). *Blogger- und Influencer-Marketing in der Praxis.* Wiesbaden: Springer Gabler.

Bell, R., Mieth, L., & Buchner, A. (2022). Coping with high advertising exposure: a source-monitoring perspective. *Cognitive research: principles and implications, 7*(1), 82. https://doi.org/10.1186/s41235-022-00433-2

Bonfadelli, H., & Friemel, T. N. (2020). *Kommunikationskampagnen im Gesundheitsbereich: Grundlagen und Anwendungen* (3. Auflage). Köln: Herbert von Halem Verlag. https://doi.org/10.1453/2020_9783744511506

Bonfadelli, H., & Pott, E. (2023). Gesundheitskampagnen und soziales Marketing. In F. W. Schwartz, U. Walter, J. Siegrist, P. Kolip, & R. Leidl (Hrsg.), *Public Health. Gesundheit und Gesundheitswesen* (S. 366–374). München: Elsevier. https://doi.org/10.5167/uzh-232736

Bundesministerium für Landwirtschaft, Ernährung und Heimat (BMLEH) (2025). *Nutri-Score.* https://www.bmel.de/DE/themen/ernaehrung/lebensmittel-kennzeichnung/freiwillige-angaben-und-label/nutri-score/nutri-score_node.html

Chan, L., O'Hara, B., Phongsavan, P., Bauman, A., & Freeman, B. (2020). Review of Evaluation Metrics Used in Digital and Traditional Tobacco Control Campaigns. *Journal of medical Internet research, 22*(8), e17432. https://doi.org/10.2196/17432

David Cornfield Melanoma Fund (2021). *Dear Dear 16-year-old Me.* https://dcmf.ca/dear-16-year-old-me/

Debbeler, L. J., Wahl, D. R., Villinger, K., & Renner, B. (2021). Die Bedeutung der Gesundheitskommunikation in der Prävention und Gesundheitsförderung. In

M. Tiemann, & M. Mohokum (eds), *Prävention und Gesundheitsförderung* (S. 251–261). Springer Reference Pflege – Therapie – Gesundheit. Berlin, Heidelberg: Springer. https://doi.org/10.1007/978-3-662-62426-5_13

Edeka (2017). EATKARUS – EDEKA Werbung #issso. YouTube. https://www.youtube.com/watch?v=To9COZq3KSo

Emilien, C., & Hollis, J. H. (2017). A brief review of salient factors influencing adult eating behaviour. *Nutrition Research Reviews, 30*(2), 233–246. https://doi.org/10.1017/S0954422417000099

Hesse, A. (2023). *Demarketing. Gezielte Nachfragereduzierung: Typologie und Wahrnehmung einer scheinbar unlogischen Bewegung.* Wiesbaden: Springer Gabler. https://doi.org/10.1007/978-3-658-41787-1

Kite, J., Chan, L., MacKay, K., Corbett, L., Reyes-Marcelino, G., Nguyen, B., Bellew, W., & Freeman, B. (2023). A Model of Social Media Effects in Public Health Communication Campaigns: Systematic Review. *Journal of medical Internet research, 25*, e46345. https://doi.org/10.2196/46345

Koelman, L., Huybrechts, I., Biesbroek, S., Van 't Veer, P., Schulze, M., & Aleksandrova, K. (2022). Dietary Choices Impact on Greenhouse Gas Emissions: Determinants and Correlates in a Sample of Adults from Eastern Germany. *Sustainability, 14*(7), 3854. https://doi.org/10.3390/su14073854

Kolpatzik, K., & Zaunbrecher, R. (Hrsg.) (2020). *Ernährungskompetenz in Deutschland.* Berlin: KomPart.

Kotler, P., Keller, K., & Opresnik, M. O. (2015). *Marketing-Management. Konzepte, Instrumente, Unternehmensfallstudien* (14. Auflage). Hallbergmoos: Pearson.

Kreutzer, R. T. (2018). *Social-Media-Marketing kompakt.* Wiesbaden: Springer Gabler.

Lee, J.-W. (2020). Self-efficacy mediating effect in health communication campaign. *Medico-Legal Update, 20*(1), 1716–1721. https://doi.org/10.37506/mlu.v20i1.622

Lewandowsky, S., Ecker, U. K., Seifert, C. M., Schwarz, N., & Cook, J. (2012). Misinformation and its correction: Continued influence and successful debiasing. *Psychological Science in the Public Interest, 13*(3), 106–131.

Lissens, M., Harff, D., & Schmuck, D. (2025). Responses to (Un)healthy advice: Processing and acceptance of health content creators' nutrition misinformation by youth. *Appetite, 206*, 107812. https://doi.org/10.1016/j.appet.2024.107812

McGuire, N. H., & Ball, H. (2022). Extending psychological reactance theory to include denial of threat and media sharing intentions as freedom restoration behavior. *Communication Research Reports, 39*(3), 136–146. https://doi.org/10.1080/08824096.2022.2058480

Myrick, J. G., & Oliver, M. B. (2015). Laughing and crying: Mixed emotions, compassion, and the effectiveness of a YouTube PSA about skin cancer. *Health Communication, 30*(8), 820–829. https://doi.org/10.1080/10410236.2013.845729

Odongo, M. (2024). Health Communication Campaigns and Their Impact on Public Health Behaviors. *Journal of Communication, 5*(2), 55–69. https://doi.org/10.47941/jcomm.1980

Peters, E., Boyd, P., Cameron, L. D., Contractor, N., Diefenbach, M. A., Fleszar-Pavlovic, S., Markowitz, E., Salas, R. N., & Stephens, K. K. (2022). Evidence-based recommendations for communicating the impacts of climate change on health. *Translational behavioral medicine, 12*(4), 543–553. https://doi.org/10.1093/tbm/ibac029

Reifegerste, D., & Ort, A. (2024). *Gesundheitskommunikation* (2. Auflage). Baden-Baden: Nomos.

Reiter, P. L., Katz, M. L., Bauermeister, J. A., Shoben, A. B., Paskett, E. D., & McRee, A. L. (2017). Recruiting Young Gay and Bisexual Men for a Human Papillomavirus Vaccination Intervention Through Social Media: The Effects of Advertisement Content. *JMIR public health and surveillance, 3*(2), e33. https://doi.org/10.2196/publichealth.7545

Schauer, R. (2015). *Öffentliche Betriebswirtschaftslehre – Public Management: Grundzüge betriebswirtschaftlichen Denkens und Handelns öffentlicher Einrichtungen* (3. Auflage). Wien: Linde.

Scherenberg, V. (2022). *Präventionsmarketing* (2. Auflage). München: UVK Verlag.

Scherenberg, V., & Eckert, V. (2023). Gesundheitsmythen – Falsche Überzeugung, nur ein Laienproblem?. *Monitor Versorgungsforschung* (01/23), 63–67. https://doi.org/10.24945/MVF.01.23.1866-0533.2479

Segado Fernández, S., Jiménez Gómez, B., Jiménez Hidalgo, P., Lozano-Estevan, M. D. C., & Herrera Peco, I. (2025). Disinformation about diet and nutrition on social networks: a review of the literature. Desinformación sobre dieta y nutrición en las redes sociales: revisión de la literatura. *Nutricion hospitalaria, 42*(2), 366–375. https://doi.org/10.20960/nh.05533

Sprengholz, P., Tannert, S., & Betsch, C. (2023). Explaining Boomerang Effects in Persuasive Health Communication: How Psychological Reactance to Healthy Eating Messages Elevates Attention to Unhealthy Food. *Journal of health communication, 28*(6), 384–390. https://doi.org/10.1080/10810730.2023.2217098

Tjaden, J., & Haarmann, E. (2022). *Promoting COVID-19 vaccination uptake among migrant communities on social media – Evidence from Germany.* Potsdam, Berlin: University of Potsdam and International Organization for Migration.

Wiedmann, K.-P., & Raffée, H. (1995). Konzeptionelle Grundlagen und Gestaltungsperspektiven des Social Marketing. *Marktforschung & Management, 39*(1), 4–9.

Teil 5 · Nachhaltigkeit und politische Strategien in der Ernährung

Kapitel 12 | Globale Einflüsse: Nachhaltigkeit, Globalisierung und Klimawandel im Ernährungssystem

Anna Umnig und Silke Lichtenstein

Zusammenfassung | Nachhaltige Ernährungssysteme gelten als Schlüsselkomponente für die Erreichung der SDG (Sustainable Development Goals) der Agenda 2030 sowie für die Einhaltung planetarer Grenzen. Aufbauend auf den Konzepten One Health und Planetary Health analysiert das Kapitel die komplexen Wechselwirkungen zwischen Ernährungssystemen und globaler Gesundheit. Es werden Dynamiken globalisierter Ernährungssysteme sowie Zusammenhänge mit Herausforderungen wie Klimawandel, Hunger und Mangelernährung beleuchtet. Nachhaltige Ernährungssysteme berücksichtigen demnach ökologische, ökonomische und soziale Dimensionen der Nachhaltigkeit. In diesem Kontext werden globale und nationale Konzepte und Strategien, etwa das Konzept der EAT-Lancet-Kommission sowie die Deutsche Nachhaltigkeitsstrategie, hinsichtlich ihrer Zielsetzungen und Handlungsfelder vorgestellt. Daraus lassen sich Handlungsfelder zur Transformation hin zu nachhaltigen Ernährungssystemen ableiten.

Schlüsselwörter | Ernährungssysteme, nachhaltige Entwicklung, Planetary Boundaries, Sustainable Development Goals (SDG), systemisch

1 Einleitung

1.1 Relevanz der Ernährungssysteme im Public-Health-Kontext

Im Sinne eines umfassenden Verständnisses der Public Health Nutrition, das auf inter- und multidisziplinäre Ansätze zur Förderung der Gesundheit einer Gesellschaft setzt, rücken Ernährungssysteme zunehmend in den Fokus wissenschaftlicher und politischer Aufmerksamkeit. Sie beeinflussen wesentlich den Zugang zu Lebensmitteln, die Nährstoffversorgung sowie den Umgang mit natürlichen Ressourcen. Vor diesem Hintergrund gilt die Entwicklung von nachhaltigen Ernährungssystemen, die widerstandsfähig und ökologisch tragfähig sind, als zentrale Voraussetzung für gesundheitsförderliche Lebenswelten (FAO, 2018, S. 1–4; Hughes & Somerset, 1997, S. 41).

1.2 Zentrale Begriffe und Konzepte

Die Transformation hin zu nachhaltigen Ernährungssystemen basiert auf dem Leitbegriff der **nachhaltigen Entwicklung**. Dieser wird im Brundtland-Bericht als eine Entwicklung bezeichnet, die darauf ausgelegt ist, die derzeitigen Bedürfnisse zu befriedigen, ohne die Lebensgrundlagen zukünftiger Generationen zu beeinträchtigen. Nachhaltige Entwicklung wird dabei als ein umfassender Veränderungsprozess verstanden, in dem Nutzung von Ressourcen, Investitionen, technologische Fortschritte und institutionelle Strukturen so gestaltet werden, dass sie langfristig dazu beitragen, menschliche Bedürfnisse in Gegenwart und Zukunft zu sichern (Hauff, 1987, S. 43). In Anlehnung daran wird im Drei-Säulen-Modell Nachhaltigkeit als komplexes Zusammenwirken von Ökologie, Ökonomie und Sozialem betrachtet (Deutscher Bundestag, 1998, S. 17; WBAE, 2020, S. 15–16).

One Health (eine Gesundheit) erkennt als integratives Konzept die enge Verbindung zwischen der Gesundheit von Menschen, Tieren und ihrer Umwelt an (OHHLEP, 2021, S. 13). Das Konzept berücksichtigt Gesundheit und Nachhaltigkeit der natürlichen Ressourcen, von denen alle Lebewesen abhängig sind (FAO et al., 2023, S. 4). Es werden Fachbereiche wie Public Health, Human- und Veterinärmedizin sowie Umwelt zur sektorenübergreifenden Zusammenarbeit, etwa in den Bereichen Landwirtschaft, Gesundheitswesen sowie in der Gestaltung der Lebensumwelten, mobilisiert (OHHLEP, 2021, S. 9, 17). Ein Schwerpunkt der One-Health-Aktivitäten liegt auf der Prävention und Bekämpfung von Zoonosen, die Epidemien und Pandemien auslösen und durch den Umgang des Menschen mit der Umwelt, wie etwa durch intensive Tierhaltung, begünstigt werden. Weitere Schwerpunkte sind Lebensmittelsicherheit und Antibiotikaresistenzen (OHHLEP, 2021, S. 6).

Aufbauend auf dem Verständnis des komplexen Zusammenspiels betont das Konzept der Planetary Health (planetare Gesundheit) auf systemischer, globaler Ebene die enge Wechselbeziehung zwischen der Gesundheit von Individuen und Gesellschaften sowie dem Zustand der natürlichen Umwelt (→ Abb. 12.1). Es zielt darauf ab, den höchstmöglichen Standard an Gesundheit, Wohlbefinden und globaler Gerechtigkeit zu erreichen – im Einklang mit den natürlichen Systemen der Erde und deren planetaren Grenzen, innerhalb derer menschliches Leben dauerhaft möglich ist (Whitmee et al., 2015, S. 1978).

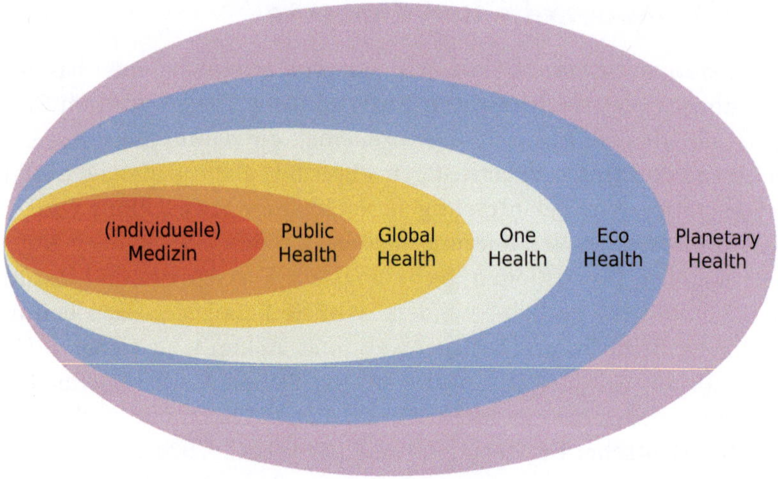

Abb. 12.1: Einordnung der Konzepte Planetary Health und One Health (eigene Darstellung nach Doyle et al., 2020, S. 67–68)

1.3 Globale Zielstrukturen

Die Konzepte Planetary Health und One Health sind eingebettet in umfassende globale Zielstrukturen. So verabschiedeten im Pariser Abkommen 2015 die 193 Mitgliedstaaten der United Nations (UN) die Agenda 2030 für nachhaltige Entwicklung. Die Agenda basiert auf den Prinzipien der sozialen Gerechtigkeit, darunter Armuts- und Hungerbekämpfung, des Schutzes natürlicher Lebensgrundlagen, darunter Biodiversität und Klima, des gerechten Wirtschaftens, der friedlichen Gesellschaften und der internationalen Kooperationen. Besonders hervorgehoben wird die aktive und selbstbestimmte Teilhabe aller Menschen. Die Agenda 2030 definiert 17 SDG (Ziele für nachhaltige Entwicklung) als universeller Maßstab für politische und gesellschaftliche Entscheidungen auf globaler, nationaler und lokaler Ebene (BMZ, 2023; United Nations, 2015). Zur Umsetzung wurden für jedes SDG Unterziele definiert (United Nations, 2023). Das Wedding-Cake-Modell (Hochzeitstorten-Modell) der SDG verdeutlicht, dass gesellschaftlicher Wohlstand und wirtschaftliche Entwicklung auf funktionierenden natürlichen Lebensgrundlagen beruhen (⟶ Abb. 12.2) (Stockholm Resilience Centre, 2016).

Aktuelle Bewertungen zeigen, dass rund 85 % der Unterziele voraussichtlich nicht erreicht werden.[9] Globale Krisen – etwa die COVID-19-Pandemie sowie geopolitische Konflikte – erschweren die Zielerreichung erheblich (United Nations, 2023, S. 8–11). SDG 2 verdeutlicht diese Entwicklung: Trotz des Ziels, bis 2030 den Hunger weltweit zu beenden und den Zugang zu ausreichender und nährstoffreicher Nahrung für alle sicherzustellen, ist die Zahl an Hungernden und von Mangelernährung betroffenen Menschen seit 2019 weiter gestiegen (Stand: 2023) (UN, 2023, S. 15; UN, 2025). Die Planetary Boundaries (planetare Grenzen) in ⟶ Abb. 12.3 verdeutlichen die zunehmenden Risiken durch menschliche Einflüsse auf neun zentrale Prozesse des planetaren Systems, die die Stabilität und **Resilienz**[10] regulieren (Richardson et al., 2023, S. 1–2). Sie definieren sichere Belastungsgrenzen,

---

9 Aktueller Stand zur Umsetzung der SDG verfügbar unter https://sdgs.un.org/goals sowie unter https://dashboards.sdgindex.org/rankings

10 Die FAO versteht Resilienz als „die Fähigkeit, Katastrophen und Krisen zu verhindern sowie diese rechtzeitig, effizient und nachhaltig zu antizipieren, abzufedern, zu bewältigen oder sich davon zu erholen. Dazu gehört auch der Schutz, die Wiederherstellung und die Verbesserung von Lebensgrundlagen angesichts von Bedrohungen, die sich auf die Landwirtschaft, die Ernährung, die Ernährungssicherung und die Lebensmittelsicherheit auswirken“ (FAO, 2013).

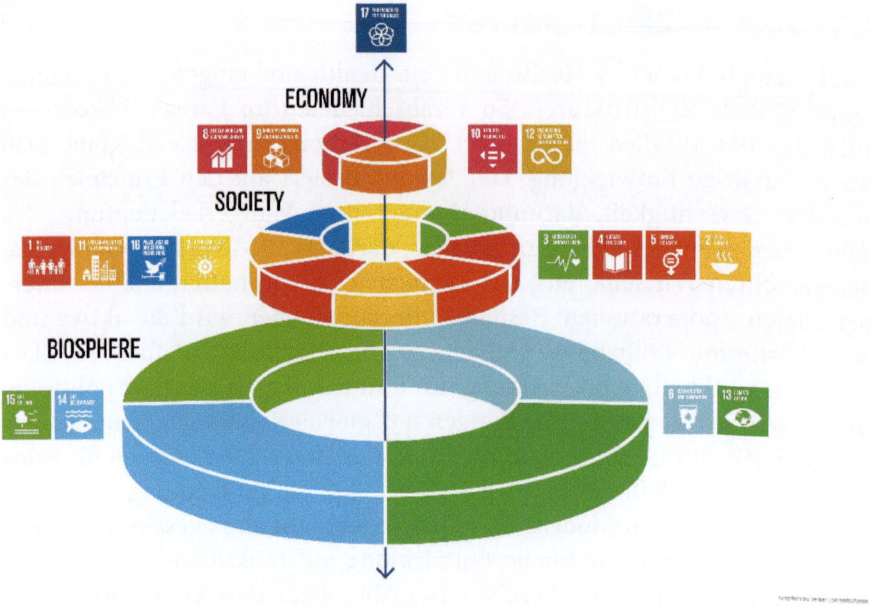

Abb. 12.2: Wedding Cake-Modell der 17 SDG. Credit: Azote for Stockholm Resilience Centre, Stockholm University CC BY-ND 3.0 (Stockholm Resilience Centre, 2016)

wobei bereits sieben dieser Grenzen überschritten wurden (Kitzmann et al., 2025, S. 27). Aufgrund ihrer wechselseitigen Abhängigkeiten, etwa zwischen Klimawandel, Integrität der Biosphäre und Nährstoffkreisläufen, ist die Einhaltung aller Grenzen entscheidend für einen sicheren Handlungsspielraum (Richardson et al., 2023, S. 2–3).

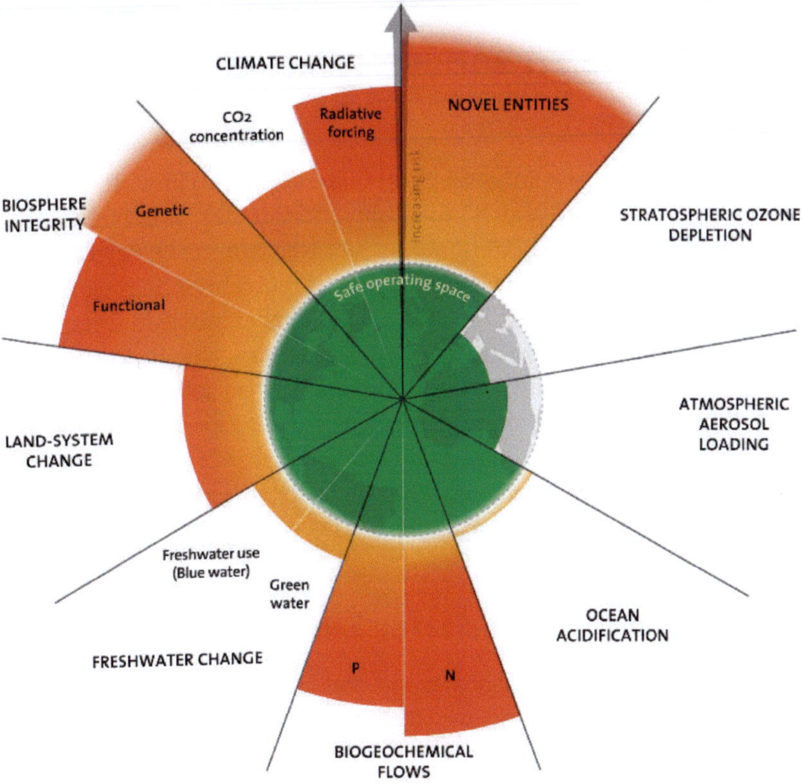

Abb. 12.3: The 2025 update to the Planetary boundaries. Licensed under CC BY-NC-ND 3.0. Credit: "Azote for Stockholm Resilience Centre, based on analysis in Sakschewski and Caesar et al. 2025"

2 Globalisierte Ernährungssysteme

2.1 Ernährungssystem

Ein Ernährungssystem beinhaltet alle Elemente (z. B. Umwelt, Menschen, Prozesse, Institutionen) und Aktivitäten entlang der **Wertschöpfungskette**[11]: von der Primärproduktion über Verarbeitung und Vertrieb bis hin zum Verbrauch sowie deren Auswirkungen, einschließlich ökologischer und sozial-ökonomischer (HLPE, 2014, S. 29). Dabei hat jede Entscheidung von Akteuren Einfluss auf die Ernährungsumgebung wie die Verfügbarkeit, den Zugang sowie die Nutzung und Qualität eines Lebensmittels (HLPE, 2014, S. 24). Ernährungssysteme lassen sich auf globaler, nationaler und lokaler Ebene betrachten. Letztere zeichnen sich durch standortspezifische Merkmale aus, geprägt von kulturellen, wirtschaftlichen und natürlichen Gegebenheiten (von Braun et al., 2023, S. 11).

2.2 Dynamiken globalisierter Ernährungssysteme

Bevölkerungswachstum, Globalisierung und Handelspolitik prägten in den vergangenen Jahrzehnten die weltweiten Ernährungssysteme. Im Fokus standen die Steigerung landwirtschaftlicher Erträge sowie die Senkung von Produktionskosten, unter anderem durch technologische Innovationen, wie Hochertragssorten. Ziel war es, den Hunger zu reduzieren und die Ernährungssicherung zu verbessern – was in einigen Weltregionen erreicht wurde (IAASTD, 2009, S. 50; Pingali, 2012, S. 12302–12303). Es entstanden zunehmend globalisierte und spezialisierte Wertschöpfungsketten. Im Zuge dessen wurden wenige, intensiv kultivierte Getreidesorten wie Reis, Weizen, Mais an die Bedingungen in Entwicklungsländern angepasst (Pingali, 2012, S. 12302; Spielman & Pandya-Lorch, 2010, S. 67–68). Dadurch ging der Anbau einheimischer Sorten wie z. B. Hirse oder indigene Reissorten in Indien zurück. Dies führte zum Verlust und teilweisen Aussterben dieser lokalen Kulturpflanzen (DES, 2014). Darüber hinaus kam es zu einer Ent-

11 Die Wertschöpfungskette umfasst sämtliche Aktivitäten und Akteur:innen, die Lebensmittel von Produktion über Lagerung und Vertrieb, Verarbeitung und Verpackung, Einzelhandel und Märkte bis hin zum Verbrauch und Entsorgung ihrer Abfälle durchlaufen (Hawkes & Ruel, 2012, S. 74; HLPE, 2017, S. 24; Porter & Millar, 1985).

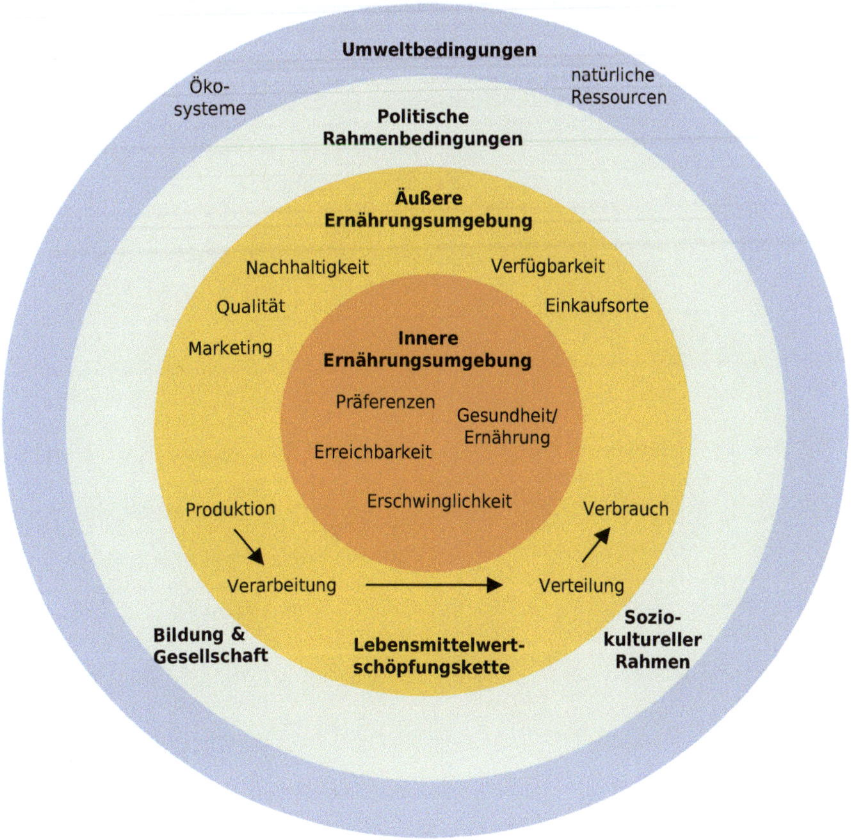

Abb. 12.4: Ernährungssystem (eigene Darstellung nach FAO, 2018, S. 3; HLPE, 2017, S. 23-35; Weible & Schott, 2023)

koppelung und Entfremdung von Produktion und Konsum (Clapp, 2014, S. 799–800; Hirschfelder, 2012, S. 162). Unterdessen zeigte sich weltweit eine Vereinheitlichung des Konsums (Katalyse Institut, 2011, S. 9–10).

2.3 Herausforderungen globalisierter Ernährungssysteme

Aus den beschriebenen Dynamiken ergeben sich miteinander zusammenhängende Herausforderungen der Ernährungssysteme. Sie sind exemplarisch in → Abb. 12.5 dargestellt.

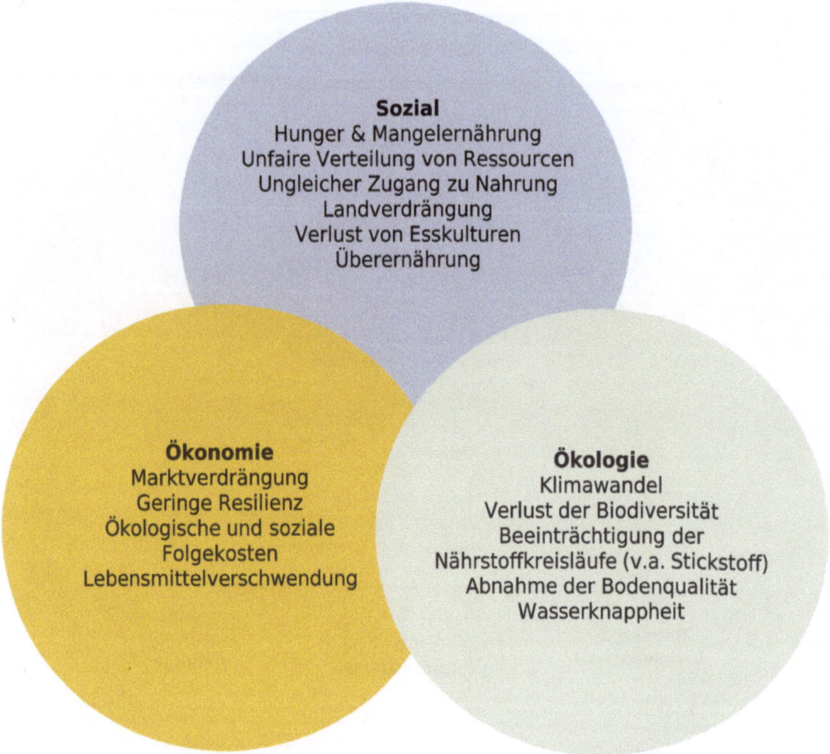

Abb. 12.5: Herausforderungen globalisierter Ernährungssysteme (eigene Darstellung nach FAO, 2018; IPCC, 2019; Richardson et al., 2023; von Koerber et al., 2020)

Eine der vordringlichsten globalen Problemlagen sind **Hunger** und **Mangelernährung** – die FAO schätzte die Zahl an hungernden Menschen weltweit auf 638 bis 720 Millionen (Stand: 2024). Konflikte und Extremwetterereignisse verschärfen Hunger und Mangelernährung (FAO et al., 2025, S. 3–4). Als Folgen des **Klimawandels** führen Extremwetterereignisse wie Überschwemmungen und Dürren zu Ernteausfällen, die wiederum Konflikte verursachen und die Ernährungssicherung beeinträchtigen (EEA, 2024, S. 8–12; FAO et al., 2025, S. 3–4).

Anthropogene Treibhausgase gelten als Treiber des Klimawandels – die Landwirtschaft ist hierbei für rund 21–37 % der globalen Emissionen verantwortlich (IPCC, 2019, S. 10; IPCC, 2021, S. 14). Klimawandel und Landwirtschaft tragen zudem zur Überschreitung weiterer Planetary Boundaries bei, insbesondere der Grenze zur Integrität der Biosphäre infolge des Verlusts an Biodiversität. Etwa 25 % der bekannten Pflanzen- und Tierarten gelten als bedroht (IPBES, 2019, S. 11–12). Die biologische Vielfalt trägt neben der wärmeregulierenden Funktion wesentlich zur Erzeugung von Nahrungsmitteln bei. Sie steht außerdem im direkten Zusammenhang mit einer gesunden Ernährung und beeinflusst somit das menschliche Wohlergehen (Willett et al., 2019, S. 467).

2.4 Nachhaltige Ernährungssysteme

Nach der Definition der FAO gewährleistet ein nachhaltiges Ernährungssystem die Versorgung aller Menschen mit ausreichender bedarfsgerechter Nahrung unter Erhalt der ökologischen, sozialen und wirtschaftlichen Grundlagen für die Ernährungssicherung zukünftiger Generationen. Darüber hinaus soll ein solches System produktiv und krisenresilient sein, benachteiligte Bevölkerungsgruppen besonders berücksichtigen, umweltverträglich sein sowie eine gesunde und nährstoffreiche Ernährung fördern (FAO, 2018, S. 1). Daraus lassen sich multiple Wirkungsbereiche nachhaltiger Ernährungssysteme ableiten. Eine pflanzenbetonte Ernährung wirkt beispielsweise als Hebel: Sie senkt Treibhausgasemissionen und verringert Veredelungsverluste, sodass mehr pflanzliche Lebensmittel direkt für den menschlichen Verzehr verfügbar werden und somit die globale Verteilung von Lebensmitteln verbessert wird (von Koerber, 2014, S. 262–263; WBAE, 2020, S. 170, 342, 655; Willett et al., 2019, S. 471). → Abb. 12.6 veranschaulicht ausgewählte Effekte nachhaltiger Ernährungssysteme.

Um die Potenziale nachhaltiger Ernährungssysteme auszuschöpfen, bedarf es sektorübergreifender Strategien auf globaler, nationaler und lokaler Ebene – einschließlich der Beteiligung aller Akteure im Ernährungssystem (FAO, 2018, S. 2–4; Willett et al., 2019, S. 476–480).

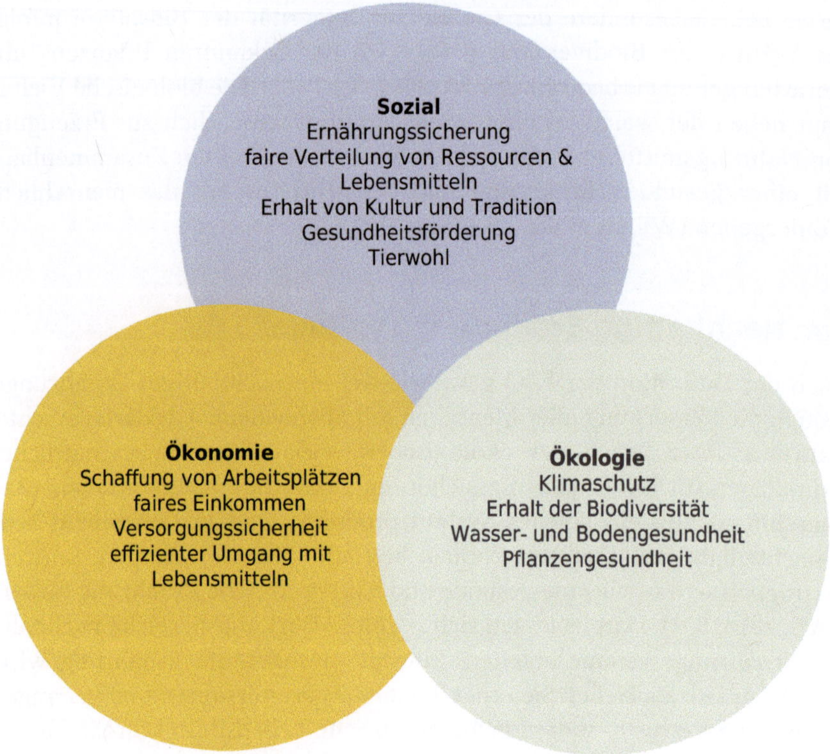

Abb. 12.6: Potenziale nachhaltiger Ernährungssysteme (eigene Darstellung nach FAO, 2018; von Braun et al., 2023; von Koerber, 2014)

3 Konzepte und Strategien auf internationaler Ebene

Konzept der EAT-Lancet-Kommission

Die EAT-Lancet-Kommission stellt im Report „Food in the Anthropocene: the EAT–Lancet Commission on healthy diets from sustainable food systems“ ein wissenschaftlich fundiertes Konzept zur Ernährung der steigenden Weltbevölkerung im Jahr 2050 vor, bei gleichzeitiger Einhaltung planetarer Grenzen (Willett et al., 2019, S. 447, 451–452). Im Mittelpunkt stehen eine veränderte Ernährungsweise, eine Verbesserung der Lebensmittelproduktion sowie eine deutliche Reduzierung von Lebensmittelabfällen (Willett et al., 2019, S. 470).[12] Zentrales Element des Konzepts ist die **Planetary Health Diet** (Ernährung für planetare Gesundheit) – ein evidenzbasierter Referenzrahmen (Willett et al., 2019, S. 447–448). Die Planetary Health Diet ist an besondere Bedarfe gebunden, etwa an die jeweilige Altersgruppe sowie an kulturelle Gewohnheiten wie traditionelle Küchen (Willett et al., 2019, S. 453, 459). Sie stellt eine ausgewogene Nährstoffversorgung durch eine vorwiegend pflanzliche Ernährung sicher, bei der tierische Produkte weniger als 15 % der täglichen Energiezufuhr ausmachen (Rockström et al., 2025, S. 1632–1636; Willett et al., 2019, S. 448, 451). Oft wird das Konzept auf die darin enthaltene Planetary Health Diet verkürzt, tatsächlich formuliert die Kommission gleichzeitig auch Lösungsansätze für eine nachhaltige Lebensmittelproduktion sowie für die Entwicklung gerechter Ernährungssysteme (→ Tab. 12.1).

---

12 Der aktuelle Report „The EAT-Lancet Commission on healthy, sustainable, and just food systems“ hebt darüber hinaus die Relevanz gerechter Ernährungsysteme durch eine faire Verteilung von Chancen und Ressourcen hervor (Rockström et al., 2025, S. 1625–1627).

Lösungsansätze und daraus abgeleitete Maßnahmen
1. Förderung der Planetary Health Diet
• Zugang, Verfügbarkeit und Erschwinglichkeit gesunder und nachhaltiger Lebensmittel durch gesundheitsförderliche Ernährungsumgebungen und finanzielle Anreize verbessern • Kaufkraft einkommensschwacher Haushalte u. a. durch gesundheitsförderliche Schulverpflegung, öffentliche Verteilsysteme wie Tafeln und existenzsichernde Löhne stärken
2. Schutz und Förderung traditioneller, gesundheitsförderlicher Ernährung
• Traditionelle Esskulturen bei der Entwicklung nationaler Ernährungsempfehlungen und Maßnahmen zur Ernährungsbildung berücksichtigen • Lokale Märkte unterstützen, um Angebot und Nachfrage regionaler, gesundheitsförderlicher Lebensmittel zu erhöhen
3. Nachhaltige Intensivierung der Landwirtschaft
• Zugang zu Land und Meer, Bildung und Beratung für Erzeugende sicherstellen • In Forschung zur Optimierung der Erträge sowie zur regionalen Anpassungsfähigkeit gesundheitsförderlicher Lebensmittel investieren
4. Begrenzung der Ausweitung landwirtschaftlicher Flächen auf intakte Ökosysteme
• Lokale Gemeinschaften, insbesondere indigene Völker, in die nachhaltige Bewirtschaftung der Ökosysteme, z. B. von Land und Wasser, einbinden
5. Lebensmittelabfälle reduzieren
• Kreislaufwirtschaft und Innovationen, u. a. zur optimierten Kühlung und Lagerung, entlang der Wertschöpfungskette fördern • Bildung der Konsumierenden zur Lebensmittelwertschätzung, u. a. zu Einkaufsplanung und Verwertung von Speiseresten
6. Menschenwürdige Arbeit sichern
• Faire Löhne für Beschäftigte in Ernährungssystemen gewährleisten • Gleichstellung der Geschlechter in allen Bereichen der Ernährungssysteme umsetzen
7. Mitbestimmung und Repräsentation stärken
• Konsumierende durch partizipative Gremien, wie z. B. Ernährungsräte, vertreten • Marginalisierte Gruppen und Gewerkschaften in politische Entscheidungen einbeziehen

8. Marginalisierte Gruppen schützen und unterstützen
• soziale Sicherungssysteme für vulnerable Gruppen, wie Menschen mit geringem Einkommen, ausbauen • Gesundheitsförderliche, nachhaltige Mahlzeiten in öffentlichen Einrichtungen bereitstellen • Menschenrechte in Krisengebieten schützen

Tab. 12.1: Globale Lösungsansätze zur Transformation hin zu nachhaltigen Ernährungssystemen nach der EAT-Lancet-Kommission (Rockström et al., 2025, S. 1671–1677)

Programm „ESD for 2030“ („Education for Sustainable Development“) („BNE 2030“ – „Bildung für nachhaltige Entwicklung“)

Die Vereinten Nationen betrachten **Bildung** als Schlüssel individueller Handlungsfähigkeit und kollektiver Transformation (Vereinte Nationen, 2024). Eine umfassende Bildung bildet daher die Grundlage der Transformation hin zu nachhaltigen Ernährungssystemen. Entsprechend betonen aktuelle Überlegungen im Hinblick auf die gesamtgesellschaftliche Tragfähigkeit die Bedeutung einer kompetenzorientierten Bildung: Sie ist notwendig, um Ernährungssysteme kritisch zu reflektieren, an gesellschaftlichen Diskursen teilzunehmen und Ernährungsumgebungen aktiv mitzugestalten – etwa in der Gemeinschaftsverpflegung oder im kommunalen Raum (Bartsch et al., 2024, S. 5; WBGU, 2023, S. 98–100). Diese Anforderungen greift das globale Bildungsprogramm „ESD for 2030“ gezielt auf. Es wurde von der UNESCO entwickelt und zielt auf eine ganzheitliche, **transformative Bildung**[13] ab (UNESCO, 2021, S. 8; 14). Das Programm „ESD for 2030“ formuliert klare Handlungsfelder, darunter die politische Verankerung von Bildung für nachhaltige Entwicklung, die Kompetenzentwicklung von Lehrenden und Multiplikator:innen sowie die strukturelle Transformation von Lernumgebungen nach dem Whole Institution Approach (ganzheitlicher BNE-Ansatz). Letzterer versteht auch Organisation, Verwaltung und Betrieb als Orte nachhaltiger Praxis (UNESCO, 2021, S. 23–34). Zentral ist dabei das Ziel,

13 Transformative Bildung vermittelt Wissen und Kompetenzen, die ein Bewusstsein für Handlungsoptionen und Lösungsansätze schaffen, z. B. zu nachhaltiger Ernährung. Relevante Bildungsinhalte beziehen sich u. a. auf Innovationen, deren transformative Wirkung bereits nachweisbar oder von denen ein solcher Wandel zu erwarten ist (WBGU, 2011, S. 374).

Lernende zu befähigen, globale Herausforderungen zu verstehen und aktiv an deren Lösung mitzuwirken – auch mit Blick auf Ernährungssysteme (UNESCO, 2021, S. 14). Nach dem BMBFSFJ (Bundesministerium für Bildung, Familie, Senioren, Frauen und Jugend), dem nationalen Träger des Programms „ESD for 2030", soll Bildung neben Wissensvermittlung auch durch partizipative Lernformate, kritisches Denken und verantwortliches Handeln zur aktiven Gestaltung nachhaltigerer Ernährungssysteme beitragen (BMBFSFJ, o. J.).

EU-Strategie „Vom Hof auf den Tisch"

Im Rahmen des Europäischen **Green Deal**[14] (der (Europäische) Grüne Deal) wurde die EU-Strategie „Vom Hof auf den Tisch" entwickelt (Europäische Kommission, 2019, S. 11–12). Ziel dieser Strategie ist eine umfassende nachhaltige Entwicklung des Ernährungssystems der Europäischen Union im Sinne der SDG und der angestrebten Klimaneutralität bis 2050 (Europäische Kommission, 2020, S. 2–4). Konkrete Zielsetzungen und Maßnahmen sind im Strategiepapier der Europäischen Kommission dargelegt (siehe Europäische Kommission, 2020).

14 Der Green Deal ist ein Maßnahmenpaket der Europäischen Kommission mit dem Ziel, bis 2050 Klimaneutralität in Europa zu erreichen. Bis 2030 soll der Ausstoß von Treibhausgasen bereits um 55 % gesenkt werden (Europäische Kommission, 2025).

4 Konzepte und Strategien auf nationaler Ebene

Deutsche Nachhaltigkeitsstrategie

Die Deutsche Nachhaltigkeitsstrategie (DNS) greift die SDG der Agenda 2030 auf und bildet den Referenzrahmen für Nachhaltigkeitspolitik innerhalb Deutschlands (Bundesregierung, 2016, S. 15). Die Weiterentwicklung der Strategie „Transformation gemeinsam gerecht gestalten“ aus dem Jahr 2025 benennt sechs Transformationsbereiche und hebt deren notwendige ressortübergreifende Zusammenarbeit in der Politik hervor (Bundesregierung, 2025, S. 17, 30). Ein besonderer Fokus liegt auf der stärkeren Berücksichtigung der sozialen Dimension der Nachhaltigkeit: So sollen die Wissenschaftsplattform Nachhaltigkeit 2030 sowie weitere Instrumente die gesellschaftliche Teilhabe stärken (Bundesregierung, 2025, S. 8, 121). Ergänzend wird eine engere Verzahnung auf internationaler, Bundes-, Landes- und kommunaler Ebene sowie eine kontinuierliche Fortschrittskontrolle, messbar anhand von **Schlüsselindikatoren**[15], angestrebt (Bundesregierung, 2025, S. 17, 113–116).

Der Transformationsbereich „Nachhaltige Agrar- und Ernährungssysteme“ zielt auf die Sicherung einer gesunden und ausreichend verfügbaren Ernährung im Sinne des One-Health-Ansatzes zum Schutz von Umwelt und Tier (Bundesregierung, 2025, S. 86). Zur Umsetzung dieses Ziels entwickelte das BMLEH (Bundesministerium für Landwirtschaft, Ernährung und Heimat, ehemals BMEL) die Deutsche Ernährungsstrategie[16] (BMEL, 2024, S. 13). Eine zentrale Maßnahme, die auch in der DNS aufgegriffen wird, ist die Erhöhung des Bio-Anteils in der Außer-Haus-Verpflegung auf mindestens 30 % bis spätestens 2030 (Bundesregierung, 2025, S. 93–94). Gleichzeitig soll der Umwelt- und Klimaschutz durch eine nachhaltige Produktionsweise gestärkt werden – etwa durch Humusaufbau in Böden, naturnahe Wasserhaushalte sowie bedarfsgerechte Landwirtschaft

---

15 Die Schlüsselindikatoren in der DNS sind meistens mit quantifizierten Zielen verbunden. Zu jedem der 17 SDG wird mindestens ein indikatorengestütztes Ziel definiert (Bundesregierung, 2016, S. 12, 34). Siehe aktuelle Auswertung zur Zielerreichung der Schlüsselindikatoren, verfügbar unter dns-indikatoren.de

16 Siehe Deutsche Ernährungsstrategie, verfügbar unter https://www.bmleh.de/DE/themen/ernaehrung/ernaehrungsstrategie/ernaehrungsstrategie.html

zur Förderung der biologischen Vielfalt[17] (Bundesregierung, 2025, S. 88). Synergetisch wirkende Maßnahmen wurden bereits umgesetzt, etwa im Ausbau der ökologischen Landwirtschaft, im Anbau von Leguminosen sowie in der Reduktion von Treibhausgasemissionen in der Tierhaltung (Bundesregierung, 2025, S. 90–92). Ergänzend werden der Schutz und die klimaresiliente Entwicklung der Wälder sowie die wirtschaftliche Stärkung von Landwirt:innen angestrebt – durch gesicherte Einkommen sowie tragfähige, regionale Wertschöpfungsketten (Bundesregierung, 2025, S. 89).

Eiweißpflanzenstrategie

Die Eiweißpflanzenstrategie[18] des BMLEH zielt darauf ab, die Nutzung heimischer Leguminosen wie Erbse, Ackerbohne oder Lupine zu stärken. Damit sollen bestehende Wettbewerbsnachteile dieser Kulturen abgebaut, Forschungslücken geschlossen und regionale Wertschöpfungsketten aufgebaut werden (BMEL 2020, S. 4–5). Zur Agrarförderung sieht die EU im Rahmen der Gemeinsamen Agrarpolitik unter anderem das Förderprogramm „Vielfältige Kulturen im Ackerbau“ vor, das den Anbau von mindestens fünf Hauptfruchtarten inklusive eines Anteils an Leguminosen von mindestens 10 % je Betrieb unterstützt (BMEL, 2020, S. 10–11). Zur Förderung von Wissenstransfer und Beratung wurden Demonstrationsnetzwerke, etwa zu Soja und Lupine, eingerichtet. Außerdem verständigten sich über 30 Beteiligte im Dialogforum „Nachhaltigere Eiweißfuttermittel“ auf die Förderung heimischer Leguminosen in der Fütterung sowie den verstärkten Einsatz von zertifiziert nachhaltigem Soja (BMEL, 2020, S. 12–13). Begleitet von entsprechenden Fördermaßnahmen sind die Anbauflächen und Erntemengen von Hülsenfrüchten in Deutschland angestiegen, insbesondere bei Erbsen, Ackerbohnen, Süßlupinen und Sojabohnen (Statistisches Bundesamt, 2025). Darüber hinaus geht der erhöhte Verzehr von Leguminosen mit positiven gesundheitlichen Effekten einher, nicht zuletzt, weil sie als hochwertige pflanzliche Proteinquelle tierische Produkte ersetzen können (Boeing & Schwingshackl, 2016, S. 293; WBAE, 2020, S. 344–345). Die Eiweißpflanzen-

---

17 Siehe Nationale Strategie zur Biologischen Vielfalt (BNS), verfügbar unter https://www.bundesumweltministerium.de/download/die-nationale-strategie-zur-biologischen-vielfalt-2030-nbs-2030

18 Siehe Eiweißpflanzenstrategie, verfügbar unter https://www.bmleh.de/DE/themen/landwirtschaft/pflanzenbau/ackerbau/eiweisspflanzenstrategie.html#doc10544bodyText1

strategie zeigt somit, wie Gesundheit mit ökologischen, ökonomischen und sozialen Zielen der Nachhaltigkeit sinnvoll miteinander verknüpft werden.

Initiativen „BioBitte“ und „Bio kann jeder“

Die „Bio-Strategie 2030“[19] benennt im Handlungsfeld Ernährung und Gesellschaft als Maßnahme die Erhöhung des Anteils von Bio-Lebensmitteln in der Gemeinschaftsverpflegung (BMEL, 2023, S. 57–59). In diesem Kontext unterstützt die Initiative „BioBitte“ Kommunen und öffentliche Einrichtungen, etwa Kantinen und Krankenhäuser, dabei, vermehrt ökologisch erzeugte Lebensmittel in die Speisepläne zu integrieren (BMEL, 2023, S. 59–60). Die Initiative „BioBitte“ stellt hierzu Unterstützungsangebote bereit, darunter Leitfäden, Best-Practice-Beispiele sowie Beratung zum Umstellungsprozess, z. B. zum wirtschaftlichen Einsatz der Bio-Lebensmittel (BLE, 2025). Ergänzend richtet sich die Initiative „Bio kann jeder“ mit praxisorientierten Workshops an die für Verpflegung Verantwortlichen in Kitas und Schulen (BMEL, 2023, S. 61).

19 Siehe Bio-Strategie, verfügbar unter https://www.bmleh.de/DE/themen/landwirtschaft/oekologischer-landbau/bio-strategie-2030.html

5 Fazit und Implikationen für die Praxis

Nachhaltige Ernährungssysteme und globale Gesundheit stehen im direkten Zusammenhang. Diese Ernährungssysteme berücksichtigen die ökologische, soziale und ökonomische Dimension der Nachhaltigkeit. Im Sinne des Planetary-Health-Ansatzes hängt die Gesundheit der Menschen untrennbar von der Gesundheit der Ökosysteme ab, einschließlich der Intaktheit der Atmosphäre. Globale Herausforderungen infolge nicht nachhaltiger Ernährungssysteme sind u. a. Hunger, Mangelernährung, Klimawandel und Verlust biologischer Vielfalt – und sie verschärfen Ungleichheiten. Eine Transformation hin zu nachhaltigen Ernährungssystemen ist daher unausweichlich, um die Ernährungssicherung für eine wachsende Weltbevölkerung langfristig zu gewährleisten. Die Einhaltung der planetaren Grenzen – insbesondere Klimawandel und Integrität der Biosphäre – bildet dabei die ökologische Grundlage, um den Lebensraum zu erhalten. Bildung spielt für die nachhaltige Entwicklung dieser Systeme eine Schlüsselrolle: Sie schafft Bewusstsein für Zusammenhänge und befähigt zu nachhaltigem Handeln. Im Folgenden werden zentrale Handlungsfelder skizziert:

- **Ernährungssicherung global sicherstellen:** Die Bekämpfung von Hunger und Mangelernährung erfordert den Aufbau resilienter, gerechterer Ernährungssysteme. Wichtige Aspekte sind u. a. Agrarproduktion, die den klimatischen Bedingungen und der Esskultur entspricht, sowie faire Handels- und Verteilungsstrukturen.
- **Bildung für nachhaltige Entwicklung in allen Settings verankern:** Bildung ist entscheidend, um Menschen zu befähigen, reflektierte und nachhaltige Entscheidungen zu treffen und gesellschaftliche Veränderung mitzugestalten.
- **Anteil biologischer Lebensmittel erhöhen:** Die Förderung ökologischer Erzeugung sowie ein erhöhter Anteil biologischer Produkte in der Gemeinschaftsverpflegung sollen die Verhältnisse von ökologischer zu konventioneller Erzeugung ausgleichen und tragen zu einer nachhaltigeren Ernährungsweise bei Konsumierenden bei.
- **Pflanzenbasierte Ernährung gezielt fördern:** Durch Ausweitung des Anbaus von Eiweißpflanzen, Forschung zu pflanzlichen Alternativen und entsprechender Ernährungspolitik werden Umwelt- und

Klimaschutz mit Gesundheitsförderung und ökonomischen Vorteilen wirkungsvoll verbunden.

- **Intersektorale Zusammenarbeit ist unabdingbar:** Aus dem systemischen Verständnis von Ernährungssystemen und der allgemein anerkannten Notwendigkeit ihrer Transformation resultiert mit Blick auf Public Health die Notwendigkeit, dass politische und strukturelle Rahmenbedingungen intersektoral zusammengeführt werden müssen.

Autorinnen

Anna Umnig
Dr. Rainer Wild-Stiftung, Heidelberg, Deutschland
E-Mail: umnig@gesunde-ernaehrung.org

Dr. Silke Lichtenstein
Dr. Rainer Wild-Stiftung, Heidelberg, Deutschland
E-Mail: silke.lichtenstein@gesunde-ernaehrung.org

Literatur

Bartsch, S., Büning-Fesel, M., Johannsen, U., Kastrup, J., Lühr-mann, P., Opping, A., & Rademacher, A. (2024). Nutrition education in the context of sustainable development: Recommendations for professionals, the education system and policymakers. Nutrition education and sustainability, 71(1), 2–9. https://doi.org/10.4455/eu.2024.002

Boeing, H., & Schwingshackl, L. (2016). Evidenzbasierte Analyse zum Einfluss der Ernährung in der Prävention von Krebskrankheiten, Diabetes mellitus Typ 2 und kardiovaskulären Krankheiten. In DGE (Hrsg.), 13. DGE-Ernährungsbericht (S. 265–313).

Bundesanstalt für Landwirtschaft und Ernährung (BLE) (2025). BioBitte – Mehr Bio in öffentlichen Küchen. https://www.oekolandbau.de/bio-in-der-praxis/ausser-haus-verpflegung/bildung-und-beratung/die-initiative-biobitte/

Bundesministerium für Bildung, Familie, Senioren, Frauen und Jugend (BMBFSFJ) (o. J.). Was ist BNE? https://www.bne-portal.de/bne/de/einstieg/was-ist-bne/was-ist-bne_node.html

Bundesministerium für Ernährung und Landwirtschaft (BMEL) (2020). Ackerbohne, Erbse & Co. Die Die Eiweißpflanzenstrategie des Bundesministeriums für Ernährung und Landwirtschaft zur Förderung des Leguminosenanbaus in Deutschland. https://www.bmleh.de/SharedDocs/Downloads/DE/_Landwirtschaft/Pflanzenbau/EiweisspflanzenstrategieBMEL.pdf?__blob=publicationFile&;v=6

Bundesministerium für Ernährung und Landwirtschaft (BMEL) (2023). Bio-Strategie 2030. Nationale Strategie für 30 Prozent ökologische Land- und Lebensmittelwirtschaft bis 2030. https://www.bmleh.de/SharedDocs/Downloads/DE/Broschueren/bio-strategie-2030.pdf?__blob=publicationFile&;v=10

Bundesministerium für Ernährung und Landwirtschaft (BMEL) (2024). Gutes Essen für Deutschland – Ernährungsstrategie der Bundesregierung. https://www.bmel.de/DE/themen/ernaehrung/ernaehrungsstrategie.html

Bundesministerium für wirtschafltiche Zusammenarbeit und Entwicklung (BMZ) (2023). AGENDA 2030: Die globalen Ziele für nachhaltige Entwicklung. https://www.bmz.de/de/agenda-2030

Bundesregierung (2016). Deutsche Nachhaltigkeitsstrategie. Neuauflage 2016. https://www.bundesregierung.de/resource/blob/2196306/318676/c80db9bd62361c5904cc8b2347cc959e/2017-01-11-nachhaltigkeitsstrategie-data.pdf?download=1

Bundesregierung (2025). Transformation gemeinsam gerecht gestalten. Deutsche Nachhaltigkeitsstrategie Weiterentwicklung 2025. https://www.bundesregierung.de/resource/blob/975274/2335292/3add4e4d4eaaf6bffe495c8fb27e7fa7/2025-02-17-dns-2025-data.pdf?download=1

Clapp, J. (2014). Financialization, distance and global food politics. The Journal of Peasant Studies, 41(5), 797–814. https://doi.org/10.1080/03066150.2013.875536

Deutscher Bundestag (1998). Abschlußbericht der Enquete-Kommission „Schutz des Menschen und der Umwelt – Ziele und Rahmenbedingungen einer nachhaltig zukunftsverträglichen Entwicklung“. https://dserver.bundestag.de/btd/13/112/1311200.pdf

Directorate of Economics and Statistics (DES), Ministry of Agriculture, India. 2014. https://eands.dacnet.nic.in/PDF/Glance-2016.pdf.

Doyle, U., Schröder, P., Schönfeld, J., & Westphal-Settele, K. (2020). Was ist der One Health-Ansatz und wie ist er umzusetzen?, UMID(2.2020), 65–72.

EAT-Lancet Commission (2019). Healthy Diets from Sustainable Food Systems – Summary Report of the EAT-Lancet Commission. https://eatforum.org/content/uploads/2019/07/EAT-Lancet_Commission_Summary_Report.pdf

Engartner, T., Hedtke, R., & Zurstrassen, B. (2021). Sozialwissenschaftliche Bildung (1. Auflage). Paderborn: Schöningh UTB.

Europäische Kommission (2019). MITTEILUNG DER KOMMISSION AN DAS EUROPÄISCHE PARLAMENT, DEN EUROPÄISCHEN RAT, DEN RAT, DEN EUROPÄISCHEN WIRTSCHAFTS- UND SOZIALAUSSCHUSS UND DEN AUSSCHUSS

DER REGIONEN Der europäische Grüne Deal. https://eur-lex.europa.eu/legal-content/DE/TXT/?qid=1588580774040&;uri=CELEX %3A52019DC0640

Europäische Kommission (2020). MITTEILUNG DER KOMMISSION AN DAS EUROPÄISCHE PARLAMENT, DEN RAT, DEN EUROPÄISCHEN WIRTSCHAFTS- UND SOZIALAUSSCHUSS UND DEN AUSSCHUSS DER REGIONEN „Vom Hof auf den Tisch“ – eine Strategie für ein faires, gesundes und umweltfreundliches Lebensmittelsystem. https://eur-lex.europa.eu/legal-con-tent/DE/TXT/?qid=1590404602495&;uri=CELEX %3A52020DC0381

Europäische Kommission (2025). The European Green Deal. Striving to be the first climate-neutral continent. https://commission.europa.eu/strategy-and-policy/priorities-2019-2024/european-green-deal_en?prefLang=de

European Environment Agency (EEA) (2024). European Climate Risk Assessment: Executive summary. EEA Report 01/2024. Kopenhagen: EEA. https://doi.org/10.2800/204249

Food and Agriculture Organization of the United Nations (FAO) (2018). Sustainable food systems: Concept and framework. https://openknowledge.fao.org/server/api/core/bitstreams/b620989c-407b-4caf-a152-f790f55fec71/content

Food and Agriculture Organization of the United Nations (FAO) (2013). Resilient Livelihoods – Disaster Risk Reduction for Food and Nutrition Security Framework Programme.

FAO, IFAD, UNICEF, WFP, & WHO (2024). The state of food security and nutrition in the world 2024: Financing to end hunger, food insecurity and malnutrition in all its forms. https://doi.org/10.4060/cd1254en

FAO, IFAD, UNICEF, WFP, & WHO (2025). The State of Food Security and Nutrition in the World 2025: Addressing high food price. inflation for food security and nutrition. https://doi.org/10.4060/cd6008en

FAO, UNEP, WHO, & WOAH (2023). One Health and the United Nations Sustainable Development Cooperation Framework: Guidance for United Nations country teams. https://doi.org/10.4060/cc5067en

Hauff, V. (Hrsg.) (1987). Unsere gemeinsame Zukunft: Der Brundtland-Bericht der Weltkommission für Umwelt und Entwicklung. Greven: Eggenkamp Verlag.

Hawkes, C., & Ruel, M. T. (2012). Value chains for nutrition. In S. Fan & R. Pandya-Lorch (Hrsg.), Reshaping agriculture for nutrition and health (S. 73–82). Washington, D.C.: International Food Policy Research Institute.

High Level Panel of Experts on Food Security and Nutrition (HLPE) (2014). Food losses and waste in the context of sustainable food systems: A report by the High-Level Panel of Experts on Food Security and Nutrition of the Committee on

World Food Security. https://openknowledge.fao.org/server/api/core/bitstreams/b1949fae-23d4-473c-8b87-8c4359b74d6c/content

High Level Panel of Experts on Food Security and Nutrition (HLPE) (2017). Nutrition and food systems: A report by the High Level Panel of Experts on Food Security and Nutrition of the Commitee on World Food Security. Rom: HLPE.

High Level Panel of Experts on Food Security and Nutrition (HLPE) (2020). Food security and nutrition: building a global narrative towards 2030. A report by the High Level Panel of Experts on Food Security and Nutrition of the Committee on World Food Security. https://openknowledge.fao.org/server/api/core/bitstreams/8357b6eb-8010-4254-814a-1493faaf4a93/content

Hirschfelder, G., & Lahoda, K. (2012). Wenn Menschen Tiere essen: Bemerkungen zu Geschichte, Struktur und Kultur der Mensch-Tier-Beziehungen und des Fleischkonsums. In Buchner-Fuhs, J. & Lotte, R. (Hrsg.), Tierische Sozialarbeit: Ein Lesebuch für die Profession zum Leben und Arbeiten mit Tieren (S. 147–166). Wiesbaden: Springer VS. https://doi.org/10.1007/978-3-531-18956-7_9

Hughes, R., & Somerset, S. (1997). Definitions and conceptual frameworks for public health and community nutrition: a discussion paper. Australian Journal of Nutrition and Dietetics 54(1), 40–45.

Intergovernmental Panel on Climate Change (IPCC) (2019). Climate change and land: an IPCC special report on climate change, desertification, land degradation, sustainable land management, food security, and greenhouse gas fluxes in ter-restrial ecosystems. Genf: IPCC.

Intergovernmental Panel on Climate Change (IPCC) (2021). Climate Change 2021: The Physical Science Basis. Cambridge: Cambridge University Press. https://doi.org/10.1017/9781009157896

Intergovernmental Science-Policy Platform on Biodiversity and Ecosystem Services (IPBES) (2019). Summary for policymakers of the global assessment report on biodiversity and ecosystem services of the Intergovernmental Science-Policy Platform on Biodiversity and Ecosystem Services. Bonn: IPBES. https://doi.org/10.5281/zenodo.3553579

International Assessment of Agricultural Knowledge, Science and Technology for Development (IAASTD) (2009). Weltagrarbericht: Synthesebericht. Hamburg: Hamburg University Press. https://doi.org/10.15460/HUP.94

Katalyse Institut (2011). Studie: Veränderungen der globalen Ernährungsgewohnheiten für den Deutschen Bundestag, vorgelegt dem Büro für Technikfolgen-Abschätzung, beim Deut-schen Bundestag (TAB) im Rahmen des TA-Projekts »Welchen Beitrag kann die Forschung zur Lösung des Welternährungsproblems leisten?«. https://www.katalyse.de/wp-con-tent/uploads/2014/05/2010TAB_GutachtenWandelErnaehrungsgewohnheiten05_2014.pdf

Khoury, C., Bjorkman, A., Dempewolf, H., Ramirez-Villegas, J., Guarino, L., Jarvis, A., Rieseberg, L. H., & Struik, P. (2014). Increasing homogeneity in global food supplies and the implications for food security. Proceedings of the national Academy of Sciences, 111(11), 4001–4006. https://doi.org/10.1073/pnas.1313490111

Kitzmann, N., Caesar, L., Sakschewski, B., Rockström, J., Andersen, L., Bechthold, M., Bergfeld, L., Beusen, A., Billing, M., Bodirsky, B. L., Botsyun, S., Dennis, D. P., Donges, J. F., Dou, X., Eriksson, A., Fetzer, I., Gerten, D., Häyhä, T., Hebden, S., ... Wunderling, N. (2025). Planetary Health Check 2025: A scientific assessment of the state of the planet. https://doi.org/10.48485/pik.2025.017

One Health High Level Expert Panel (OHHLEP) (2021). One Health High-Level Expert Panel: Annual Report 2021. https://cdn.who.int/media/docs/default-source/one-health/ohhlep/ohhlep-annual-report-2021.pdf?sfvrsn=f2d61e40_10&;download=true

Organisation der Vereinten Nationen für Bildung, Wissenschaft und Kultur (UNESCO) (2021). Bildung für nachhaltige Entwicklung: Eine Roadmap. Paris: UNESCO.

Pingali, P. (2012). Green Revolution: Impacts, limits, and the path ahead. Proceedings of the national Academy of Sciences, 109(31), 12302–12308. https://doi.org/10.1073/pnas.0912953109

Porter, M. E., & Millar, V. E. (1985). How information gives you competitive advantage. Harvard Business Review. https://hbr.org/1985/07/how-information-gives-you-competitive-advantage

Richardson, J., Steffen, W., Lucht, W., Bendtsen, J., Cornell, S. E., Donges, J. F., Drüke, M., Fetzer, I., Bala, G., von Bloh, W., Feulner, G., Fiedler, F., Gerten, D., Gleeson, T., Hofmann, M., Huiskamp, W., Kummu, M., Mohan, C., Nogués-Bravo, D., ... Rockström, J. (2023). Earth beyond six of nine Planetary Boundaries. Science Advances, 9(37), eadh2458. https://doi.org/10.1126/sciadv.adh2458

Rockström, J., Thilsted, S. H., Willett, W. C., Gordon, L. J., Herrero, M., Hicks, C. C., Mason-D'Croz, D., Rao, N., Springmann, M., Wright, E. C., Agustina, R., Bajaj, S., Bunge, A. C., Carducci, B., Conti, C., Covic, N., Fanzo, J., Forouhi, N. G., Gibson, M. F., ... , DeClerck, F. (2025). The EAT–Lancet Commission on healthy, sustainable, and just food systems. The Lancet, 406(10512), 1625-1700. https://doi.org/10.1016/S0140-6736(25)01201-2

Schäfer, A. C., Boeing, H., Conrad, J., & Watzl, B. (2024). Wissenschaftliche Grundlagen der lebensmittelbezogenen Ernäh-rungsempfehlungen für Deutschland.

Methodik und Ableitungskonzepte. Ernährungs Umschau, 71(3), M158–M166, e5–e7. https://doi.org/10.4455/eu.2024.009

Spielman, D., & Pandya-Lorch, R. (2010). Millions Fed: Proven Successes in Agricultural Development. Washington, D.C.: In-ternational Food Policy Research Institute.

Statistisches Bundesamt (2025). Anbaufläche, Erntemenge, Ertrag je Hektar (Feldfrüchte und Grünland): Deutschland, Jahre, Fruchtarten. https://www-genesis.destatis.de/datenbank/online/table/41241-0005/table-toolbar

Stockholm Resilience Center (2025). Planetary Boundaries. https://www.stockholmresilience.org/research/planetary-boundaries.html

United Nations (2015). Transforming our world: The 2030 Agenda for sustainable development. https://sdgs.un.org/2030agenda

United Nations (2023). The Sustainable Development Goals Report 2023: Special Edition. Towards a Rescue Plan for People and Planet. https://unstats.un.org/sdgs/report/2023/The-Sustainable-Development-Goals-Report-2023.pdf

United Nations (2025). End hunger, achieve food security and improved nutrition and promote sustainable agriculture. Progress and info. https://sdgs.un.org/goals/goal2#progress_and_info

Vereinte Nationen (2024). Ziel 4: Inklusive, gleichberechtigte und hochwertige Bildung gewährleisten und Möglichkeiten des lebenslangen Lernens für alle fördern. https://unric.org/de/17ziele/sdg-4/

von Braun, J., Afsana, K., Fresco, L., Hassan, M. H. A,, & Torero, M. (2023). Food System Concepts and Definitions for Science and Political Action. In J. von Braun, K. Afsana, L. Fresco, & M. H. A. Hassan (Hrsg.), Science and Innovations for Food Systems (S. 11–17). Cham: Springer. https://doi.org/10.1007/978-3-031-15703-5_2

von Koerber, K. (2014). Fünf Dimensionen der Nachhaltigen Ernährung und weiterentwickelte Grundsätze – Ein Update. Ernährung im Fokus(9–10), 260–268.

von Koerber, K., Waldenmaier, J., & Cartsburg, M. (2020). Ernährung und Leitbild Nachhaltigkeit. Globale Herausforderungen und Lösungsansätze auf nationaler und internationaler Ebene der UN. Ernährungs Umschau, 67(2), 32–41.

Weible, D., & Schott, J. (2023). Gesunde und nachhaltige Ernährung fördern. https://www.thuenen.de/de/themenfelder/welternaehrung-und-globale-ressourcen/nachhaltige-ernaehrung-welchen-einfluss-haben-ernaehrungsumgebungen

Wissenschaftlicher Beirat der Bundesregierung Globale Umweltveränderungen (WBGU) (2011). Welt im Wandel – Gesellschaftsvertrag für eine große Transformation. Hauptgutachten. https://www.wbgu.de/de/publikationen/publikation/welt-im-wandel-gesellschaftsvertrag-fuer-eine-grosse-transformation

Wissenschaftlicher Beirat der Bundesregierung Globale Umweltveränderungen (WBGU) (2023). Gesund leben auf einer ge-sunden Erde. https://www.wbgu.de/de/publikationen/publikation/gesundleben

Wissenschaftlicher Beirat für Agrarpolitik, Ernährung und gesundheitlichen Verbraucherschutz beim BMEL (WBAE) (2020). Politik für eine nachhaltigere Ernährung: Eine integrierte Ernährungspolitik entwicklen und faire Ernährungsumgebungen gestalten. Gutachten. Berlin: WBAE.

Whitmee, S., Haines, A., Beyrer, C., Boltz, F., Capon, A., de Souza Dias, B. F., Ezeh, A., Frumkin, H., Gong, P., Head, P., Horton, R., Mace, G. M., Marten, R. Myers, S. M., Nishtar, S., Osofsky, S. A., Pattanayak, S. K., Pongsiri, M. J., Romanelli, C., … Yach, D. (2015). Safeguarding human health in the Anthropocene epoch: report of The Rockefeller Foundation-Lancet Commission on planetary health. The Lancet, 386(10007), 1973–2028. https://doi.org/10.1016/S0140-6736(15)60901-1

Willett, W., Rockström, J., Loken, B., Springmann, M., Lang, T., Vermeulen, S., Garnett, T., Tilman, D., DeClerck, F., Wood, A., Jonell, M., Michael, C., Gordon, L. J., Fanzo, J., Hawkes, C., Zurayk, R., Riviera, J. A., De Vries, J., Mejele Sibanda, L., … Murray, C. J. L. (2019). Food in the Anthropocene: the EAT-Lancet Commission on healthy diets from sustainable food systems. The Lancet, 393(10170), 447–492. https://doi.org/10.1016/S0140-6736(18)31788-4

Kapitel 13 | Der überfällige Paradigmenwechsel der deutschen Ernährungspolitik

Tobias Effertz

Zusammenfassung | In Deutschland ist mehr als die Hälfte der Bevölkerung übergewichtig oder adipös. Aktuelle Untersuchungen zeigen eine zunehmende Prävalenz der Adipositas insbesondere in jungen Bevölkerungsgruppen. Dies führt zu medizinischen Folgebehandlungen und hohen Kosten für die Sozialversicherungen. Als Gründe für Übergewicht und Adipositas sind seit vielen Jahren die adipogene Umwelt, v. a. bestehend aus emotionalem Marketing für ungesunde und hoch verarbeitete Lebensmittel an Kinder, aber auch die Allgegenwärtigkeit von ungesunden Lebensmitteln in den Lebensumwelten von Kindern und Jugendlichen, Snackingverhalten, übergroße Portionen und verschiedene Inhaltsstoffe, insbesondere energiedichte Makronährstoffkombinationen von Lebensmitteln, zu nennen, die zu Überkonsum führen. Die deutsche Ernährungspolitik hat sich bisher in diese Zusammenhänge mit dem Hinweis auf die Wahlfreiheit der Verbraucher nicht eingemischt. Dieser Beitrag betrachtet das andauernde Problem der deutschen Ernährungspolitik und zeigt auf, wie sich ein gesünderes Ernährungsverhalten durch geeignete wirksame Instrumente herstellen ließe, ohne den Grundsatz der Wahlfreiheit aufgeben zu müssen.

Schlüsselwörter | Ernährungspolitik, Ultra-Processed-Foods, Hyper-Palatable-Foods, Kindermarketing, Adipositas, Lebensmittelsteuern

1 Ernährungspolitik und der Gesundheitszustand der deutschen Bevölkerung

Essen ist eine emotionale Angelegenheit. Essen belohnt, spendet Trost, weckt Erinnerungen, fungiert als verbindendes, vertiefendes Element sozialer Interaktionen und Gemeinschaft, stiftet Identität und Kultur und kann Schuldgefühle, Reue und Genusserleben provozieren. Es ist daher nicht verwunderlich, dass es schnell zu Verlusten an Wählerstimmen führen kann, wenn politische Maßnahmen als Reaktion auf das Ernährungsverhalten übergriffig wahrgenommen werden. Und so lässt sich Ernährungspolitik in Deutschland als eine Politik charakterisieren, die in erster Linie Konsumenten nicht beeinflussen möchte. Konkret zeigt sich dies in der Aussage des Bundeslandwirtschaftsministers Rainer (CSU) vom 03.08.2025: „Ich schreibe niemandem vor, was er zu essen hat.[20]" Diese Haltung hat in der Konsequenz bislang zu einer Laissez-Faire-Politik geführt, die eine gesunde Ernährung weder gefördert noch die ernährungsbedingten gesundheitlichen Konsequenzen in Deutschland sowie die damit zusammenhängenden Kosten wirksam zurückgeführt hat.

Eine Analyse der zentralen ernährungspolitischen Gesetze der vergangenen zwei Jahrzehnte zeigt, dass die Anpassungen im Wesentlichen durch Vorgaben der EU determiniert wurden. So z. B. in Form von Anpassungen im Lebensmittel- und Futtermittelgesetzbuch, Möglichkeiten der Kennzeichnung und Rückverfolgbarkeit von Lebensmitteln (EG-Verordnung 178/2002) und die auf Produktverpackungen abgebildete Nährwerttabelle (EU-Verordnung 1169/2011). Aber auch nationale Gesetze wie das Präventionsgesetz (durch Ernährungsstandards der Deutschen Gesellschaft für Ernährung in KITAs und Schulen) hatten einen gewissen Bezug zur Ernährung. Insgesamt lassen sich aber diese Regeln als halbherzig und wenig effektiv im Hinblick auf eine Einflussnahme zur gesünderen Ernährung der Deutschen beurteilen.

---

20 Vgl. BILD-Zeitung vom 03.08.2025 unter https://www.bild.de/politik/inland/agrarminister-rainer-ich-schreibe-keinem-vor-was-er-zu-essen-hat-6889e71404c6af4608d5c039#:~:text=Politik-,Agrarminister %20Rainer: %20 %E2 %80 %9EIch %20schreibe %20keinem %20vor %2C,was %20er %20zu %20essen %20hat %E2 %80 %9C

Maßnahmen, die möglicherweise wirksam gesundheitsförderlich sein könnten, werden – möglicherweise nicht nur aus Angst vor Wählerstimmenverlusten, sondern auch aufgrund starker Lobbyanstrengungen der Lebensmittelindustrie – vermieden. Ein konkretes Beispiel für die zögerliche Umsetzung effektiverer ernährungspolitischer Instrumente ist der Nutri-Score, eine in Frankreich entwickelte, leicht verständliche, da an das Ampelsystem angelehnte Farbskala zur Nährwertkennzeichnung auf der Vorderseite von Verpackungen. Diese Kennzeichnung, in Deutschland ab 2020 eingeführt, litt stets unter ihrer Freiwilligkeit: Da die Politik weiterhin die verpflichtende EU-weite Einführung blockiert oder verzögert, nutzten vor allem Hersteller von ohnehin gesunden Lebensmitteln (Müsli, Naturjoghurt) das Label, während Hersteller von stark verarbeiteten und ernährungsphysiologisch ungünstigen Produkten (Süßigkeiten, Fertiggerichte) oft darauf verzichteten. Dies führt zu einem unvollständigen und verzerrten Marktblick für die Verbraucher, wodurch die ursprüngliche Intention, eine schnelle und informierte Kaufentscheidung zu ermöglichen, nur teilweise erfüllt wird. Deutschland verpasste abermals die Chance, durch eine nationale Verpflichtung Transparenz und ernährungsbezogene Health Literacy zu fördern.

In Deutschland ist mehr als die Hälfte der Bevölkerung übergewichtig oder adipös (Schienkiewitz et al., 2022). Die Adipositas hat in den vergangenen 20 Jahren in allen Altersgruppen in Deutschland zugenommen (Starker et al., 2025). Besonders stark angestiegen ist die Adipositas in der Altersgruppe der 18- bis 29-Jährigen. Weitere Prävalenzen ernährungsbedingter Erkrankungen sind ebenfalls im Zeitverlauf ansteigend, so z. B. die von Diabetes Typ 2 (Baumert et al., 2025). Die ökonomischen Kosten pro Jahr belaufen sich allein für die Adipositas auf über 60 Mrd. Euro (Effertz et al., 2016). Wesentliche Kostentreiber sind hierbei Erkrankungen des Herz-Kreislaufsystems, bösartige Neubildungen, Stoffwechselkrankheiten und orthopädische Leiden. Es ist davon auszugehen, dass sich die ökonomischen Kosten durch ungesunde Ernährung in den kommenden Jahren weiter deutlich erhöhen werden.

2 Lebensmittelkategorien und Ernährungsrisiken

Adipositas hat verschiedene Ursachen. Beispielsweise kann ein Mangel an Bewegung und Sport den Stoffwechsel verlangsamen und dadurch den Gesamtenergieverbrauch verringern, was wiederum bei gleichbleibender Kalorienzufuhr zu einer Zunahme an Gewicht führt. Das Erkennen und Beheben einer Ursache löst aber nicht das Problem: im Gegenteil, die unterschiedlichen Ursachen der Adipositas wirken multiplikativ zusammen. Das bedeutet, dass ein Ansatz, der wirksame Maßnahmen an den zentralen Ursachen der Adipositas adressiert, entscheidend zur nachhaltigen Reduktion der Adipositasprävalenz beitragen kann.

Gefragt, was die größte Lüge der Lebensmittelindustrie sei, antwortete die US-amerikanische Ernährungsexpertin Mindy Pelz mit „All food is safe“[21]. Was hinter dieser Aussage steckt, lässt sich beim Abgleich der momentan in Supermärkten angebotenen Lebensmittel mit den aktuellen ernährungswissenschaftlichen Befunden recht gut subsumieren: zahlreiche Lebensmittel weisen Zutaten und Eigenschaften auf, die nach aktuellem wissenschaftlichem Stand ein gesundheitliches Risiko zumindest für einige Personengruppen darstellen können.

- **Ultra-Processed-Foods (Hochverarbeitete Lebensmittel):** Ein hoher Anteil angebotener Lebensmittel sind sogenannte „Ultra-Processed-Foods“ (dt. hochverarbeitete Lebensmittel). Darunter sind solche Lebensmittel zu verstehen, die als Kombination verschiedener meist nur im industriellen Kontext verwendeter Hilfsstoffe, die wiederum aus unverarbeiteten Lebensmitteln gewonnen werden (wie z. B. Öle, Zucker, Fette, Stärke oder Proteine), mittels mehrerer verschiedener industrieller Produktionsschritte (wie z. B. Hydrolyse oder Hydrierung) hergestellt werden (Monteiro et al., 2019). Weitere Hilfsstoffe bei der Fertigung hochverarbeiteter Lebensmittel sind u. a. Emulgatoren, künstliche Süßstoffe und Aromen, Stabilisatoren, Farb- und Konservierungsstoffe, aber vor allem Kombinationen aus hohen Mengen an Fett, Salz und Zucker.

21 Vgl. Aussage auf https://www.facebook.com/SteveBartlettShow/videos/774869888061268/

- **Energiedichte Lebensmittel:** Hohe Mengen an Makronährstoffen und damit Kalorien qualifizieren Lebensmittel auch als „energy-dense" (dt. hochkalorisch) (Biltoft-Jensen et al., 2022). Zwar existieren auch unverarbeitete Lebensmittel wie z. B. Nüsse oder Fischsorten mit hohem Fettanteil und damit hoher Kalorienzahl, allerdings weisen hochverarbeitete Lebensmittel insgesamt eine deutlich höhere Energiedichte auf als unverarbeitete oder wenig verarbeitete Lebensmittel (Gupta et al., 2019). In experimentellen Studien konnte gezeigt werden, dass höhere Energiedichte und Essgeschwindigkeit die Energieaufnahme signifikant steigerten (Lasschuijt et al., 2025).
- **Hyper-Palatable-Foods:** Bestimmte Kombinationen aus Makronährstoffen und Salz führen neben einer möglichen hohen Energiedichte auch zu einer hohen Schmackhaftigkeit der Lebensmittel. Diesen sogenannten „Hyper-Palatable-Foods" (dt. etwa hyperschmackhafte Lebensmittel) lassen sich drei unterschiedliche Kategorien aus Nährstoffkombinationen zuweisen: entweder einer Kombination hoher Anteile aus Fett und Salz oder Kohlenhydraten und Salz oder Fetten und Einfachzuckern (Fazzino et al., 2019). Ebenso lässt sich bezüglich dieser hyperschmackhaften Lebensmittel eine Parallele zu Suchterkrankungen ziehen: so zeigt sich in bisherigen Befunden relativ konsistent, dass hyperschmackhafte Lebensmittel ähnlich wie andere Rauschmittel aufgrund der hohen Schmackhaftigkeit Abhängigkeiten im Konsum hervorrufen können (Krupa et al., 2024; Pursey et al., 2017; Wilcox & Farrar, 2021), wobei insbesondere die Entwicklungsphase von pränatal über Kindheit bis zur Jugend besonders vulnerabel ist (Morin et al., 2017).

Weitere Bestandteile von Lebensmitteln und ihre Risiken

Gleichzeitig zeigen weitere Befunde, dass einzelne Bestandteile in Lebensmitteln mit verschiedenen Erkrankungen in Verbindung stehen. So werden beispielsweise künstliche Süßstoffe mit verschiedenen Erkrankungen, insbesondere Adipositas selbst, in Verbindung gebracht (Pearlman et al., 2017). Weiterhin diskutiert werden ein erhöhtes Risiko für Herz-Kreislauferkrankungen (Debras et al., 2022; Meng et al., 2021), Krebserkrankungen[22]

---

22 Vgl. Z. B. Pressemitteilung der International Agency for Research on Cancer (IARC) vom 14.07.2023 unter https://www.iarc.who.int/wp-content/uploads/2023/07/Aspartame_PR.pdf, abgerufen am 23.11.2025.

und Thrombose (Witkowski et al., 2023). Weitere Bestandteile wie Konservierungsmittel, Lebensmittelfarben, Feuchthaltemittel oder Emulgatoren stehen ebenfalls immer wieder im Verdacht Gesundheitsrisiken darzustellen (Chassaing et al., 2015; Salame et al., 2024). Es mag diskutiert werden, dass Lebensmittelinhaltsstoffe in der Europäischen Union z. B. gegenüber den in den USA erlaubten Bestandteilen deutlich restriktiver im Sinne eines höheren Gesundheitsschutzes sind und dennoch zeigen Studien immer wieder Assoziationen zwischen diesen Inhaltsstoffen und Krankheiten auf, sodass vor diesem Hintergrund eine grundsätzliche Vorsicht vor hochverarbeiteten Lebensmitteln vernünftig erscheint (Bancil et al., 2020; Payen de la Garanderie et al., 2025). Die Lebensmittelindustrie hingegen begründet die Verwendung unterschiedlicher Inhaltsstoffe meist damit, Konsumentenbedürfnisse etwa eine hohe Haltbarkeit sowie Konsumentenansprüche bezüglich des Geruchs, Aussehens, Geschmacks und Mundgefühls erfüllen zu wollen.

Kategoriensynthese – die Trajektorie in die Adipositas

Insgesamt kommen Übersichtsarbeiten, aber auch aktuelle Einzelstudien zu dem Schluss, dass der vermehrte Konsum von hochverarbeiteten Lebensmitteln – aufgrund ihrer hohen Energiedichte und Schmackhaftigkeit – eine wesentliche Ursache für die Ausbreitung der Adipositas weltweit darstellt (Fazzino et al., 2023; Juul et al., 2025); so kommt es zu einem Überkonsum in der ad-hoc Verzehrsituation ad libitum sowie zu einer langfristigen Präferenzbildung, die von manchen Untersuchungen so ähnlich wie eine Suchterkrankung charakterisiert wird. An diesem Überkonsum verdient die Lebensmittelindustrie. Eine wirkungsvolle Ernährungspolitik, die die Gesundheit fördert und Adipositas verringern möchte, setzt daher Maßnahmen an den konstituierenden Merkmalen dieser Lebensmittelkategorien an.

3 Beeinflussung adipogener Ernährungsumwelten durch die Politik

Die Gegenwart zeichnet sich durch adipogene Ernährungsumwelten aus. Diese lassen sich u. a. durch die Allgegenwärtigkeit und -verfügbarkeit der oben beschriebenen hyperschmackhaften, energiedichten und hochverarbeiteten Lebensmittel sowie deren Marketing bei gleichzeitiger bewegungsarmer Arbeits- und Lernumgebung charakterisieren. Insbesondere Kinder und Jugendliche sind eine zentrale Zielgruppe des Marketings ungesunder Lebensmittel (Effertz, 2008). Das an Kinder gerichtete Marketing der Lebensmittelindustrie erfolgt hierbei in der Ansprache üblicherweise an den Eltern vorbei. In zahlreichen Übersichtsarbeiten wurde der kausale Zusammenhang zwischen Werbung und weiteren Marketingmaßnahmen für ungesunde Lebensmittel und deren Konsum sowie weiteren relevanten Endpunkten wie langfristigen Präferenzen, Gesamtenergieaufnahme und Kaufintentionen belegt (Boyland et al., 2016; Institute of Medicine, 2006; Norman et al., 2016; Osei-Assibey et al., 2012; Sadeghirad et al., 2016). Mit den oben ausgeführten Betrachtungen schließt sich damit empirisch eine Lücke in der Erklärungskette, warum Werbung für ungesunde Lebensmittel zu einem Überkonsum führt: die an Kinder gerichtete Werbung erfolgt mit überwiegender Mehrheit für hochverarbeitete, hypergeschmackliche Lebensmittel (Effertz, 2022a, 2022b; Kelly et al., 2010). Ein weiterer wichtiger und in Zukunft nahezu unausweichlicher Ansatzpunkt für eine gesündere Ernährung ist eine über Steuern hergestellte Anreizsetzung für gesunde Ernährung, die die Lebensmittelpreise beeinflusst. Dies bedeutet, dass ungesunde Lebensmittel im Sinne von hoher Energiedichte oder in hochverarbeiteter Form durch Besteuerung teurer werden sollten und umgekehrt unverarbeitete, ballaststoffreiche Lebensmittel wie Obst und Gemüse durch Steuerbefreiungen entsprechend günstiger. Die ökonomische Literatur hat gezeigt, dass monetäre Anreize einen starken Einfluss auf das Konsumverhalten haben können (Laffont & Martimort, 2002). Dies gilt auch für den Konsum von Lebensmitteln (Andreyeva et al., 2010; Andreyeva et al., 2022; Burton et al., 2024; Huangfu et al., 2024; Thow et al., 2010), auch wenn die habituellen Konsummuster nur langsam verändert werden können (Fleissig, 2022). Es ist daher wichtig, Anreizsetzungen durch Steuern und Kindermarketingverbote nachhaltig robust und kosteneffektiv zu implementieren, was grundsätzlich auch möglich ist (Effertz & Adams, 2015). Dabei ist es von besonderer Bedeutung, die großen Multiplikatoren unter den Medien, also TV und Internet inklusive des auf Social-Media-Kanälen häufig genutzten Influencermarketings für ungesunde Lebensmittel, wenn es an Kinder gerichtet ist, zu unterbinden, als auch finanzielle Anreize durch Steuern hinreichend hoch und damit spürbar zu gestalten. Steuerschlupflöcher in Form von Lebensmittelgruppen, die von Besteuerungen ausgenommen werden, sollten vermieden werden. Ein ganzheitlicher Ansatz ist damit nicht nur effektiv, sondern auch fair, denn er fordert über Steuern einen Teil der zukünftigen, mit dem Konsum verursachten und von der Gesellschaft zu tragenden Gesundheitskosten an der Supermarktkasse zurück, ohne dass ein Konsumverbot besteht.

Internationale Beispiele zeigen, wie eine proaktivere Politik aussehen kann: Länder wie Großbritannien und Mexiko haben eine Abgabe auf zuckergesüßte Getränke eingeführt. Diese Maßnahme hat nachweislich zu einer Reduktion des Zuckerkonsums und zur Reformulierung von Produkten durch die Industrie geführt. Deutschland lehnt eine solche steuerliche Lenkung aus Gründen der Konsumentenfreiheit und der Vermeidung von „Bevormundung“ vehement ab. Chile hat weiterhin eines der strengsten Lebensmittelgesetze weltweit eingeführt, das Werbung für ungesunde Lebensmittel an Kinder verbietet und eine obligatorische Schwarz-Stopp-Schild-Kennzeichnung auf der Vorderseite der Verpackung vorschreibt, die das Produkt explizit als ungesund deklariert.

4 Fazit und Implikationen für die Praxis

Eine Ernährungspolitik, die nachhaltig Anreize für eine gesunde Ernährung setzt, versucht also zweierlei: erstens Kindern als jungen Konsumenten *wirksam* zu erklären, dass gesunde Ernährung die bessere Wahl ist; dies bedeutet, nicht gegen das Kindermarketing der Lebensmittelindustrie weitgehend wirkungslose Ernährungskunde in den aktuellen bereits knappen Curricula des Schulunterrichts der Kinder zu verankern, sondern das an Kinder gerichtete Marketing insbesondere die Werbung für ungesunde Lebensmittel einzuschränken. Dadurch wird die adipogene Umwelt für Kinder „entschärft". Im Zusammenwirken mit gutem Schulessen, Bewegung und Sport kann dann ein für Kinder gesunder Ernährungspfad erreicht werden, in welchem Adipositas als Endpunkt deutlich unwahrscheinlicher wird. Zweitens sollten monetäre Anreizsetzungen über Steuern dazu führen, dass das gesündere Lebensmittel auch das günstigere Lebensmittel wird. Damit wäre ein wichtiger Paradigmenwechsel in der deutschen Ernährungspolitik eingeleitet, der hochverarbeitete, energiedichte oder hyperschmackhafte Lebensmittel oder deren Verzehr nicht verbietet, aber die Ernährungsumwelt so anpasst, dass deren Attraktivität sinkt.

Eine zukunftsfähige Politik muss von der rein freiwilligen Basis abrücken und steuerliche Lenkung und ein rigoroses Verbot an Kinder gerichteter Werbung für ungesunde Lebensmittel als notwendige Pfeiler einer effektiven Gesundheitspolitik anerkennen.

Implikationen für die Praxis

- Die deutsche Ernährungspolitik verlässt sich primär auf freiwillige Maßnahmen und Appelle an die individuelle Vernunft, während das Ernährungsumfeld (Verfügbarkeit, Preisgestaltung, Marketing) weiterhin dominant von der Lebensmittelindustrie gestaltet wird und insgesamt adipogen bleibt.
- Die deutsche Ernährungspolitik krankt an einem fundamentalen Dilemma zwischen der Angst vor dem Verlust von Wählerstimmen durch gefühlte Paternalisierung und der realen Notwendigkeit, strukturell einzugreifen. Solange die politische Devise lautet, „nichts vorschreiben zu wollen", bleiben die Maßnahmen halbherzig und ineffektiv.

- Deutsche Ernährungspolitik in ihrer Konsequenz bedeutet eine epidemiologische und ökonomische Last, die die Gesellschaft teuer bezahlen muss.
- Die beiden wichtigsten Maßnahmen, um wirkungsvolle Anreize für gesündere Ernährung zu setzen und Kinder vor Adipositas und weiteren gesundheitlichen Risiken zu schützen, sind Kindermarketingverbote und Lebensmittelsteuern, die Ungesundes verteuern und Gesundes günstiger machen.

Autor

Privatdozent Dr. Tobias Effertz
Institut für Recht der Wirtschaft
Universität Hamburg, Deutschland
E-Mail: tobias.effertz@uni-hamburg.de

Literatur

Andreyeva, T., Long, M. W., & Brownell, K. D. (2010). The Impact of Food Prices on Consumption: A Systematic Review of Research on the Price Elasticity of Demand for Food. *American Journal of Public Health, 100*(2), 216–222. https://doi.org/10.2105/ajph.2008.151415

Andreyeva, T., Marple, K., Moore, T. E., & Powell, L. M. (2022). Evaluation of Economic and Health Outcomes Associated With Food Taxes and Subsidies: A Systematic Review and Meta-analysis. *JAMA Netw Open, 5*(6), e2214371. https://doi.org/10.1001/jamanetworkopen.2022.14371

Bancil, A. S., Sandall, A. M., Rossi, M., Chassaing, B., Lindsay, J. O., & Whelan, K. (2020). Food Additive Emulsifiers and Their Impact on Gut Microbiome, Permeability, and Inflammation: Mechanistic Insights in Inflammatory Bowel Disease. *Journal of Crohn's and Colitis, 15*(6), 1068–1079. https://doi.org/10.1093/ecco-jcc/jjaa254

Baumert, J., Reitzle, L., Brinks, R., Kuhnert, R., & Heidemann, C. (2025). Entwicklung von Prävalenz und Fallzahl des diagnostizierten Typ-2-Diabetes in Deutschland: Prognosen bis 2050. *Journal of Health Monitoring*(3). https://doi.org/10.25646/13352

BILD (2025). *Ich schreibe niemandem vor, was er zu essen hat.* https://www.bild.de/politik/inland/agrarminister-rainer-ich-schreibe-keinem-vor-was-er-zu-essen-hat-6889e71404c6af4608d5c039#:~:text=Politik-

Biltoft-Jensen, A., Matthiessen, J., Hess Ygil, K., & Christensen, T. (2022). Defining Energy-Dense, Nutrient-Poor Food and Drinks and Estimating the Amount of Discretionary Energy. *Nutrients, 14*(7), 1477. https://www.mdpi.com/2072-6643/14/7/1477

Boyland, E. J., Nolan, S., Kelly, B., Tudur-Smith, C., Jones, A., Halford, J. C., & Robinson, E. (2016). Advertising as a cue to consume: a systematic review and meta-analysis of the effects of acute exposure to unhealthy food and nonalcoholic beverage advertising on intake in children and adults. *American Journal of Clinical Nutrition, 103*(2), 519–533. https://doi.org/10.3945/ajcn.115.120022

Burton, R., Sharpe, C., Bhuptani, S., Jecks, M., Henn, C., Pearce-Smith, N., Knight, S., Regan, M., & Sheron, N. (2024). The relationship between the price and demand of alcohol, tobacco, unhealthy food, sugar-sweetened beverages, and gambling: an umbrella review of systematic reviews. *BMC Public Health, 24*(1), 1286. https://doi.org/10.1186/s12889-024-18599-3

Chassaing, B., Koren, O., Goodrich, J. K., Poole, A. C., Srinivasan, S., Ley, R. E., & Gewirtz, A. T. (2015). Dietary emulsifiers impact the mouse gut microbiota promoting colitis and metabolic syndrome. *Nature, 519*(7541), 92–96. https://doi.org/10.1038/nature14232

Debras, C., Chazelas, E., Sellem, L., Porcher, R., Druesne-Pecollo, N., Esseddik, Y., de Edelenyi, F. S., Agaësse, C., De Sa, A., Lutchia, R., Fezeu, L. K., Julia, C., Kesse-Guyot, E., Allès, B., Galan, P., Hercberg, S., Deschasaux-Tanguy, M., Huybrechts, I., Srour, B., & Touvier, M. (2022). Artificial sweeteners and risk of cardiovascular diseases: results from the prospective NutriNet-Santé cohort. *BMJ, 378*, e071204. https://doi.org/10.1136/bmj-2022-071204

Effertz, T. (2008). *Kindermarketing – Analyse und rechtliche Empfehlungen.* Frankfurt a. M.: Peter Lang Verlag.

Effertz, T. (2022a). Das Ausmaß von Kindermarketing ungesunder Lebensmittel in TV und Internet in Deutschland [The Extent of Unhealthy Food Marketing to Children on TV and Internet in Germany]. *Adipositas – Ursachen, Folgeerkrankungen, Therapie, 16*(02), 106–112. https://doi.org/10.1055/a-1782-4974

Effertz, T. (2022b). Kindermarketing für ungesunde Lebensmittel. *Monatsschrift Kinderheilkunde, 170*(2), 133–138. https://doi.org/10.1007/s00112-021-01404-5

Effertz, T., & Adams, M. (2015). Effektive Prävention von Adipositas durch Kindermarketingverbote und Steuerstrukturänderungen. *Prävention und Gesundheitsförderung, 10*(1), 55–61. https://doi.org/10.1007/s11553-014-0464-z

Effertz, T., Engel, S., Verheyen, F., & Linder, R. (2016). The costs and consequences of obesity in Germany: a new approach from a prevalence and life-cycle perspective. *European Journal of Health Economics, 17*(9), 1141–1158. https://doi.org/10.1007/s10198-015-0751-4

Fazzino, T. L., Courville, A. B., Guo, J., & Hall, K. D. (2023). Ad libitum meal energy intake is positively influenced by energy density, eating rate and hyper-palatable food across four dietary patterns. *Nature Food, 4*(2), 144–147. https://doi.org/10.1038/s43016-022-00688-4

Fazzino, T. L., Rohde, K., & Sullivan, D. K. (2019). Hyper-Palatable Foods: Development of a Quantitative Definition and Application to the US Food System Database. *Obesity (Silver Spring), 27*(11), 1761–1768. https://doi.org/10.1002/oby.22639

Fleissig, A. R. (2022). Habit persistence in food purchases. *Applied Economics Letters, 29*(11), 1033–1036. https://doi.org/10.1080/13504851.2021.1907277

Gupta, S., Hawk, T., Aggarwal, A., & Drewnowski, A. (2019). Characterizing Ultra-Processed Foods by Energy Density, Nutrient Density, and Cost. *Frontiers in Nutrition, 6*, 70. https://doi.org/10.3389/fnut.2019.00070

Huangfu, P., Pearson, F., Abu-Hijleh, F. M., Wahlich, C., Willis, K., Awad, S. F., Abu-Raddad, L. J., & Critchley, J. A. (2024). Impact of price reductions, subsidies, or financial incentives on healthy food purchases and consumption: a systematic review and meta-analysis. *The Lancet Planetary Health, 8*(3), e197–e212. https://doi.org/10.1016/S2542-5196(24)00004-4

Institute of Medicine (2006). *Food Marketing to Children and Youth: Threat or Opportunity?* The National Academies Press. https://doi.org/doi:10.17226/11514

International Agency for Research on Cancer (IARC) (2023). *Aspartame hazard and risk assessment results released.* https://www.iarc.who.int/wp-content/uploads/2023/07/Aspartame_PR.pdf

Juul, F., Martinez-Steele, E., Parekh, N., & Monteiro, C. A. (2025). The role of ultra-processed food in obesity. *Nature Reviews Endocrinology, 21*(11), 672–685. https://doi.org/10.1038/s41574-025-01143-7

Kelly, B., Halford, J. C. G., Boyland, E. J., Chapman, K., Bautista-Castaño, I., Berg, C., Caroli, M., Cook, B., Coutinho, J. G., Effertz, T., Grammatikaki, E., Keller, K., Leung, R., Manios, Y., Monteiro, R., Pedley, C., Prell, H., Raine, K., Recine, E., ... Summerbell, C. (2010). Television Food Advertising to Children: A Global Perspective. *American Journal of Public Health, 100*(9), 1730–1736. https://doi.org/10.2105/ajph.2009.179267

Krupa, H., Gearhardt, A. N., Lewandowski, A., & Avena, N. M. (2024). Food Addiction. *Brain Sciences, 14*(10), 952. https://www.mdpi.com/2076-3425/14/10/952

Laffont, J.-J., & Martimort, D. (2002). *The Theory of Incentives. The Principal-Agent Model.* Princeton: Princeton University Press. https://doi.org/10.2307/j.ctv7h0rwr

Lasschuijt, M. P., Heuven, L. A. J., Gonzalez-Estanol, K., Siebelink, E., Chen, Y., & Forde, C. G. (2025). The Effect of Energy Density and Eating Rate on Ad Libitum Energy Intake in Healthy Adults—A Randomized Controlled Study. *The Journal of Nutrition, 155*(8), 2602–2610. https://doi.org/10.1016/j.tjnut.2025.06.006

Meng, Y., Li, S., Khan, J., Dai, Z., Li, C., Hu, X., Shen, Q., & Xue, Y. (2021). Sugar- and Artificially Sweetened Beverages Consumption Linked to Type 2 Diabetes, Cardiovascular Diseases, and All-Cause Mortality: A Systematic Review and Dose-Response Meta-Analysis of Prospective Cohort Studies. *Nutrients, 13*(8). https://doi.org/10.3390/nu13082636

Monteiro, C. A., Cannon, G., Levy, R. B., Moubarac, J.-C., Louzada, M. L. C., Rauber, F., Khandpur, N., Cediel, G., Neri, D., Martinez-Steele, E., Baraldi, L. G., & Jaime, P. C. (2019). Ultra-processed foods: what they are and how to identify them. *Public Health Nutrition, 22*(5), 936–941. https://doi.org/10.1017/S1368980018003762

Morin, J.-P., Rodríguez-Durán, L. F., Guzmán-Ramos, K., Perez-Cruz, C., Ferreira, G., Diaz-Cintra, S., & Pacheco-López, G. (2017). Palatable Hyper-Caloric Foods Impact on Neuronal Plasticity [Review]. *Frontiers in Behavioral Neuroscience, Volume 11 – 2017.* https://doi.org/10.3389/fnbeh.2017.00019

Norman, J., Kelly, B., Boyland, E., & McMahon, A.-T. (2016). The Impact of Marketing and Advertising on Food Behaviours: Evaluating the Evidence for a Causal Relationship. *Current Nutrition Reports, 5*(3), 139–149. https://doi.org/10.1007/s13668-016-0166-6

Osei-Assibey, G., Dick, S., Macdiarmid, J., Semple, S., Reilly, J. J., Ellaway, A., Cowie, H., & McNeill, G. (2012). The influence of the food environment on overweight and obesity in young children: a systematic review. *BMJ Open, 2*(6). https://doi.org/10.1136/bmjopen-2012-001538

Payen de la Garanderie, M., Hasenbohler, A., Dechamp, N., Javaux, G., Szabo de Edelenyi, F., Agaësse, C., De Sa, A., Bourhis, L., Porcher, R., Pierre, F., Coumoul, X., Kesse-Guyot, E., Allès, B., Fezeu, L. K., Cosson, E., Tatulashvili, S., Huybrechts, I., Hercberg, S., Deschasaux-Tanguy, M., … Touvier, M. (2025). Food additive mixtures and type 2 diabetes incidence: Results from the NutriNet-Santé prospective cohort. *PLOS Medicine, 22*(4), e1004570. https://doi.org/10.1371/journal.pmed.1004570

Pearlman, M., Obert, J., & Casey, L. (2017). The Association Between Artificial Sweeteners and Obesity. *Current Gastroenterology Reports, 19*(12), 64. https://doi.org/10.1007/s11894-017-0602-9

Pursey, K. M., Davis, C., & Burrows, T. L. (2017). Nutritional Aspects of Food Addiction. *Current Addiction Reports, 4*(2), 142–150. https://doi.org/10.1007/s40429-017-0139-x

Sadeghirad, B., Duhaney, T., Motaghipisheh, S., Campbell, N. R., & Johnston, B. C. (2016). Influence of unhealthy food and beverage marketing on children's dietary intake and preference: a systematic review and meta-analysis of randomized trials. *Obesity Reviews, 17*(10), 945–959. https://doi.org/10.1111/obr.12445

Salame, C., Javaux, G., Sellem, L., Viennois, E., de Edelenyi, F. S., Agaësse, C., De Sa, A., Huybrechts, I., Pierre, F., Coumoul, X., Julia, C., Kesse-Guyot, E., Allès, B., Fezeu, L. K., Hercberg, S., Deschasaux-Tanguy, M., Cosson, E., Tatulashvili, S., Chassaing, B., … Touvier, M. (2024). Food additive emulsifiers and the risk of type 2 diabetes: analysis of data from the NutriNet-Santé prospective cohort study. The *Lancet Diabetes & Endocrinology, 12*(5), 339–349. https://doi.org/10.1016/s2213-8587(24)00086-x

Schienkiewitz, A., Kuhnert, R., Blume, M., & Mensink, G. B. M. (2022). Übergewicht und Adipositas bei Erwachsenen in Deutschland – Ergebnisse der Studie GEDA 2019/2020-EHIS. *Journal of Health Monitoring, 7*(3), 23–31. https://doi.org/10.25646/10292

Starker, A., Schienkiewitz, A., Damerow, S., & Kuhnert, R. (2025). Verbreitung von Adipositas und Rauchen bei Erwachsenen in Deutschland–Entwicklung von 2003 bis 2023. *Journal of Health Monitoring, 10*(1), e12990. https://doi.org/10.25646/12990

Thow, A. M., Jan, S., Leeder, S., & Swinburn, B. (2010). The effect of fiscal policy on diet, obesity and chronic disease: a systematic review. *Bull World Health Organ, 88*(8), 609–614. https://doi.org/10.2471/blt.09.070987

Wilcox, C. E., & Farrar, D. C. (2021). Highly Palatable Foods Are Addictive. In C. E. Wilcox (Hrsg.), *Food Addiction, Obesity, and Disorders of Overeating: An Evidence-Based Assessment and Clinical Guide* (S. 153–163). Cham: Springer International Publishing. https://doi.org/10.1007/978-3-030-83078-6_11

Witkowski, M., Nemet, I., Alamri, H., Wilcox, J., Gupta, N., Nimer, N., Haghikia, A., Li, X. S., Wu, Y., Saha, P. P., Demuth, I., König, M., Steinhagen-Thiessen, E., Cajka, T., Fiehn, O., Landmesser, U., Tang, W. H. W., & Hazen, S. L. (2023). The artificial sweetener erythritol and cardiovascular event risk. *Nature Medicine, 29*(3), 710–718. https://doi.org/10.1038/s41591-023-02223-9

Kapitel 14 | Nachhaltige Lebensmittelproduktion und Maßnahmen zur Reduzierung von Lebensmittelverschwendung

Nadine Berling

Zusammenfassung | Die globale Lebensmittelproduktion steht zwischen wachsender Nachfrage, ökologischen Grenzen und sozialer Verantwortung. Der Landwirtschaftssektor verursacht bis zu 37 % der Treibhausgasemissionen, 70 % des Süßwasserverbrauchs und trägt stark zum Biodiversitätsverlust bei.
Die industrielle Landwirtschaft führte zwar zu höheren Erträgen, aber auch zu genetischer Verarmung und Umweltbelastungen. Nachhaltige Produktion setzt auf Biodiversität, Ressourcenschonung, faire Bedingungen und technologische Innovationen. Trotz Lebensmittel-Überproduktion herrscht weltweit Hunger: rund 19 % aller Lebensmittel werden verschwendet. Besonders wichtig ist die Reduktion von Lebensmittelabfällen. In Deutschland fallen jährlich 11 Millionen Tonnen an, über die Hälfte in Haushalten. Bildung, Monitoring und optimierte Planung sind zentrale Lösungsansätze.

Schlüsselwörter | Nachhaltigkeit, Biodiversität, Ernährungssicherheit, Ressourcenschonung, Klimaanpassung

1 Hintergrund und Relevanz des Themas

Die weltweite Lebensmittelproduktion steht im Spannungsfeld von wachsender Nachfrage, ökologischen Grenzen, politischen Konflikten und globaler Gesundheit (FSIN & GNAFC, 2025, S. 6–17; Guiné, 2024, S. 2). Gleichzeitig entfallen geschätzte 21–37 % der globalen Treibhausgasemissionen und etwa 70 % des Süßwasserverbrauchs auf die Landwirtschaft, die gleichzeitig ein wesentlicher Treiber von Biodiversitätsverlust und Bodendegradation ist (Shukla et al., 2019, S. 58; UN, 2022, S. 21). Hinzu kommt, dass weltweit etwa 19 % aller produzierten Lebensmittel verloren gehen oder verschwendet werden (UNEP, 2024, S. XII). Dies stellt ein Paradox angesichts der Tatsache dar, dass hunderte Millionen Menschen weltweit von Hunger und Mangelernährung betroffen sind (FSIN & GNAFC, 2025, S. 194).

Nachhaltige Lebensmittelproduktion bietet hier zentrale Lösungsansätze: Sie kann ökologische Belastungen senken, die Widerstandsfähigkeit von Ernährungssystemen erhöhen und eine gesunde, ausgewogene Ernährung fördern (Guiné, 2024, S. 1). Maßnahmen zur Reduktion von Lebensmittelverschwendung leisten darüber hinaus einen direkten Beitrag zum Klimaschutz, zur **Ressourcenschonung** und zur **Ernährungssicherheit** (UNEP, 2024, S. XX). Für die Public Health eröffnet dies Chancen, Krankheitslasten zu verringern und verbesserte Ernährungsweisen zu fördern.

2 Lebensmittelproduktion

2.1 Wandel der Lebensmittelproduktion

Seit der Mitte des 20. Jahrhunderts haben technologische Neuerungen die Landwirtschaft stark verändert (WBAE, 2020, S. 9). Verbesserte Hochleistungssorten, ausgeweitete Bewässerungssysteme, moderne Maschinen sowie der vermehrte Einsatz von synthetischen Düngemitteln und Pflanzenschutzmitteln führten zu erheblich höheren Erträgen. Daher trug die Landwirtschaft maßgeblich dazu bei, den Hunger weltweit einzudämmen und die Versorgungslage zu verbessern (Hufnagel, 2023, S. 87). Gleichzeitig etablierte sich jedoch ein Ernährungssystem, das vor allem auf maximale Produktivität und standardisierte, kostengünstige Produktion großer Mengen ausgerichtet ist (WBAE, 2020, S. 9). Heute wird dieses Modell der industriellen Landwirtschaft zunehmend kritisiert, da es erhebliche negative Folgen für Umwelt, Gesellschaft und menschliche Gesundheit nach sich zieht (IPES-Food, 2018, S. 8). Die hohen Kosten und Belastungen machen die Intensivierung der Landwirtschaft zu einem Hindernis für das Erreichen zahlreicher Nachhaltigkeitsziele der Vereinten Nationen (Agenda 2030) (Kirschke et al., 2019, S. 1–2). Hauptprobleme sind unter anderem der hohe Wasserverbrauch, die Degradierung von Böden, die Umgestaltung von Landschaften sowie die Belastung von Ökosystemen durch Dünger und Pestizide (IPES-Food, 2023, S. 6; Kirschke et al., 2019, S. 13; WBA et al., 2013, S. 8–9). Hinzu kommt eine zunehmende Vereinheitlichung entlang der Wertschöpfungskette, die mit einem deutlichen Verlust an Vielfalt einhergeht (WBA et al., 2013, S. 9).

Der Übergang von vielfältigen Anbausystemen hin zu vereinfachten, überwiegend getreideorientierten Strukturen hat innerhalb von fünf Jahrzehnten zu einem massiven Rückgang der **Biodiversität** geführt. Von den weltweit etwa 7000 essbaren Pflanzenarten werden heute nur rund 255 kultiviert (Khoury et al., 2023, S. 5). Lediglich vier davon liefern mehr als 50 % des globalen Kalorienbedarfs: Weizen (20 %), Reis (16 %), Mais (13 %) und Soja (8 %) (D´Odorico et al., 2014, S. 460). Zudem wird angenommen, dass bereits im vergangenen Jahrhundert etwa 3/4 der genetischen Vielfalt von Kulturpflanzen verloren gegangen sind, da traditionelle Sorten durch ertragreichere und einheitlichere Varianten ersetzt wurden (FAO, 2013, S. viii). Setzt sich dieser Trend fort, könnten laut Aussagen *Food and Agriculture*

Organization of the United Nations (Deutsch: Ernährungs- und Landwirtschaftsorganisation der Vereinten Nationen) (FAO) bis 2050 weitere 33 % der noch verfügbaren Kulturpflanzen verschwinden (FAO, 2013, S. viii). Das ist problematisch, da genetische Verarmung die **Ernährungssicherheit** schwächt, da sie die Resilienz des globalen Ernährungssystems mindert (D´Odorico et al., 2014, S. 460; Swarup et al., 2021, S. 841–844):

- Verringerte Widerstandsfähigkeit gegen pflanzliche Erkrankungen und Schädlinge: Eine Vielfalt genetisch verschiedener Nutzpflanzen reduziert durch einige Resistenzen oder Anpassungen die Ausbreitung von Krankheitserregern und Schädlingen.
- Gesteigerte Anfälligkeit gegenüber Klimawandel und Extremwetter: Genetisch vielfältige Sorten verfügen über verschiedene Toleranzen, z. B. gegenüber Hitze, Überschwemmungen oder Kälte
- Einschränkung bei Züchtung und Innovation: Genetische Vielfalt ist die Grundlage für Züchtung resistenter, ertragsreicher und nährstoffreicher Nahrungspflanzen, und damit der Weiterentwicklung des Ernährungssystems.
- Abhängigkeit von wenigen Grundnahrungsmitteln: Bereits heute liefern vier Kulturpflanzen mehr als 50 % der globalen Kalorien.

Der Verlust genetischer Vielfalt bei Kulturpflanzen zeigt bereits, wie stark Ernährungssysteme durch Vereinheitlichung gefährdet sind. Ähnliche Entwicklungen zeichnen sich bezüglich der Vielfalt von Nutztierrassen ab. Nach Angaben der FAO gelten mehr als 25 % der lokalen Rassen als gefährdet, da wenige Hochleistungsrassen den Weltmarkt dominieren (FAO, 2017). Diese genetische Verarmung reduziert die Anpassungsfähigkeit an regionale Umweltbedingungen und erschwert die Züchtung widerstandsfähiger Tiere gegenüber Klimawandel, Krankheiten oder veränderten Futterressourcen. Traditionelle Rassen besitzen hingegen wertvolle Eigenschaften wie Robustheit oder Krankheitsresistenz, die für nachhaltige Landwirtschaft zentral sind. Der Schutz und die Dokumentation genetischer Ressourcen, etwa über das FAO-Programm „*Domestic Animal Diversity Information System*" (DAD-IS) (FAO, 2024), können daher zur langfristigen und nachhaltigen **Ernährungssicherheit** und der Resilienz globaler Lebensmittelsysteme beitragen.

2.2 Nachhaltigkeitsaspekte in der Lebensmittelproduktion

Nachhaltigkeit in der **Lebensmittelproduktion** beruht auf einem Zusammenspiel ökologischer, sozialer und ökonomischer Dimensionen (Grehl & Rettenmaier, 2023, S. 23). Im Zentrum stehen der Schutz und die Regeneration natürlicher Ressourcen, die Sicherung von Ernährungssystemen sowie faire Bedingungen für alle Beteiligten entlang der Wertschöpfungskette (IPES-Food, 2023, S. 8). → Tab. 14.1 liefert eine zusammenfassende Übersicht zu Produktionsweisen, die (bestimmte) Nachhaltigkeitsaspekte und deren Dimension im Nachhaltigkeitskontext erfüllen.

Produktionsweise	vorrangige Dimension	Kurzbeschreibung
Mischkulturen	ökologisch	Kombination von Pflanzenarten, verbessert Bodenqualität und Nährstoffkreisläufe
Agroforstsysteme	ökologisch	Integration von Bäumen und Landwirtschaft, fördert Biodiversität
regenerative Landwirtschaft	ökologisch	ganzheitlicher Ansatz in der Landbewirtschaftung, erhält und baut Humus auf, bindet CO_2 im Boden
ökologische Landwirtschaft	ökologisch	Einsatz natürlicher Ressourcen und Förderung der biologischen Vielfalt, basiert auf Nachhaltigkeitsprinzipien
Weidehaltung	ökologisch	Tierhaltung außerhalb von festen Gebäuden, verbessert die Bodenfruchtbarkeit
solidarische Landwirtschaft	sozial	Kooperation zwischen Landwirt:innen und Konsument:innen, setzt auf faire Bezahlung
Urban Garding	sozial	Gemeinschaftliche Gärten, fördert lokale Erzeugung und Bildung
fairer Handel	sozial	kontrollierter Handel, fördert soziale Gerechtigkeit und faire Einkommen für Produzent:innen

Präzisions-landwirtschaft	ökonomisch/ technologisch	verschiedene landwirtschaftliche Strategien und Technologien, optimiert den Einsatz von Ressourcen
Vertical Farming	ökonomisch/ technologisch	mehrstöckiger Anbau, spart Fläche und Wasser

Tab. 14.1: Nachhaltige Lebensmittelproduktionsweisen (eigene Darstellung nach Antoni-Komar, 2023, S. 20; Doyle et al., 2022, S. 941; FAO et al., 2020, S. 314; 437; Fiedler, 2023, S. 50; Mgendi, 2024, S. 4)

Ein zentraler Aspekt ist die Förderung der **Biodiversität** durch vielfältige Anbausysteme, geschlossene Nährstoffkreisläufe und den Schutz der Bodenfruchtbarkeit (FAO et al., 2020, S. 264). Beispiele sind Mischkulturen aus Getreide und Hülsenfrüchten, die Stickstoff im Boden binden, oder Agroforstsysteme, in denen Bäume Schatten spenden und Lebensräume für Insekten bieten. Damit verbunden sind Maßnahmen zur **Klimaanpassung** und Klimaänderungsminderung, etwa durch CO_2-Bindung im Boden, Humusaufbau, dauerhafte Begrünung und schonende Bodenbearbeitung (FAO et al., 2020, S. 437). Beispielsweise können Zwischenfrüchte wie Klee oder Senf die Bedingungen für Bodenorganismen verbessern und die Ertragsquantität und -qualität von Nutzpflanzen steigern (FAO et al., 2020, S. 314).

Grundsätzlich setzen nachhaltige Produktionssysteme auf gesündere Böden, natürliche Pflanzenschutzmethoden wie Nützlingsförderung und ressourcenschonenden Einsatz von Betriebsmitteln. Parallel wird eine Steigerung der Effizienz angestrebt, etwa durch digitale Technologien in der Präzisionslandwirtschaft, die Wasser- und Düngemitteleinsatz exakt an den Bedarf anpassen (Mgendi, 2024, S. 4).

Auch eine Reduktion von Pestiziden, Antibiotika und synthetische Düngemittel spielt eine wichtige Rolle im Nachhaltigkeitskontext (Mgendi, 2024, S. 4). Beispiele sind der Verzicht auf Glyphosat oder die Haltung von Weidetieren, die durch natürliche Düngung die Bodenfruchtbarkeit fördern. Auch Tierwohl, Tierschutz und der Erhalt genetischer Vielfalt gelten als Schlüsselfaktoren, weil sie die ökologische Stabilität und wirtschaftliche Widerstandsfähigkeit sichern können (Doyle et al., 2022, S. 941).

Neben ökologischen Kriterien spielen soziale Aspekte eine bedeutende Rolle: faire Einkommen, Beteiligung lokaler Gemeinschaften, regionale Wertschöpfung und kurze Lieferketten stärken das Vertrauen zwischen

Produzenten und Konsumenten (Renner et al., 2021, S. M409). Beispiele sind solidarische Landwirtschaft oder Direktvermarktung über Wochenmärkte. Auch innovative urbane Modelle wie *Vertical Farming* (vertikale Landwirtschaft, also mehrstöckiger, landwirtschaftlicher Anbau in z. B. Großstädten) oder *Urban Gardening* (Gemeinschaftsgärten) können einen Beitrag leisten, bleiben jedoch oft auf Nischen beschränkt (Antoni-Komar, 2023, S. 20).

Kritisch diskutiert werden Fragen der Produktivität und Flächennutzung: Während ökologische Verfahren viele Umweltvorteile bieten, bringen sie teils geringere Erträge und höhere Kosten mit sich (Grehl & Rettenmaier, 2023, S. 25). Daher gilt die Kombination unterschiedlicher Ansätze – von ökologischer Landwirtschaft und fairem Handel über regenerative Methoden bis zu High-Tech-Lösungen – als besonders vielversprechend (Fiedler, 2023, S. 50).

Eine nachhaltige **Lebensmittelproduktion** beruht folglich nicht auf einer einzelnen Methode, sondern auf der intelligenten Verknüpfung ökologischer, technologischer und sozialer Maßnahmen, die zusammen **Ernährungssicherheit**, Umwelt- und Klimaschutz sowie soziale Gerechtigkeit fördern.

3 Lebensmittelverschwendung

3.1 Reduktion als Schlüsselstrategie für nachhaltigen Konsum und Klimaschutz

In Deutschland fielen entlang der Lebensmittelversorgungskette (ab der landwirtschaftlichen Produktion bis zum Teller) 2022 rund 11 Millionen Tonnen Lebensmittelabfälle an (BMLEH, 2024). Hiervon verantworten private Haushalte 6,4 Millionen Tonnen (58 %). 2 Millionen Tonnen (18 %) entfallen auf die Außer-Haus-Verpflegung, 1,6 Millionen Tonnen (15 %) auf die Verarbeitung, 0,8 Millionen Tonnen (7 %) auf den Handel und 0,2 Millionen Tonnen (2 %) auf die Primärproduktion (BMEL, 2024). Gemäß des Ziels 12.3 für eine nachhaltige Entwicklung der Vereinten Nationen (UN-Agenda 2030) ist eine Verringerung der Lebensmittelabfälle pro Person um 50 % vorgesehen, was auch für Deutschland zutrifft (UN, 2015). Die Folgen von Lebensmittelverschwendung sind sowohl ökologisch als auch ökonomisch erheblich: Neben der Verschwendung von Ressourcen wie Wasser, Energie und Ackerflächen trägt die Lebensmittelvernichtung erheblich zu Treibhausgasemissionen bei (FAO, 2019, S. 18). So entstehen entlang der Wertschöpfungskette Emissionen, die vermeidbar wären, würde ein effizienterer Konsum- und Produktionsstil umgesetzt. Studien zeigen, dass bereits durch optimiertes Konsumverhalten und verbesserte Logistiksysteme erhebliche Einsparungen erzielt werden könnten (Hebrok & Boks, 2017). Damit stellt die Reduktion von Lebensmittelabfällen in Privathaushalten und in der Außer-Haus-Verpflegung eine Schlüsselstrategie für nachhaltigen Konsum und Klimaschutz dar.

3.2 Privathaushalte

Mehr als die Hälfte aller Lebensmittelabfälle in Deutschland stammt aus Privathaushalten (BMLEH, 2024). Rund 30 % dieser Lebensmittelabfälle werden als vermeidbar eingestuft (1,87 Millionen Tonnen) (BMLEH, 2024). Haushalte mit älteren Menschen produzieren oftmals weniger Lebensmittelabfälle als Haushalte mit jüngeren Menschen (UBA, 2025).

Zu den wichtigsten Gründen für die Entstehung von Lebensmittelabfällen gehören unsichere Portionsplanung sowie der Kauf von zu großen

Packungs-/Portionsgrößen, Fehlinterpretation des Mindesthaltbarkeitsdatums (MHD, zu verbrauchen bis...), falsche Lagerung sowie Impuls- und Vorratseinkäufe (UBA, 2025). Wendet man den Blick auf die am häufigsten vorkommenden Lebensmittelabfälle, zeigt sich zudem, dass der größte Teil der Lebensmittelabfälle (35 %) auf falsch gelagertes Obst und Gemüse zurückgeht. Diese Abfälle kosten die Privathaushalte jährlich rund 137 Euro (Hübsch, 2021, S. 64).

Obwohl viele Menschen die Lebensmittelabfälle verringern möchten und (theoretisch) wissen, welche Maßnahmen nötig sind, wird dieses Wissen nicht umgesetzt. Zu den Ursachen gehören z. B. Gewohnheiten und eine mangelnde Übersicht über Vorräte (Elsayed et al., 2024, S. M510). Eine Steigerung der Ernährungskompetenz bietet daher Potenziale, um Lebensmittelverschwendung in Privathaushalten zu senken (Scherenberg & Berling, 2024, S. 96). Beispiele für Praxislösungen werden in → Tab. 14.2 vorgestellt.

Problem (Haushalt)	Praxislösungen
Überkauf und Fehlplanung	Einkaufslisten, Portionsplanung, Vorratsmanagement, Nudging zu Änderung von Lagerungsgewohnheiten
MHD-Verwirrung	Info-Kampagnen, Rezepte für Reste
falsche Lagerung	Kühlschrank-Regeln, Haltbarkeits-Apps.

Tab. 14.2: Häufige Gründe für Lebensmittelverschwendung in deutschen Privathaushalten und Praxislösungen (eigene Darstellung, zitiert nach Elsayed et al., 2025, S. M510; UBA, 2025)

Um das UN-Agenda 2030 Ziel in Deutschland zu erreichen (eine Verringerung der Lebensmittelabfälle pro Person um 50 %) (UN, 2015), gibt es diverse staatliche und private Programme, die in → Tab. 14.3 dargestellt werden.

staatliche Programme/ Kampagnen	Bildungs-, Markt- und Privatinitiativen
nationale Strategie gegen Lebensmittelverschwendung	Sharing-/Rescue-Apps (z. B. Too Good To Go)
Zu gut für die Tonne	Supermarkt-Imperfekt-Sortimente, z. B. Gemüseangebot, das bezüglich Größe und Aussehen von den gängigen Standards abweicht.
	Verbraucherschulungen

Tab. 14.3: Auswahl von Programmen und Lösungsansätzen zur Reduktion von Lebensmittelabfällten in Privathaushalten (eigene Darstellung, zitiert nach UBA, 2025)

3.3 Außer-Haus-Verpflegung

Weniger Lebensmittelabfälle in Deutschland als in Privathaushalten gehen auf die Außer-Haus-Verpflegung zurück. Dennoch sind die Mengen mit 2 Millionen Tonnen Lebensmittelabfällen pro Jahr gigantisch (BMLEH, 2024).

Hauptursachen sind Überproduktion, zu große Portionsgrößen (unsichere Nachfrageprognosen) und mangelndes Monitoring (keine Messung und Datenerhebung). Fehler bei der Speisenplanung sowie bei der Lagerung und der Umsetzung von Hygienevorgaben führen dazu, dass Reste entstehen oder Lebensmittel zerstört werden. Dazu kommen Kundenverhalten (unvollständig verzehrte Portionen, Rückläufer) und betriebsspezifische Prozesse (Buffets, Vorbereitung „Mise-en-place") (Kuntscher et al., 2022, S. M69).

Im Auftrag des Thünen-Instituts wurden 2022 Ergebnisse aus einer Studie zur Reduktion von Lebensmittelabfällen in der Außer-Haus-Verpflegung in Deutschland veröffentlicht.

Es wurden drei zentrale Lösungsstrategien identifiziert (Kuntscher et al., 2022, S. M70–M71):

1. **Abfallmonitoring:** Das Abfallmonitoring bildet die Grundlage aller Maßnahmen. Durch regelmäßiges Wiegen und Dokumentieren der Abfälle können Verlustquellen wie Ausgabeverluste, Tellerreste oder Überproduktion präzise identifiziert werden. Die erhobenen Daten ermöglichen eine verbesserte Bedarfsprognose und Produktionsplanung, wodurch Übermengen und damit verbundene Abfälle reduziert werden.

2. **Förderung des Küchen- und Servicepersonals:** Die Förderung des Küchen- und Servicepersonals zielt auf Motivation, Schulung und Kommunikation ab. Mitarbeitende werden für die ökologischen und ökonomischen Folgen von Lebensmittelabfällen sensibilisiert, in Entscheidungsprozesse einbezogen und durch klare Verantwortlichkeiten und regelmäßige Absprachen gestärkt. Schulungen, interne Meetings und Anreizsysteme fördern ein gemeinsames Verantwortungsbewusstsein. Maßnahmen wie die flexible Nachproduktion oder Weiterverwertung von Resten tragen zusätzlich zur Abfallvermeidung bei.
3. **Optimierung des Gastbereichs:** Die Optimierung des Gastbereichs konzentriert sich auf die Reduktion von Ausgabeverlusten und Tellerresten. Hierzu gehören kleinere Portionsgrößen, flexible Beilagenwahl, angepasste Vorlegebestecke, kleinere Behälter am Buffet sowie Aufklärung der Gäste über Lebensmittelwertschätzung. Durch diese kombinierten Strategien kann die Abfallmenge in allen Betriebsbereichen messbar gesenkt werden, ohne die Gästezufriedenheit zu beeinträchtigen.

4 Fazit und Implikationen für die Praxis

Um ökologische Belastungen zu senken, **Ernährungssicherheit** zu stärken und soziale Gerechtigkeit zu fördern, ist eine nachhaltige **Lebensmittelproduktion** und ein nachhaltigerer Umgang mit Ressourcen entlang der gesamten Wertschöpfungskette unabdingbar. Auf Grundlage voranstehender Erkenntnisse können folgende Implikationen für die Praxis abgeleitet werden:

- **Förderung vielfältiger Anbausysteme:** Die gezielte Förderung agrarischer Diversität – etwa durch Mischkulturen, Agroforstsysteme und regionale Sorten – stärkt die ökologische Stabilität, reduziert Abhängigkeiten von wenigen Grundnahrungsmitteln und erhöht die Resilienz gegenüber dem Klimawandel. Biodiversitätsfördernde Produktionssysteme sollten daher als Leitprinzip nachhaltiger Landwirtschaft in politische und wirtschaftliche Entscheidungsprozesse integriert werden.
- **Digitalisierung in der Präzisionslandwirtschaft:** Der Einsatz digitaler Technologien zur präzisen Steuerung von Wasser-, Dünger- und Pflanzenschutzmitteleinsatz ermöglicht eine ressourcenschonende und effiziente Produktion. Die Implementierung solcher Systeme unterstützt Landwirte dabei, ökologische Belastungen zu minimieren und gleichzeitig ökonomische Wettbewerbsfähigkeit zu sichern.
- **Förderung regionaler Wertschöpfung und fairer Lieferketten:** Die Stärkung lokaler Produktions- und Vermarktungsstrukturen – etwa durch solidarische Landwirtschaft, Wochenmärkte oder regionale Beschaffungsnetzwerke – erhöht Transparenz, verkürzt Transportwege und schafft faire Einkommen. Regionale Wertschöpfung ist damit ein zentraler Hebel für sozial-ökologische Transformation und Konsumentenvertrauen.
- **Bildung und Bewusstseinsförderung in Privathaushalten:** Die systematische Aufklärung über richtige Lagerung, Portionsplanung und Interpretation des Mindesthaltbarkeitsdatums verringert vermeidbare Lebensmittelabfälle erheblich. Bildungskampagnen, Apps und Nudging-Ansätze sollten gezielt eingesetzt werden, um nachhaltige Alltagsroutinen zu fördern und Konsumentinnen und Konsumenten zu befähigen, Ressourcenverantwortung zu übernehmen.

- **Abfallmonitoring in der Außerhaus-Verpflegung und Personaleinbindung:** Ein strukturiertes Monitoring von Lebensmittelabfällen sowie die aktive Einbindung und Schulung des Küchen- und Servicepersonals erhöhen die Effizienz, Motivation und Verantwortungsbereitschaft in gastronomischen Betrieben. Partizipative Strategien stärken die Umsetzung nachhaltiger Praktiken und tragen messbar zur Reduktion von Abfällen bei.

Literatur

Antoni-Komar, I. (2023). Nachhaltige Ernährungsinitiativen. In VFED – Verband für Ernährung und Diätetik e. V. (Hrsg.), *Nachhaltige Ernährung: Regional, saisonal, fair und umweltschonend – gesund und lecker* (S. 18–22). Aachen: VFED.

Bonfadelli, H. (2014). Gesundheitskommunikation: Ein Forschungsfeld in Bewegung. In E. Baumann, M. R. Hastall, C. Rossmann, & A. E. Sowka (Hrsg.), *Gesundheitskommunikation als Forschungsfeld der Kommunikations- und Medienwissenschaft* (S. 12–35). Baden-Baden: Nomos.

Bundesministerium für Landwirtschaft, Ernährung und Heimat (BMLEH) (2024). *Lebensmittelabfälle in Deutschland: Aktuelle Zahlen nach Sektoren.* https://www.bmleh.de/DE/themen/ernaehrung/lebensmittelverschwendung/studie-lebensmittelabfaelle-deutschland.html

D'Odorico, P., Carr, J. A., Laio, F., Ridolfi, L., & Vandoni, S. (2014). Feeding humanity through global food trade. *Earth´s Future, 2*(9), 458–469. https://doi.org/10.1002/2014EF000250

Doyle, R. E., Campbell, A. J. D., Dione, M., Woodruff, M., Munoz, C., Alemayehu, G., Berhe, T. & Knight-Jones, T. (2022). The role of animal welfare in improving the future of farming. *Animal Production Science 62*(11), 937–943. https://doi.org/10.1071/an21562

Elsayed, M., Gibson, R., Michels, J., Wiese, I., Vornhusen, V., & Harff, C. (2024). „Fresh Guardian" – Verhaltensintervention mit Nudging-Elementen zur Reduktion von Lebensmittelabfällen in Privathaushalten. *Ernährungs Umschau 2024, 71*(9), M510–M513.

FAO, ITPS, GSBI, SCBD, & EC (2020). *State of knowledge of soil biodiversity – Status, challenges and potentialities, Report 2020.* Rom: FAO. https://doi.org/10.4060/cb1928en

Fiedler, M. (2023). Fair handeln: Bessere Handelsbedingungen für benachteiligte Produzentinnen und Produzenten. In VFED – Verband für Ernährung und Diätetik

e. V. (Hrsg.), *Nachhaltige Ernährung: Regional, saisonal, fair und umweltschonend – gesund und lecker* (S. 45–51). Aachen: VFED.

Food and Agriculture Organization of the United Nations (FAO) (2013). *Save and grow. A poliymaker´s guide to the sustainable intensification oft smallholder crop production.* Rom: FAO.

Food and Agriculture Organization of the United Nations (FAO) (2017). *New online tool to better safeguard animal genetic resources launched.* https://www.fao.org/newsroom/detail/New-online-tool-to-better-safeguard-animal-genetic-resources-launched/en

Food and Agriculture Organization of the United Nations (FAO) (2019). *The State of Food and Agriculture 2019. Moving forward on food loss and waste reduction.* https://openknowledge.fao.org/server/api/core/bitstreams/11f9288f-dc78-4171-8d02-92235b8d7dc7/content

Food and Agriculture Organization of the United Nations (FAO) (2024). *Domestic Animal Diversity Information System (DAD-IS).* https://www.fao.org/dad-is/en/

Food Security Information Network (FSIN), & Global Network Against Food Crises (GNAFC) (2025). *Global Report on Food Crisis 2025.* Rom: GRFC. https://doi.org/10.71958/wfp130664

Grehl, C., & Rettenmaier, N. (2023). Nachhaltigkeit und Umweltwirkungen der Lebens-mittelproduktion. In VFED – Verband für Ernährung und Diätetik e. V. (Hrsg.), *Nachhaltige Ernährung: Regional, saisonal, fair und umweltschonend – gesund und lecker* (S. 22–29). Aachen: VFED.

Guiné, R. P. F. (2024). The Challenges and Strategies of Food Security under Global Change. *Foods (Basel, Switzerland), 13*(13), 1–3. https://doi.org/10.3390/foods13132083

Hebrok, M., & Boks, C. (2017). Household food waste: Drivers and potential intervention points for design – An extensive review. *Journal of Cleaner Production, 151,* 380–392. https://doi.org/10.1016/j.jclepro.2017.03.069

Hübsch, H. (2021). *Systematische Erfassung des Lebensmittelabfalls der privaten Haushalte in Deutschland: Schlussbericht 2020.* https://www.bmleh.de/SharedDocs/Downloads/DE/_Ernaehrung/Lebensmittelverschwendung/GfK-Analyse-2020.pdf?__blob=publicationFile&v=4

Hufnagel, R. (2020). Geschichte des Hungers in Deutschland. *Ernährung im Fokus, 2,* 86–90.

International Panel of Experts on Sustainable Food Systems (IPES-Food) (2018). *Breaking away from industrial food and farming systems: Seven case studies of agroecological transition.* https://ipes-food.org/wp-content/uploads/2024/03/CS2_web.pdf

International Panel of Experts on Sustainable Food Systems (IPES-Food) (2023). *From Plate to Planet: How local governments are driving action on climate change through food.* https://ipes-food.org/wp-content/uploads/2024/03/PlatetoPlanetEN.pdf

Khoury, C. K., Sotelo, S., Amariles, D., & Hawtin, G. (2023). *The plants that feed the world – Baseline data and metrics to inform strategies for the conservation and use of plant genetic resources for food and agriculture.* Rom: FAO. https://doi.org/10.4060/cc6876en

Kirschke, S., Häger, A., Kirschke D., & Völker, J. (2019). Agricultural Nitrogen Pollution of Freshwater in Germany. The Governance of Sustaining a Complex Problem. *Water, 11*(12), 1–19. https://doi.org/10.3390/w11122450

Kuntscher, M., Goossens, Y., & Schmidt, T. (2022). Lebensmittelabfälle in der Außer-Haus-Verpflegung reduzieren – Handlungsempfehlungen für die Praxis. *Ernährungs Umschau, 69*(2), M68–M73.

Mgendi, G. (2024). Unlocking the potential of precision agriculture for sustainable farming. *Discover Agriculture, 2*(87), 1–24. https://doi.org/10.1007/s44279-024-00078-3

Renner, B., Arens-Azevedo, U., Watzl, B., Richter, M., Virmani, K., & Linseisen, J. (2021). DGE-Positionspapier zur nachhaltigen Ernährung. *Ernährungs Umschau, 68*(7), M406–M416.

Scherenberg, V., & Berling, N. (2024). Lebensmittelverschwendung – Welche Rolle spielt die Ernährungskompetenz. *Dr. med. Mabuse, 263*(1), 93–96.

Shukla, P. R., Skea J., Slade, R., van Diemen, R., Haughey, E., Malley, J., Pathak, M., & Portugal Pereira, J. (eds.) (2019). Technical Summary. In *Climate Change and Land: an IPCC special report on climate change, desertification, land degradation, sustainable land management, food security, and greenhouse gas fluxes in terrestrial ecosystems.* https://www.ipcc.ch/site/assets/uploads/sites/4/2020/07/03_Technical-Summary-TS_V2.pdf

Swarup, S., Cargill, E. J., Crosby, K., Flagel, L., Kniskern, J., & Glenn, K. C. (2021). Genetic diversity is indispensable for plant breeding to improve crops. *Crop Science, 61*, 839–852. https://doi.org/10.1002/csc2.20377

Umweltbundesamt (UBA) (2025). *Lebensmittelabfälle.* https://www.umweltbundesamt.de/themen/abfall-ressourcen/abfallwirtschaft/abfallvermeidung/lebensmittelabfaelle#undefined

United Nations (UN) (2015). *Chemicals and waste.* https://sdgs.un.org/topics/chemicals-and-waste#description

United Nations (UN) (2025). *The United Nations World Water Development Report 2022: Groundwater: Making the invisible visible.* Paris: UNESCO. https://unesdoc.unesco.org/ark:/48223/pf0000380721

United Nations Environment Programme (UNEP) (2024). *Think Eat Save. Tracking Progress to Halve Global Food Waste. Food Waste Index Report 2024.* https://wedocs.unep.org/20.500.11822/45230

Wissenschaftlicher Beirat für Agrarpolitik (WBA), Wissenschaftlicher Beirat für Düngungsfragen (WBD), & Sachverständigenrat für Umweltfragen der Bundesregierung (SRU) (2013). *Novellierung der Düngeverordnung: Nährstoffüberschüsse wirksam begrenzen.* https://www.bmleh.de/SharedDocs/Downloads/DE/_Ministerium/Beiraete/agrarpolitik/StellungnahmeDuengeVO.pdf?__blob=publicationFile&v=2

Wissenschaftlicher Beirat für Agrarpolitik, Ernährung und gesundheitlichen Verbraucherschutz beim BMEL (WBAE) (2020). *Politik für eine nachhaltigere Ernährung: Eine integrierte Ernährungspolitik entwickeln und faire Ernährungsumgebungen gestalten.* https://www.agrarallianz.ch/wp-content/uploads/ 2021/02/wbae-gutachten-nachhaltige-ernaehrung.pdf

Autorin

Prof. Dr. Nadine Berling
Fachbereich Public Health und Umweltgesundheit,
APOLLON Hochschule der Gesundheitswirtschaft, Bremen, Deutschland
E-Mail: nadine.berling@apollon-hochschule.de

Autor:innen im Überblick

Prof. Dr. **Nadine Berling** ist Professorin für Ernährungswissenschaften, insbesondere für Ernährungsberatung und Public Nutrition an der APOLLON Hochschule der Gesundheitswirtschaft in Bremen. Dort leitet sie den Studiengang Ernährungswissenschaften, B.Sc.

Ihre Lehr- und Forschungsschwerpunkte liegen auf den Themen Prävention und Therapie ernährungsassoziierter Erkrankungen. Zudem forscht Nadine Berling zur Tibetischen Medizin.

Gabriele Börries ist Oecotrophologin und seit September 2025 tätig als Dozentin am Institut für Ernährung, Konsum und Gesundheit der Universität Paderborn mit dem Schwerpunkt Lebensführung und Sozioökonomie des privaten Haushalts. Weitere berufliche Stationen waren das Helmholtz-Zentrum für Gesundheit und Umwelt, eine internationale Stiftung zur Ernährungsforschung sowie Lehrtätigkeiten an der Hochschule Osnabrück und an der APOLLON Hochschule.

Dr.[in] rer.nat. **Karin Buchart** ist Ernährungswissenschaftlerin und war mehr als 10 Jahre Lehrbeauftragte an der Universität Salzburg im Bereich Gastrosophie. Sie hat das Europäische Institut für Angewandte Pflanzenheilkunde mitbegründet und den Lehrgang Pflanzenheilkunde Praktikerin entwickelt, der in Österreich an vier Standorten durchgeführt wird. Die Schwerpunkte ihrer Arbeit sind Pflanzenwirkstoffe in Lebensmitteln, Nutrazeutika und Mikrobiom-Ernährung. Sie ist Autorin mehrerer Fachbücher.

PD Dr. **Tobias Effertz** ist wissenschaftlicher Mitarbeiter am Institut Recht der Wirtschaft im Arbeitsbereich Zivilrecht der Universität Hamburg. Seine Arbeitsschwerpunkte sind Präventionsökonomik, Kindermarketing und Kosten ungesunder Lebendstile.

Dr. med. univ. **Solmaz Golsabahi-Broclawski** hat die ärztliche Leitung des Medizinischen Instituts für transkulturelle Kompetenz (MITK) inne. Sie ist Fachärztin für Psychiatrie und Psychotherapie mit Schwerpunkt suchtmedizinische Versorgung, Ernährungsmedizin, Transkulturelle Medizin und Public Health. Sie ist als Dozentin an der Sigmund-Freud-Universität in Wien, an der Akademie für öffentliches Gesundheitswesen sowie an der Universität Witten Herdecke tätig.

Ronny Heldt-Döpel ist wissenschaftlicher Mitarbeiter und Studiengangkoordinator für Ernährungswissenschaften an der APOLLON Hochschule der Gesundheitswirtschaft. Sein Interesse gilt der Prävention lebensstilbezogener Erkrankungen und wissenschaftlichen Bewertung von Ernährungstrends. In seinen vorherigen Stationen als Projektleiter in der medizinischen Marktforschung und als Community Manager im Bereich angeborener Stoffwechselerkrankungen befasste er sich unter anderem mit der zielgruppenorientierten Kommunikation und Weiterentwicklung von gesundheitsbezogenen Dienstleistungen und Produkten.

Dr. sc. hum. **Silke Lichtenstein** hat Ökotrophologie und Gastronomie-Betriebswirtschaft studiert und ihre Expertise in vielfältigen beruflichen Kontexten eingebracht. Sie brennt für das Thema Ernährung und ist fest überzeugt von der Überlegenheit systemischer Denk- und Arbeitsweisen. Als Geschäftsführerin und wissenschaftliche Leiterin der Dr. Rainer Wild-Stiftung für gesunde Ernährung verwirklicht sie das Anliegen, den Wandel der Ernährungssysteme wertebasiert und lösungsorientiert voranzubringen.

Melanie Preuß (MPH) ist wissenschaftliche Mitarbeiterin im Fachbereich Public Health und Umweltgesundheit an der APOLLON Hochschule der Gesundheitswirtschaft in Bremen. Zudem ist sie Studiengangskoordinatorin für den Bachelor Public Health sowie die Masterstudiengänge Public Health (Schwerpunkt Prävention und psychische Gesundheit sowie Umwelt und Gesundheit). Sie hat ein Masterstudium in Public Health (Schwerpunkt Gesundheitsförderung und Prävention) in Bremen absolviert. Ihr Forschungsschwerpunkt liegt im Bereich der geschlechtersensiblen Prävention.

Prof. Dr. **Viviane Scherenberg,** MPH ist Dekanin des Fachbereichs Public Health und Umweltgesundheit an der APOLLON Hochschule der Gesundheitswirtschaft in Bremen. Zudem leitet sie den Bachelor Public Health sowie die Masterstudiengänge Public Health (Schwerpunkt Prävention und psychische Gesundheit sowie Umwelt und Gesundheit). Ihre Forschungsinteressen liegen insbesondere in der zukunftsorientierten Prävention (z. B. digitaler Prävention, digitaler Gesundheitskompetenz, Auswirkungen des Klimawandels auf die Gesundheit). An der Hochschule ist sie mitverantwortlich für die Leitung der Forschungsgruppe „Bildung und Gesundheit“.

Dr. oec. troph. **Lisa-Marie Schütz** ist freiberuflich als Lehrbeauftragte und Autorin an der Apollon Hochschule für Gesundheitswirtschaft tätig. Ihr Fokus liegt auf den naturwissenschaftlichen Grundlagen sowie dem Zusammenspiel von Ernährung und Sport. In spanischen Grundschulen entwickelt und leitet sie Präventionskurse, um Kinder frühzeitig vor Übergewicht zu schützen. Zuvor forschte sie an der Philipps-Universität Marburg im Bereich Arteriosklerose und unterrichtete Medizinstudierende in makroskopischer und mikroskopischer Anatomie.

Anna Umnig ist wissenschaftliche Mitarbeiterin bei der Dr. Rainer Wild-Stiftung in Heidelberg. Nach dem Bachelor in Ernährung und Versorgungsmanagement an der Hochschule Weihenstephan-Triesdorf absolvierte sie den Master in Lebensmittel- und Gesundheitswissenschaften an der Universität Bayreuth. Sie arbeitete bereits im Projekt „Ernährungsradar“, in dem sie wissenschaftliche Inhalte recherchierte und aufbereitete, und war im Betrieblichen Gesundheitsmanagement tätig. Ihre Forschungsinteressen liegen insbesondere in der mediterranen Ernährung sowie in der Prävention und Therapie metabolischer Erkrankungen.

Prof. Dr. rer. pol. **Michael Wurm** hat die AOK-Stiftungsprofessur für Arbeit und Gesundheit mit dem Schwerpunkt Gesundheitsförderung und Prävention an der Hochschule Magdeburg-Stendal inne. Ein Schwerpunkt seiner Arbeit ist die gesundheitsfördernde Organisationsentwicklung. In seinen vorherigen Stationen als Qualitätsmanager und Unternehmensentwickler bei großen Trägern der freien Wohlfahrtspflege befasste er sich unter anderem mit der Gestaltung von Verpflegungsangeboten für unterschiedliche Zielgruppen.

Prof. Dr. **Juliane Yildiz** ist Professorin für Verbraucher- und Ernährungsbildung an der Pädagogischen Hochschule. Sie studierte unter anderem Ökotrophologie und Ernährungswissenschaften an der Justus-Liebig-Universität Gießen, wo sie auch promovierte und zuletzt als Akademische Rätin tätig war. Ihre Lehr- und Forschungsschwerpunkte liegen im Bereich des Ernährungsverhaltens und seiner Einflussfaktoren sowie der Ernährungs- und Verbraucherbildung.

Stichwörter und Personen